BIBLIOTHÈQUE

DE

THÉRAPEUTIQUE MÉDICALE

ET CHIRURGICALE

PUBLIÉE SOUS LA DIRECTION DE MM.

DUJARDIN-BEAUMETZ
Membre de l'Académie de Médecine
Médecin de l'Hôpital Cochin
etc.

O. TERRILLON
Professeur agrégé à la Faculté de
Médecine de Paris
Chirurgien de la Salpêtrière

PARTIE MÉDICALE

Art de formuler. 1 volume, par DUJARDIN-BEAUMETZ.

Thérapeutique des maladies du cœur et de l'aorte. 1 volume, par E. BARIÉ, médecin de l'hôpital Tenon.

Thérapeutique des maladies des organes respiratoires. 1 volume, par H. BARTH, médecin de l'hôpital Broussais.

Thérapeutique de la tuberculose. 1 volume, par H. BARTH, médecin de l'hôpital Broussais.

Thérapeutique des maladies de l'estomac. 1 volume, 2e *édition*, par A. MATHIEU, médecin des hôpitaux.

Thérapeutique des maladies de l'intestin, 1 volume, 2e *édition*, par A. MATHIEU.

Thérapeutique des maladies du foie. 1 volume, par L. GALLIARD, médecin des hôpitaux.

Thérapeutique des maladies de la peau. 2 volumes, par G. THIBIERGE, médecin des hôpitaux.

Thérapeutique des maladies du rein. 1 volume, par E. GAUCHER, médecin de l'hôpital Saint-Antoine, agrégé à la Faculté.

Thérapeutique de la diphtérie. 1 volume, par E. GAUCHER, médecin de l'hôpital Saint-Antoine, agrégé à la Faculté.

Thérapeutique du rhumatisme et de la goutte. 1 volume, par W. Oettinger, médecin des hôpitaux.

Thérapeutique de la fièvre typhoïde. 1 vol., par P. Le Gendre, médecin des hôpitaux.

Thérapeutique des maladies vénériennes. 1 volume, par F. Balzer, médecin de l'hôpital du Midi.

Thérapeutique du diabète. 1 volume, par L. Dreyfus-Brisac, médecin de l'hôpital Tenon.

Thérapeutique des névroses. 1 volume, par P. Oulmont, médecin de l'hôpital Laënnec.

Thérapeutique infantile. 1 volume, par A. Josias, médecin des hôpitaux.

Prophylaxie des maladies infectieuses. 2 volumes, par A. Chantemesse, médecin des hôpitaux, agrégé à la Faculté, et M. Besançon.

Thérapeutique des maladies infectieuses. 1 volume, par A. Chantemesse, médecin des hôpitaux, agrégé à la Faculté, et M. Besançon.

Thérapeutique des maladies du nez, des sinus et du pharynx nasal, 1 volume, par M. Lermoyez, médecin des hôpitaux.

Thérapeutique des maladies du pharynx et du larynx, 1 volume, par M. Lermoyez.

Thérapeutique des maladies de l'oreille, par M. Lermoyez, 1 vol.

PARTIE CHIRURGICALE

Asepsie et Antisepsie chirurgicales. 1 volume, par O. Terrillon et H. Chaput, chirurgien des hôpitaux.

Thérapeutique chirurgicale des maladies du crâne, 1 volume, par P. Sebileau, agrégé à la Faculté de Paris.

Thérapeutique chirurgicale des maladies du rachis. 1 volume, par P. Sebileau, agrégé à la Faculté de Paris.

Thérapeutique oculaire. 1 vol., par F. Brun, agrégé à la Faculté, chirurgien de Bicêtre.

Thérapeutique chirurgicale des maladies de la poi-

trine. 1 volume, par Ch. WALTHER, chirurgien des hôpitaux.

Thérapeutique chirurgicale des maladies de l'estomac et du foie. 1 volume, par H. CHAPUT, chirurgien des hôpitaux.

Thérapeutique chirurgicale de l'intestin et du rectum. 1 volume, par H. CHAPUT, chirurgien des hôpitaux.

Thérapeutique chirurgicale de l'urètre et de la prostate. 1 volume, par J. ALBARRAN, agrégé à la Faculté de Paris.

Thérapeutique chirurgicale de la vessie et du rein. 1 volume, par J. ALBARRAN, agrégé à la Faculté de Paris.

Thérapeutique obstétricale. 1 volume, par A. AUVARD, accoucheur des hôpitaux.

Thérapeutique gynécologique. 1 volume, par Ch. PICQUÉ, chirurgien des hôpitaux.

Thérapeutique chirurgicale des maladies des articulations et des membres, 2 volumes, par Ch. PICQUÉ, chirurgien des hôpitaux.

Thérapeutique des maladies osseuses. 1 volume, par O. TERRILLON et P. THIÉRY, chef de clinique chirurgicale.

LA COLLECTION SERA COMPLÈTE EN 37 VOLUMES

Tous les volumes sont publiés dans le format in-18 jésus;
ils sont reliés en peau pleine et comportent chacun de 200 à 400 pages avec figures.

Prix de chaque volume indistinctement : 4 fr.
Ils se vendent tous séparément.

VOLUMES PARUS LE 1er DÉCEMBRE 1894 :

DUJARDIN-BEAUMETZ : Art de formuler.
H. BARTH : Organes respiratoires.
A. MATHIEU : Estomac.
A. MATHIEU : Intestin.
L. DREYFUS-BRISAC : Diabète.
P. OULMONT : Névroses.
F. BARIÉ : Cœur et Aorte.

F. BALZER : Maladies vénériennes.
P. LE GENDRE : Fièvre-Typhoïde.
G. THIBIERGE : Peau, 2 vol.
L. GAILLARD : Foie.
TERRILLON ET CHAPUT : Asepsie et Antisepsie chirurgicales.
A. AUVARD : Thérapeutique obstétricale.

THÉRAPEUTIQUE

DES

MALADIES DE LA PEAU

THÉRAPEUTIQUE

DES

MALADIES DE LA PEAU

PAR LE Dr Georges THIBIERGE

Médecin des Hôpitaux de Paris

TOME SECOND

PARIS

OCTAVE DOIN, ÉDITEUR

8, PLACE DE L'ODÉON, 8

—

1895

THÉRAPEUTIQUE

DES

MALADIES DE LA PEAU

CHAPITRE VI (SUITE)

HERPÈS

Exposé clinique et étiologique. — On donne le nom
d'herpès à des affections caractérisées par le développement de vésicules de petit volume, disposées en
groupes irréguliers reposant sur une base rouge. Les
vésicules se rompent au bout de quelques heures, de
deux ou trois jours au plus, laissant à leur place une
croûtelle brunâtre sur les parties exposées au contact de l'air, une ulcération à bords polycycliques
sur les muqueuses et les parties où l'adossement de
deux surfaces tégumentaires entretient une humidité
permanente. La lésion guérit toujours, quel que soit
son siège, sans laisser aucune trace de son existence.

Le groupe d'herpès est souvent unique ; d'autres
fois, des groupes semblables se développent simultanément, ou à court intervalle, sur une même

région ou sur des régions différentes, parfois en grand nombre.

Les ganglions lymphatiques correspondants sont toujours légèrement tuméfiés et douloureux pendant l'évolution des groupes herpétiques.

L'herpès peut se montrer sur les divers points du tégument. Il affecte une prédilection particulière pour la face, principalement le pourtour des lèvres, et pour les organes génitaux des deux sexes. Les muqueuses (bouche, pharynx, vagin) peuvent également en être le siège.

Les causes de l'herpès sont extrêmement nombreuses.

Un grand nombre d'infections et spécialement les infections à pneumocoques le comptent au nombre des manifestations qui accompagnent leurs lésions viscérales; parfois il est, avec les troubles généraux de la santé, le seul indice d'une infection, de cause indéterminée et à agents probablement variables, à laquelle on a donné le nom de fièvre herpétique, dénomination défectueuse : car elle semble indiquer l'existence d'une maladie véritable là où il n'y a sans doute qu'une infection banale.

Il peut révéler simplement des troubles digestifs, provoqués par une modification du régime, par la fatigue, ou se montrer au début de la période menstruelle.

L'herpès, chez certains sujets, se développe avec une désespérante facilité sous l'influence des causes précédentes.

Dans certains cas, l'herpès récidive presque périodiquement dans une région donnée et toujours la même; cet *herpès récidivant* est souvent précédé de douleurs et d'irradiations névralgiques très pénibles.

L'*herpès des organes génitaux* appartient le plus souvent chez l'homme à la catégorie des herpès récidivants, névralgiques ou non, et est particulièrement fréquent chez les arthritiques nerveux. Il peut se produire à la suite des causes habituelles de l'herpès des autres régions. Fréquemment il se montre à la suite d'un coït accidentel avec une femme affectée de leucorrhée et ne se reproduit plus après les coïts ultérieurs avec la même femme.

Traitement. — L'herpès vulgaire ne demande le plus souvent aucun traitement, ou du moins ne nécessite que l'application de topiques non irritants et légèrement antiseptiques dont le type est la vaseline boriquée. Ce traitement ou les applications de liniment oléo-calcaire et plus tard de pommades à l'oxyde de zinc conviennent encore dans les cas d'herpès étendus.

Si la cicatrisation est trop lente, on peut l'activer par des attouchements au nitrate d'argent ; sur les muqueuses, on y joindra les irrigations d'eau boriquée.

M. Leloir a préconisé l'emploi de l'alcool à 90°, additionné de 1 0/0 de résorcine, d'acide phénique, ou de thymol, ou aromatisé (eau de Cologne par exemple), pour faire avorter les plaques d'herpès au début et empêcher le développement de vésicules à leur surface : ces liquides servent à imbiber un tampon d'ouate hydrophile ou un morceau de linge qu'on recouvre de gutta-percha et qu'on mouille une dizaine de fois par jour pour le maintenir constamment humide.

Dans l'herpès des organes génitaux de l'homme, les lavages répétés avec une solution antiseptique faible (eau boriquée, solution de phéno-salyl au 500e) ou astringente (eau blanche, décoction de roses de Provins, de feuilles de ronce ou de noyer, etc.) suivis d'une application de poudre inerte ou antiseptique (talc additionné de 1/10 de salicylate de bismuth, dermatol, diiodoforme, sous-nitrate de bismuth) en ayant soin d'interposer un linge fin entre le prépuce et le gland, suffisent à obtenir la réparation rapide des lésions; on devra surtout s'abstenir de toute application irritante qui, les déformant et indurant leur base, risquerait d'augmenter leur durée ou de les faire confondre ultérieurement avec un chancre simple ou syphilitique.

Les soins extrêmes de propreté, les lavages biquotidiens avec des décoctions astringentes ou avec des solutions de sulfate de cuivre ou de zinc à 1 pour 200, les applications continues des poudres précédentes permettront parfois, en augmentant la résistance du tégument, d'éloigner les récidives de cette désespérante localisation de l'herpès.

Le traitement thermal d'Uriage, de Luchon, de Royat devra être conseillé aux malades qui sont tourmentés par elle et en empêchera souvent le retour.

Dans les diverses formes d'herpès récidivant, l'usage des médicaments nervins, en particulier des préparations de valériane et de belladone, l'hydrothérapie, les applications de pointes de feu sur le rachis, pourront être utilisés pour combattre à la fois les névralgies qui accompagnent les poussées d'herpès et la tendance au retour de la lésion.

L'herpès vulvaire sera traité localement par les irrigations répétées de solutions antiseptiques faibles, les bains de siège émollients ou mieux astringents, les applications de vaseline boriquée et de poudres inertes, l'interposition entre les lèvres de

-linges fins ou de tampons d'ouate hydrophile sau-
poudrés des mêmes poudres.

ZONA

Exposé clinique et étiologique. — Le zona, ou
herpès zoster, est caractérisé par le développement
de groupes analogues à ceux de l'herpès, d'étendue
et de nombre variables, disposés sur le territoire
de distribution cutanée d'un ou de plusieurs nerfs
voisins et s'accompagnant souvent de douleurs
névralgiques plus ou moins intenses sur le trajet
des mêmes nerfs.

Ces groupes herpétiques se développent, par
poussées successives, dans l'espace de quelques
jours; les vésicules qui les constituent se dessèchent
ou plus souvent se rompent, et leur rupture est
suivie de la formation de croûtes. Contrairement à
ce qui se passe dans l'herpès vulgaire, un certain
nombre d'entre elles laissent après leur chute des
cicatrices persistantes au niveau desquelles la sensibilité est ordinairement abolie.

Des complications locales peuvent survenir à la
suite du zona : pustules d'ecthyma et gangrènes
parfois étendues, dues à l'état général du malade
(diabète, albuminurie) ou résultant de la gravité des
lésions nerveuses qui produisent le zona.

Le zona peut évoluer sans causer d'autres douleurs qu'une sensation locale de brûlure au niveau
des groupes herpétiques; souvent il s'accompagne
de douleurs névralgiques, précédant l'apparition de
l'éruption ou coïncidant avec elle, parfois persistant
après sa guérison, d'autant plus intenses et rebelles

que le sujet est plus avancé en âge et de tempérament plus nerveux. Plus rarement, il est suivi de
paralysies et d'atrophies musculaires siégeant au
voisinage ou à distance de la région occupée par
l'éruption.

Le siège de prédilection du zona est la région
thoracique (zona intercostal), et la portion inférieure du tronc (zona lombo-abdominal). Plus rarement il occupe le membre supérieur, où il n'est souvent que l'extension d'un zona intercostal par suite
des anastomoses des premiers nerfs intercostaux
avec les nerfs du plexus brachial, plus rarement
encore les membres inférieurs, où il peut siéger sur
le territoire de distribution du nerf sciatique ou du
nerf crural. On peut également l'observer au cou
et à la face ; il se localise plus fréquemment sur la
branche supérieure du trijumeau (zona ophthalmique) que sur les deux branches inférieures et y présente une gravité particulière en raison des lésions
oculaires dont il est souvent alors l'origine, lésions
qui sont surtout à redouter lorsque les groupes de
vésicules se développent sur la racine du nez et
lorsque la cornée est insensible.

Le zona s'observe plus fréquemment au printemps
et à l'automne que dans les autres saisons de l'année, et parfois sa fréquence semble constituer de
petites épidémies.

Le tempérament nerveux paraît y prédisposer.

Parfois on le voit se développer dans le cours ou
dans la convalescence de maladies infectieuses diverses, peut-être dans l'intoxication arsenicale.
D'autres fois il survient sans cause appréciable.

L'existence de phénomènes généraux dans quelques cas, l'absence de récidive le rapprochent des

maladies infectieuses. Sauf les cas où il apparaît dans le cours de lésions du système nerveux (tabes, mal de Pott, myélites, etc.), et où il mérite plutôt le nom de zostériforme que celui de zoster, le zona paraît la traduction sur la peau d'une infection encore indéterminée (fièvre zoster de M. Landouzy).

La cause primitive du zona agit par l'intermédiaire d'une lésion portant sur les ganglions nerveux ou sur les nerfs périphériques, lésion dont la clinique avait démontré l'existence avant que l'anatomie pathologique ne l'ait constatée et dont la réalité ne fait plus doute actuellement.

Traitement. — Les médications internes les plus diverses ont été essayées pour arrêter la marche d'une éruption de zona et n'ont eu aucun effet sur les lésions cutanées.

Les phénomènes généraux qui accompagnent parfois le début de cette affection doivent être traités par la quinine à hautes doses, à laquelle on associera les purgatifs.

L'indication principale du traitement interne est fournie par les douleurs névralgiques qui accompagnent ou suivent l'éruption.

Ces douleurs peuvent être combattues par les divers agents de la thérapeutique antinévralgique : sulfate de quinine, antipyrine, opiacés, aconitine, valériane, etc. Ces substances réussissent assez bien contre les douleurs initiales; elles sont beaucoup moins efficaces contre les névralgies qui succèdent au zona et qui chez certains sujets sont d'une ténacité désespérante.

Les médicaments qui nous ont paru relativement les moins infidèles sont le sulfate de quinine (60 à 80 centigrammes), l'aconitine (1/2 à 3/4 de milligramme) et la teinture de gelsemium (20 à 25 gouttes par jour), qui nous a parfois réussi dans des cas où tous les autres médicaments avaient échoué. Les injections de morphine peuvent servir à calmer les douleurs initiales du zona ; dans les névralgies consécutives, on ne doit les pratiquer qu'avec beaucoup de réserve, leur longue persistance risquant de conduire les malades à l'abus du médicament et à la morphinomanie.

Lorsque la névralgie est assez violente pour empêcher le sommeil, le chloral et le sulfonal peuvent être employés.

L'anémie, qui vient souvent s'ajouter à ces complications et les aggraver, sera combattue par les moyens appropriés.

Les applications de chlorure de méthyle, seulement après la cicatrisation complète des lésions cutanées, les applications de pointes de feu, l'électrisation, etc., peuvent encore être employées contre ces névralgies.

Les traitements thermaux par les eaux de Plombières, de Bourbonne, d'Aix, de Néris, amèneront dans des cas rebelles une guérison que les moyens précédents étaient incapables de procurer.

Les atrophies et les paralysies consécutives au zona sont justiciables des moyens ordinaires de traitement de ces affections, en particulier de l'électrisation.

Les lésions du système nerveux au cours desquelles survient le zona, qui en est quelquefois le symptôme initial et révélateur, seront, bien entendu, traitées suivant les indications qu'elles comportent.

Le *traitement local* du zona, dans les cas simples, se réduit aux applications de poudres inertes (ami-

don, talc, oxyde de zinc), additionnées d'acide
borique ou d'acide salicylique, etc., recouvertes d'une
couche d'ouate aseptique, et renouvelées une ou
deux fois par jour. Ce pansement protège la région
contre les chocs extérieurs, garantit les vésicules
contre les contaminations et permet aux ulcérations
de se réparer sous les croûtes avec le minimum de
douleur et de cicatrices-consécutives.

L'ouverture des vésicules avec une aiguille nous
semble inutile; elle peut être dangereuse si elle
n'est pas faite dans des conditions absolues d'asepsie. La dessiccation spontanée sous pansement nous
paraît de beaucoup préférable.

Les pansements humides et en particulier les cataplasmes doivent être absolument proscrits : ils déterminent la rupture précoce des vésicules, empêchent la formation d'une croûte protectrice et sont
suivis d'ulcérations rebelles et douloureuses.

Les badigeonnages au collodion, les applications
de solutions alcooliques fortes suivant le procédé de
M. Leloir, ne pourraient être essayés que tout à fait
au début des plaques de zona, avant la formation des
vésicules; plus tard, ils déterminent des ulcérations
et doivent être proscrits. Il en est de même des badigeonnages avec une solution de perchlorure de fer,
avec le crayon de nitrate d'argent, et d'une foule
d'autres traitements proposés par divers auteurs.

Lorsque les vésicules sont rompues et ont donné
lieu à des ulcérations, sous l'influence d'applications
intempestives, le pansement doit consister en applications de substances grasses, de préférence le liniment oléo-calcaire frais et boriqué ou phéniqué à
1 0/0 et la vaseline boriquée, renouvelés une ou
deux fois par jour, jusqu'à ce que la suppuration et

l'inflammation aient disparu ; à ce moment, on pourra se contenter d'appliquer une rondelle d'emplâtre adhésif boriqué ou d'emplâtre rouge de Vidal.

Dans les cas rares où le zona s'accompagne de gangrène du tégument, le pansement des lésions sera fait au moyen des poudres antiseptiques et absorbantes : charbon, quinquina, etc., additionnés d'iodoforme ou de salol, etc.

Les complications oculaires du zona ophthalmique nécessitent une surveillance toute spéciale pour être découvertes dès leur apparition. Leur traitement est du ressort de l'ophthalmologie, et nous ne pouvons que signaler ici son impérieuse et immédiate nécessité, renvoyant, pour ses indications et ses détails, aux traités des maladies des yeux.

PEMPHIGUS ET ÉRUPTIONS PEMPHIGOÏDES

Les anciens dermatologistes décrivaient sous le nom de pemphigus toutes les éruptions bulleuses et en avaient créé une foule de formes.

Aujourd'hui, le cadre du pemphigus est singulièrement restreint, et on peut ranger, avec M. Besnier, dans le groupe très artificiel des éruptions pemphigoïdes la plupart des dermatoses que les anciens auteurs appelaient pemphigus.

Les éruptions pemphigoïdes comprennent, outre les dermatoses toxiques à forme bulleuse et les érythèmes polymorphes bulleux (pemphigus bénin des anciens dermatologistes), la dermatite herpétiforme de Duhring.

Nous n'étudierons dans ce chapitre que les pemphigus vrais et la dermatite de Duhring.

Pemphigus.

Exposé clinique et étiologique. — Les maladies auxquelles on réserve actuellement la dénomination de pemphigus sont toutes, à l'exception du pemphigus épidémique des nouveau-nés (voir T. I, p. 233) et du pemphigus hystérique (voir T. I, p. 289), des dermatoses à marche chronique, caractérisées par la production de bulles de dimensions variables, survenant par poussées successives se répétant pendant un temps toujours long; ces affections peuvent provoquer des lésions épidermiques ou dermiques secondaires d'aspect variable, et s'accompagnent plus ou moins rapidement de troubles graves de la santé générale : diarrhée, albuminurie, bronchite, congestion pulmonaire, état cachectique. Elles aboutissent à peu près fatalement à la mort dans un temps variant de quelques mois à plusieurs années.

Les bulles, d'étendue variable, sont tantôt saillantes, hémisphériques, remplies de sérosité citrine d'abord, purulente plus tard, tantôt à peine surélevées, aplaties, leur existence ne se révélant que par un certain degré d'humidité de la peau au-dessous des squames ou des croûtes qui leur succèdent.

Elles peuvent (pemphigus vulgaire) se rompre, laisser à leur place des croûtes recouvrant des ulcérations longtemps persistantes, ou à cicatrisation rapide.

D'autres fois (pemphigus végétant), leur rupture est suivie du développement de végétations et de fongosités saillantes, rappelant l'aspect des végétations syphilitiques, parfois très volumineuses, s'étendant par leurs bords par suite de la production de nouvelles bulles au voisinage des premières ; ces lésions occupent le plus ordinairement les plis articulaires et le voisinage des organes génitaux.

Dans d'autres cas (pemphigus foliacé), les bulles, généralement peu saillantes, se rompent rapidement; l'épiderme qui les recouvrait se transforme en lamelles grisâtres ou blanchâtres, un peu humides, au-dessous desquelles la peau est légèrement suintante ; ces squames peuvent atteindre des dimensions assez considérables, amener une exfoliation de l'épiderme comparable à celle des dermatites exfoliatrices, avec chute des ongles et des poils. Ces lésions tendent à se généraliser à tout le tégument.

Dans toutes les formes de pemphigus, il est habituel de voir les productions bulleuses se développer sur la muqueuse buccale, où elles rappellent l'aspect des syphilides; c'est là du reste un caractère commun à toutes les grandes dermatoses bulleuses.

L'étiologie du pemphigus est complètement inconnue; les lésions du système nerveux central ou périphérique, observées dans quelques cas, ne semblent pas expliquer nettement les caractères de la dermatose, et encore faudrait-il les rattacher elles-mêmes à une cause qui n'est pas jusqu'ici déterminée.

Les sujets atteints de pemphigus offrent presque toujours un état général des plus défectueux; mais les troubles de la nutrition semblent être la conséquence de la dermatose plus encore que son origine.

Traitement. — En l'absence d'une thérapeutique

étiologique et pathogénique, le traitement du pemphigus ne peut être que symptomatique.

Les toniques, les reconstituants, le fer, le quinquina, la kola, l'huile de foie de morue, l'arsenic, les phosphates, peuvent être utilisés pour soutenir les forces du malade.

Les préparations de quinine, de belladone, d'ergotine peuvent être employées pour modérer le développement des bulles.

L'alimentation sera aussi réparatrice que possible, en même temps que d'assimilation facile; le lait sera donné largement pour ne pas fatiguer les voies digestives et en même temps pour favoriser la diurèse, qui compensera l'insuffisance des fonctions cutanées. Il faut remarquer cependant que, dans le pemphigus foliacé, la desquamation est une cause de déperdition abondante de matériaux azotés.

Localement, le traitement du pemphigus n'est souvent pas plus satisfaisant. Il demande une grande surveillance, les topiques les plus anodins en apparence pouvant exagérer les lésions cutanées.

Dans le pemphigus vulgaire, on aura surtout recours aux pansements avec le liniment oléo-calcaire et la vaseline boriquée, aux applications d'emplâtres non irritants comme l'emplâtre rouge de Vidal, l'emplâtre à l'oxyde de zinc ou au dermatol ou simplement l'emplâtre adhésif boriqué ou aux applications de poudres inertes (bismuth, dermatol, oxyde de zinc, talc, etc.). On exigera surtout la propreté absolue du tégument et des lotions avec des liquides faiblement antiseptiques aussi fréquentes que le tégument pourra les supporter.

Dans le pemphigus végétant, les pansements avec le liniment oléo-calcaire, la vaseline boriquée, la

poudre de quinquina, additionnée de salol, l'iodoforme ou le sous-carbonate de fer peuvent suffire si les lésions sont peu étendues. Dans des cas
de végétations exubérantes et larges, Köbner (1) a
obtenu de très remarquables résultats par le raclage
et les cautérisations ignées.

Le traitement du pemphigus foliacé est plus embarrassant encore : les enveloppements avec des
compresses imbibées de liniment oléo-calcaire, de
solutions antiseptiques faibles (sublimé, phéno-
salyl, ichthyol, résorcine, etc.) ou d'eau bouillie,
aidés de lavages avec ces mêmes solutions, sont
encore les moyens les plus recommandables, mais
demandent une surveillance assidue, et les substances employées doivent être variées suivant la
susceptibilité des sujets et les modifications qu'elles
apportent dans l'état du tégument.

Les bains continus, lorsqu'ils sont possibles et
tolérés, semblent, d'après l'observation des auteurs
allemands, rendre des services dans les diverses
formes de pemphigus.

Les bains prolongés pendant plusieurs heures
peuvent quelquefois être employés avec avantage;
mais le plus souvent les bains doivent être courts et
rares, en raison des exacerbations qu'ils provoquent
dans les lésions cutanées.

Contre les lésions des muqueuses, on recourra aux
irrigations antiseptiques (eau boriquée ou phénosa-
lylée) et aux cautérisations avec le nitrate d'argent.

Dermatite herpétiforme.

Exposé clinique et étiologique. — Duhring (de
Philadelphie) a décrit sous ce nom une affec-

____
(1) *Deutsch. Arch. f. klin. Medic.*, 1894, LIII, 1-2.

tion bien connue en France depuis les travaux de M. Brocq (1), auxquels nous renvoyons pour plus de détails; elle comprend la plupart des faits désignés par les auteurs sous le nom de pemphigus bénins qui ne rentrent pas dans l'érythème polymorphe, et, en outre, certaines variétés d'hydroa.

Cette affection, à marche chronique, se traduit par des poussées survenant à intervalles plus ou moins longs et donnant lieu à l'apparition de lésions cutanées d'aspect très variable (d'où le nom de « dermatite polymorphe douloureuse à poussées successives » sous lequel M. Brocq a proposé de la désigner). Ces lésions sont essentiellement constituées par des plaques érythémateuses, rappelant l'aspect de l'urticaire ou de l'érythème polymorphe, généralement arrondies, sur lesquelles se développent, soit à leur périphérie, soit en des points variables de leur surface, des vésicules analogues à celles de l'herpès, des bulles ou des phlyctènes remplies de sérosité citrine ou purulente.

La rupture des éléments vésiculeux ou bulleux peut être suivie simplement de la formation de croûtes parfois impétiginiformes, plus rarement du développement de végétations analogues à celles du pemphigus végétant. La disparition des placards est suivie d'une pigmentation locale persistante. Le développement des lésions cutanées est précédé et accompagné d'une sensation de prurit, ou plus souvent de chaleur douloureuse; il se fait par poussées successives répétées à intervalles courts constituant une attaque de durée variable (quelques semaines

(1) *Annales de Dermatologie*, 1888; *Société française de Dermatologie*; passim, 1890-91-92-93.

en général); les attaques se reproduisent à intervalles inégaux pendant plusieurs années.

Malgré la longue durée de l'affection, et contrairement à ce que l'on observe dans le pemphigus, l'état général reste bon; il n'y a ni diarrhée, ni albuminurie, ni lésions pulmonaires; pendant les poussées, on constate seulement une élévation de température qui reste toujours modérée.

L'étiologie de la dermatite herpétiforme est des plus obscures; il faut cependant attribuer un grand rôle au système nerveux dans sa production : car elle se développe presque exclusivement chez des sujets nerveux, fréquemment à la suite d'émotions morales vives, de chagrins ou de surmenage intellectuel. La grossesse intervient dans certains cas pour la déterminer : nous croyons en effet que cette condition étiologique ne suffit pas pour séparer de la dermatite herpétiforme les faits désignés sous le nom d'herpès gestationis, dans lesquels les lésions sont identiques à celles des cas vulgaires de dermatite herpétiforme et les poussées éruptives limitées exclusivement à la durée de la grossesse ou des grossesses successives.

Traitement. — Le *traitement interne* de la dermatite herpétiforme doit s'adresser surtout à l'état névropathique des sujets : les préparations de valériane, les toniques généraux, quinquina, kola, phosphates, sont donc indiqués. Le repos moral et intellectuel, l'isolement au besoin jouent dans sa guérison un rôle tout aussi important que le traitement médicamenteux, et nous avons vu des poussées éruptives succéder à bref délai à des préoccupations vives ou à des émotions soudaines.

L'insomnie sera, s'il y a lieu, combattue par l'emploi de l'éther, du chloral, plus rarement et seulement avec surveillance de leurs effets par les bromures.

Les médicaments vaso-moteurs, en particulier les préparations de belladone, de quinine, d'ergotine, peuvent servir à modérer les troubles circulatoires cutanés et la production de bulles, surtout au début des poussées intenses. L'acide phénique peut être utilisé contre le prurit et les manifestations douloureuses de la peau, à doses de 30 à 80 centigrammes par jour, en pilules prises au moment des repas.

L'arsenic (liqueur de Fowler, solution d'arséniate de soude) a été vanté dans la dermatite herpétiforme; nous croyons que, comme dans nombre d'autres affections cutanées, il agit plutôt sur la nutrition générale que sur la dermatose elle-même; mais nous reconnaissons qu'il peut et doit y être administré à doses aussi fortes que le malade peut les supporter.

Le régime lacté et les diurétiques semblent également utiles. Les fonctions digestives doivent être surveillées; le régime doit être sévère et il faut proscrire tous les aliments excitants, les boissons alcooliques, le thé, le café, etc. ; l'antisepsie intestinale nous a paru modérer parfois l'intensité des poussées éruptives. Chez la femme, les troubles utérins doivent être recherchés et traités par les moyens appropriés.

Le *traitement local* de la dermatite herpétiforme consiste surtout dans les lotions antiprurigineuses suivies de l'emploi des poudres inertes (oxyde de zinc, bismuth, talc, additionnés de 1 à 2 0/0 d'acide salicylique), et, lorsque les lésions vésiculeuses ou bulleuses ont une certaine intensité, dans les applications de vaseline boriquée, de pommade de zinc additionnée d'acide salicylique ou d'acide phénique. Quand les bulles sont volumineuses et les téguments très enflammés, on préférera à ces topiques les enveloppements avec des compresses imbibées de liniment oléo-calcaire, et, si les poussées congestives sont très intenses et étendues, les enveloppements avec des compresses trempées dans une solution de salicylate de soude à 2 0/0 et de bicarbonate de soude à 1 0/0 (Besnier), de sublimé, de phéno-salyl ou d'ichthyol.

Quand il s'est formé des croûtes épaisses, on peut les faire tomber au moyen de pulvérisations tièdes, ou de cataplasmes de fécule appliqués pendant quelques heures seulement.

Les bains de son, d'amidon, etc., ne doivent être employés qu'avec une extrême prudence : car, s'ils soulagent quelquefois les malades, ils sont souvent l'occasion de poussées nouvelles et intenses.

PITYRIASIS

Les anciens dermatologistes décrivaient sous le nom de pityriasis une foule d'affections cutanées dont la production de squames minces, analogues à du son (πίτυρον, son), était la caractéristique principale. Le nombre des pityriasis est aujourd'hui très limité.

Quand on a distrait les formes squameuses superficielles de l'eczéma (pityriasis simplex de quelques auteurs, *vulgo* dartres farineuses) (voir T. II, p. 37) et les affections squameuses du cuir chevelu (séborrhée sèche, pityriasis capillitii des anciens dermatologistes) (voir T. II, p. 117), il ne reste plus dans le groupe des pityriasis que le pityriasis versicolore et le pityriasis circiné de Vidal, que nous avons décrits parmi les affections parasitaires (voir T. I, p. 129 et 132), le pityriasis rosé de Gibert, les dermatoses appelées pityriasis rubra et le pityriasis rubra pilaire. Nous avons à étudier ces trois dernières maladies.

Pityriasis rosé de Gibert.

Exposé clinique et étiologique. — On décrit, depuis Gibert, sous le nom de pityriasis rosé, une affection à marche cyclique caractérisée par le développement de taches rouges, finement desquamantes à leur centre.

L'éruption débute souvent par une seule plaque (plaque primitive de Brocq), occupant ordinairement le dos et offrant, avec des dimensions plus considérables, les mêmes caractères que celles qui se développent par la suite.

Celles-ci se montrent sous la forme de taches rouges, légèrement surélevées, qui s'étendent excentriquement ; parvenues à une certain développement, elles sont formées d'un contour rosé, et d'un centre légèrement jaunâtre au niveau duquel l'épiderme est plissé et brillant, finement squameux vers la périphérie, et constituent des médaillons arrondis ou ovalaires de dimensions variées pouvant atteindre celle d'une pièce de deux francs et plus ; les cercles peuvent se réunir les uns aux autres, formant de larges placards à contours polycyliques.

Ces éléments, généralement nombreux, sont disséminés sur la base du cou et le thorax, où ils apparaissent d'abord et où ils atteignent leurs plus grandes dimensions : ils sont plus rares sur l'abdomen et sur les membres supérieurs, sur lesquels ils se développent plus tard et de haut en bas.

L'affection, généralement peu ou pas prurigineuse, disparaît spontanément dans l'espace de quelques semaines, plus rarement de deux à trois mois.

Le pityriasis rosé s'observe surtout chez les sujets jeunes, à peau fine et délicate. Il paraît relativement plus fréquent chez ceux dont l'estomac est dilaté, quoique cette condition soit loin d'être constante.

On n'a pas jusqu'ici, malgré les afffrmations de l'École de Vienne, qui le désigne à tort sous le nom de trichophytie tonsurante maculeuse, rencontré dans les lésions du pityriasis rosé de parasite, cryptogamique ou bactérien, auquel on puisse attribuer une valeur pathogène.

D'autre part, l'absence de récidive, la généralisation et la systématisation de la dermatose la rapprochent des fièvres éruptives, quoique sa contagiosité ne soit pas démontrée. Aussi est-on arrivé à la considérer avec Bazin comme un pseudo-exanthème, jusqu'à ce que son étiologie soit mieux déterminée.

Traitement. — Le pityriasis rosé est une affection trop légère, trop superficielle, à marche cyclique trop évidente pour qu'on soit amené à lui opposer une thérapeutique énergique.

Un régime diététique d'où on exclura toutes les substances susceptibles de provoquer la congestion cutanée, quelques laxatifs au besoin et le traitement de la dilatation de l'estomac si elle existe, résument toute sa thérapeutique interne.

Le *traitement local* peut et doit être également très

simple. Les applications de poudres inertes, de vaseline simple ou boriquée, ou mieux de pommade à
l'oxyde de zinc additionnée de 1 0/0 d'acide salicylique, ou de résorcine, les bains additionnés de 25 à
50 grammes de borate de soude (Besnier) ou simplement les bains amidonnés en feront les frais dans la
grande majorité des cas.

Lorsqu'il existe du prurit, ce qui est rare, on aura
recours aux pommades additionnés de 1 0/0 d'acide
phénique ou de menthol, au glycérolé d'amidon
additionné de 1/40 d'acide tartrique, etc.

Si l'affection persiste au delà de quelques semaines, on pourra tenter de la faire disparaître plus
rapidement au moyen de pommades contenant 2 à
5 0/0 de naphthol ou 2 à 5 0/0 de soufre précipité.

Mais jamais on ne cherchera par des applications
irritantes (pommades soufrées fortes, savon noir,
préparations mercurielles ou autres) à venir à bout
des efflorescences cutanées. Ces substances ont rarement un effet utile sur le pityriasis rosé; elles ont
surtout le grave inconvénient, pour peu que la peau
soit irritable, de substituer à une affection passagère,
à peine gênante, une dermite souvent intense, qui
peut être l'origine de lésions eczémateuses longtemps persistantes. Lorsque celles-ci auront été produites par une intervention intempestive, les bains
d'amidon, les pommades à l'oxyde de zinc devront
être employés pour les calmer et rendre à la maladie son aspect et sa bénignité primitifs.

Pityriasis rubra.

Exposé clinique et étiologique. — On désigne
actuellement sous le nom de pityriasis rubra des

affections encore fort mal connues, caractérisées par une inflammation intense et généralisée du tégument avec rougeur et exfoliation épidermique plus ou moins considérable.

A cette dénomination générique, qui semble désigner une espèce particulière comme les termes botaniques composés d'un substantif et d'un adjectif, nous préférerions celle d'érythrodermies exfoliantes, proposée par M. Besnier, si elle n'avait une acception plus générale encore et ne comprenait des érythrodermies appartenant à des genres dermatologiques très différents. Nous conserverons donc ici le nom de pityriasis rubra dans le sens où il est usité par les auteurs contemporains.

Le groupe pityriasis rubra comprend des types cliniques sur les relations et les limites desquels les dermatologistes sont loin d'être fixés.

A côté des lésions généralisées des téguments consécutives à des dermatoses anciennes et graves (herpétides exfoliatrices malignes de Bazin), on y range des affections primitives à marche subaiguë ou chronique, connues sous le nom d'érythèmes scarlatiniformes desquamatifs, la dermatite exfoliatrice généralisée d'E. Wilson, la dermatite exfoliatrice des nouveau-nés, et l'affection à laquelle Hebra avait réservé le nom de pityriasis rubra.

Nous ne pouvons entrer ici dans la description même sommaire de ces divers types cliniques, pour laquelle nous renverrons le lecteur au remarquable mémoire de M. Brocq (1) et aux discussions du Congrès international de dermatologie de 1889.

Nous indiquerons seulement ici les caractères

(1) *Archives générales de médecine*, 1884.

cliniques généraux des affections rentrant dans ce groupe.

Débutant tantôt rapidement sous la forme d'un érythème scarlatiniforme généralisé, tantôt lentement par une rougeur localisée en certaines régions d'où elle s'étend à la presque totalité du tégument, ces affections se caractérisent à leur période d'état par une rougeur généralement intense, diffuse, souvent accompagnée d'infiltration et de tuméfaction de la peau et par une desquamation presque toujours considérable. Cette desquamation peut se faire sous forme d'écailles minces de petites dimensions; plus souvent elle se fait en écailles larges, adhérentes par leur base, parfois imbriquées les unes sur les autres. Dans les formes graves et prolongées, les ongles et les poils tombent à la suite des lésions épidermiques.

La marche de ces affections est très variable : tantôt elles sont aiguës, évoluent dans l'espace de quelques semaines et aboutissent à la guérison; tantôt elles ont une évolution chronique, persistent pendant plusieurs mois et se terminent par la guérison ou par la mort; celle-ci résulte de complications cardiaques, pulmonaires, intestinales ou cérébrales, plus rarement rénales, ou de la cachexie produite par les troubles des fonctions cutanées et l'abondance des pertes épidermiques.

Les causes de ces affections sont aussi inconnues que leur nature.

Traitement. — Le traitement des affections englobées sous le nom de pityriasis rubra ne reposant sur aucune donnée pathogénique ne peut être que symptomatique.

On devra, comme dans le pemphigus, soutenir le mieux possible les forces du malade par les toniques généraux et par une alimentation aussi abondante que le permettra l'état des voies digestives, alimentation dans laquelle le régime lacté tiendra une large place ; on évitera tous les aliments susceptibles de déterminer des congestions cutanées. On traitera par des moyens appropriés les complications viscérales et on surveillera d'une façon particulière les troubles, intestinaux qu'on combattra par les antiseptiques et par les laxatifs, en ayant soin de ne pas provoquer de diarrhée.

L'ergotine, les préparations de quinine, de belladone pourront être essayées, dans le but de modérer les lésions cutanées ; le prurit, qui les accompagne fréquemment, pourra être calmé par l'emploi de l'acide phénique à l'intérieur, plus rarement par l'antipyrine et les bromures, dont on devra toujours surveiller les effets sur la peau, l'insomnie par le chloral et les opiacés, dont on devra subordonner l'emploi à l'intégrité des fonctions rénales, et surtout par l'éther et l'eau de laurier-cerise.

L'arsenic, les alcalins, etc., ont été employés bien souvent sans succès, mais doivent encore être mis à l'essai.

Le *traitement local* de ces affections n'est pas moins embarrassant. Il demande surtout une surveillance très attentive, en raison des réactions cutanées très variables suivant les sujets et suivant les périodes de ces affections, variables même suivant les régions chez un même sujet et à une même époque. Le médecin devra donc savoir varier les applications locales suivant leurs effets et suivant l'aspect des lésions dans chaque région du tégument.

Dans les formes légères, les applications de poudre

d'amidon, ou mieux de talc ou d'oxyde de zinc, précédées ou non d'onctions avec du glycérolé d'amidon
additionné d'acide tartrique ou d'acide phénique,
ou mieux avec l'axonge fraîche ou la vaseline boriquée, seront suffisantes dans la plupart des cas.

Dans les formes graves, les enveloppements avec
des compresses imbibées de liniment oléo-calcaire
pur ou additionné de 1 0/0 de bicarbonate de soude ou
d'acide phénique, réussissent souvent; d'autres fois,
les onctions de vaseline boriquée, d'axonge benzoïnée,
plus rarement de glycérolé d'amidon pur ou additionné d'acide tartrique, ou les pommades de zinc
faibles à base de vaseline ou de cold-cream sont
mieux supportées; parfois les enveloppements humides avec une solution faible de sublimé, de phéno-
salyl, de résorcine ou d'ichthyol, avec une décoction
de camomille ou de fleurs de sureau ou simplement
avec de l'eau bouillie soulagent davantage les malades. Chez certains, les applications de poudres
inertes sont seules tolérées. Aucune règle générale
ne peut être formulée à ce sujet : le seul fait à retenir
est que les surfaces malades doivent être constamment recouvertes du topique qui leur convient et
maintenues en état de propreté parfaite au moyen
de lavages répétés avec des solutions antiseptiques
faibles, lorsqu'elles sont supportées, ou d'onctions
grasses soigneusement faites. C'est dire combien le
traitement de ces malades est laborieux, non seulement pour le médecin appelé à le diriger, mais encore
pour les aides qui l'exécutent.

Lorsque la maladie est en voie d'amélioration, le
tégument doit encore être surveillé de très près; les
applications grasses, les pommades à l'oxyde de
zinc légèrement salicylées rendent alors de grands

services et leur emploi doit être prolongé pendant plusieurs semaines après la guérison apparente.

Les bains courts sont parfois utiles pour nettoyer le tégument et aider à la chute des squames; ils pourront être additionnés de son, de feuilles d'oranger ou de tilleul pour diminuer le prurit et calmer le système nerveux, et doivent être suivis de l'assèchement convenable de la peau. Leur emploi sera toujours subordonné à l'observation de leurs effets, car ils sont parfois une cause d'exacerbation des lésions cutanées.

Les bains prolongés ou mieux continus ont été employés avec succès en Allemagne dans ces affections, comme dans les autres dermatoses généralisées; nous manquons en France d'expérience à leur sujet.

Pityriasis rubra pilaire.

Exposé clinique et étiologique. — Le pityriasis rubra pilaire, décrit par Devergie et bien connu depuis les beaux travaux de M. Besnier (1), auxquels nous renvoyons pour plus de détails, a été confondu longtemps par les auteurs allemands avec le lichen ruber; il est caractérisé par le développement de saillies coniques et dures à la base des poils, saillies accompagnées de rougeur et de desquamation des parties adjacentes.

Les lésions les plus caractéristiques occupent la portion pilaire de la face dorsale des doigts; sur les autres parties du tégument, les cônes pilaires sont souvent moins nets et la maladie se traduit surtout

(1) *Annales de Dermatologie*, 1889.

par des plaques rouges recouvertes de squames plus ou moins épaisses, psoriasiformes ou pityriasiques.

Le pityriasis rubra pilaire est une affection à marche très irrégulière, avec des périodes de guérison entrecoupées de récidives d'intensité variable.

Les causes de cette affection sont encore indéterminées.

Traitement. — Son traitement est identique à celui du psoriasis; nous renvoyons donc au chapitre suivant. Ajoutons seulement que la généralisation habituelle des lésions du pityriasis rubra pilaire oblige à n'employer qu'avec les plus grandes précautions les agents actifs de la médication antipsoriasique, en particulier l'acide chrysophanique. Les téguments étant généralement moins irritables que dans le psoriasis, les préparations pyrogalliques fortes sont mieux supportées; elles ne doivent cependant être appliquées qu'avec précautions, en raison de leur toxicité et de l'étendue des lésions. Chez quelques malades, les onctions grasses aidées des bains suffisent à amener rapidement la disparition temporaire des lésions cutanées.

PSORIASIS

Exposé clinique et étiologique. — Le psoriasis est une affection appartenant en propre au tégument externe, caractérisée par la production de squames blanches, généralement brillantes, reposant sur une base rouge; cette base saigne facilement lorsqu'on a fait tomber par le grattage les squames et la mince couche épidermique d'apparence vernissée qui la recouvrent.

Les éléments psoriasiques sont d'étendue et de configuration variables, tantôt de petites dimensions (psoriasis ponctué ou en gouttes), tantôt larges, arrondis, formant un placard uniforme plus ou moins étendu ou une couronne squameuse plus ou moins large. Les lésions peuvent, par réunion des taches primitives, couvrir de larges surfaces d'un membre ou du tronc; elles peuvent encore s'étaler en nappes étendues au niveau desquelles la rougeur prédomine sur les squames (psoriasis diffus, psoriasis érythémateux).

Le siège primitif des lésions psoriasiques est surtout le sommet et le voisinage du sommet des articulations des coudes et des genoux et la région fessière; elles peuvent cependant débuter par d'autres régions, et elles tendent à envahir les divers segments du tégument externe, y compris le cuir chevelu, où elles sont souvent très développées et représentées par des amas de squames à contours circinés.

Le psoriasis s'accompagne fréquemment d'arthralgies et d'arthropathies ressemblant à celles du rhumatisme chronique, parfois très étendues et très persistantes.

Le psoriasis est essentiellement une maladie à marche chronique, à récidives irrégulièrement espacées pendant presque toute l'existence du malade; il débute souvent dans l'enfance, assez fréquemment encore à l'âge adulte.

Les récidives ultérieures peuvent être plus intenses ou plus légères que la première atteinte; dans la vieillesse, les poussées sont généralement moins graves qu'à un âge moins avancé.

Les causes du psoriasis sont loin d'être déterminées.

Son origine diathésique, admise par Bazin et aujourd'hui encore par beaucoup de médecins, ne peut être considérée comme démontrée : si on observe fréquemment le psoriasis chez des sujets présentant plus ou moins nettement les attributs de l'arthritisme, il en est d'autres dont les antécédents héréditaires et les dispositions pathologiques n'ont rien à faire avec cette diathèse ; à côté des psoriasiques gras, qui ont fait considérer le psoriasis comme un *morbus fortiorum*, il en est qui sont maigres, malingres, à antécédents lymphatiques, à prédisposition tuberculeuse sinon en état de tuberculose.

L'hypothèse d'une anomalie épidermique, d'origine congénitale plus ou moins voisine de l'ichthyose, explique bien l'hérédité assez fréquente du psoriasis, son début dans le jeune âge ou dans l'adolescence, mais ne rend pas compte de ses manifestations articulaires.

Deux théories sont aujourd'hui en faveur ; mais ni l'une ni l'autre ne peut être considérée comme définitivement établie.

L'une fait du psoriasis une dermatose d'origine nerveuse : elle se base sur la coïncidence fréquente de troubles nerveux (névralgies, migraines, troubles psychiques divers, etc.), sur l'analogie des arthropathies psoriasiques avec les arthropathies d'origine nerveuse, sur la symétrie des lésions cutanées, leur disposition rappelant dans quelques cas la distribution des nerfs cutanés.

L'autre en fait une dermatose parasitaire ; elle repose sur quelques cas plus ou moins probants de contagion de la maladie, quelques expériences très discutables d'inoculation des lésions psoriasiques, la constatation encore plus discutable d'un parasite dans les squames.

Pour Crocker, les troubles de la nutrition de la peau sous l'influence d'une altération nerveuse faciliteraient la germination d'un |parasite encore inconnu.

L'hypothèse d'une relation entre le psoriasis et la syphilis n'a aucun fondement : la confusion, que font encore quelques auteurs, vient du nom défectueux de psoriasis syphilitique, attribué à des lésions cutanées qui n'ont avec le psoriasis d'autre rapport qu'une resssemblance morphologique et doivent recevoir la qualification de syphilides psoriasiformes.

Traitement. — Il n'y a donc pas à chercher dans l'étude pathogénique du psoriasis les éléments d'une thérapeutique rationnelle, applicable à tous les cas de cette affection.

L'arsenic, sous des formes très diverses, a eu pendant longtemps la réputation de guérir le psoriasis, et à l'heure actuelle encore il est très fréquemment prescrit contre cette affection, trop fréquemment même : car la confiance dans ses vertus curatives empêche de recourir à des agents véritablement actifs.

Kaposi, qui le vante particulièrement, reconnaît qu'il est des cas où il échoue complètement, même chez des sujets chez lesquels il avait paru réussir lors d'attaques antérieures de psoriasis.

Vidal n'en a guère obtenu d'effets qu'à doses élevées et longtemps prolongées et au prix d'une intoxication caractérisée par des troubles digestifs graves, etc. (L. Brocq). M. Besnier, qui a mis à plusieurs reprises en expérimentation le traitement du psoriasis par les seules préparations arsenicales, notamment à l'époque où j'avais l'honneur d'être son interne, déclare que l'arsenic ne guérit jamais le psoriasis ; il a vu, chez un malade soumis pendant deux années consécutives à la médication arsenicale à doses variables suivant l'état des voies digestives, se produire une cachexie arsenicale avec amaigrissement excessif, sans que le psoriasis disparaisse, sans que les exacerbations cessent de se montrer.

M. Brocq considère l'arsenic comme nuisible dans certains psoriasis suraigus, et surtout dans les psoriasis très enflammés ; il pourrait seulement être utile dans les formes torpides, et lorsque les poussées sont en voie de décroissance.

On ne peut donc faire de l'arsenic un spécifique du psoriasis. Il ne faudrait pas en conclure que l'arsenic ne puisse jamais rendre de services aux psoriasiques. En effet, s'il est nombre de psoriasiques vigoureux, présentant tous les attributs de l'arthritisme, chez lesquels les alcalins (bicarbonate de soude, lithine, etc.) trouvent une indication trop souvent méconnue, il en est d'autres chez lesquels la nutrition a besoin d'être relevée, et chez lesquels l'arsenic sous la forme de liqueur de Fowler à doses modérées (5 à 12 gouttes par jour, en une ou deux fois au commencement des repas), de solution d'arséniate de soude (une à trois cuillerées à café par jour d'une solution renfermant 5 centigrammes d'arséniate de soude pour 150 grammes d'eau), d'eau de la Bourboule (2 à 6 cuillerées à bouche au commencement d'un des repas) sera de la plus grande utilité ; souvent, en pareil cas, surtout chez les sujets jeunes, les préparations d'iodure de fer seront avec avantage associées ou alternées avec celles d'arsenic ; mais c'est dans l'état général du malade et non dans la nature de sa dermatose qu'on trouvera les indications de ce traitement.

Le mercure vanté par divers auteurs anglais et récemment encore par Mapother (1), semble sans action sur le psoriasis : la confusion commise entre les syphilides psoriasiformes et le psoriasis a contribué à faire prescrire le mercure dans cette dernière affection.

L'iodure de potassium est pour quelques auteurs étrangers l'agent le plus actif de la médication interne antipsoriasique. C. Boeck (de Christiania), Haslund (de Copenhague), Gutteling l'ont administré dans cette affection à des doses progressivement croissantes (de 5 à 20, 30 et même 50 et 57 grammes par jour) qui semblent effrayantes. Ces doses élevées ne peuvent être administrées indifféremment à tous les malades ; dans tous les cas où nous avons essayé un traitement iodo-potassique intensif, nous avons dû nous arrêter à 12 ou 16 grammes, les troubles digestifs et l'amaigrissement commençant à nous inspirer quelques craintes. M. Brocq a pu donner pendant 20 jours des doses variant de 4 à 24 grammes, mais a été obligé d'interrompre le médicament, un œdème de la glotte étant survenu et la dermatose n'ayant subi aucune modification. Nous avons eu l'occasion d'observer un malade, atteint de psoriasis avec arthropathies, auquel M. Besnier a administré l'iodure de potassium à doses progressivement croissantes jusqu'à 22 grammes par jour; sous l'influence de ce traitement prolongé pendant près de trois semaines, les lésions cutanées avaient

____

(1) *British Medical Association :* Congrès de Birmingham, 1890.

disparu en même temps que les arthropathies s'étaient amendées considérablement; des récidives se sont montrées à plusieurs reprises depuis lors, et ont été amendées par le traitement iodopotassique poussé jusqu'à la dose de 12 grammes.

L'iodure de potassium peut donner des résultats favorables dans le psoriasis, à condition que le malade puisse supporter des doses élevées sans troubles digestifs ou urinaires; mais un pareil traitement, assez dispendieux vu la nécessité de n'employer qu'un sel absolument pur, exige, outre des conditions de tolérance pour le médicament que tous les sujets ne possèdent pas, une surveillance très assidue de la part du médecin, qui devra suspendre la médication dès que surviennent des accidents un peu prononcés d'iodisme.

Il semble que les formes arthropathiques du psoriasis soient particulièrement justiciables du traitement ioduré.

Nombre d'autres substances ont été préconisées contre le psoriasis : l'acide phénique (Kaposi), le goudron, le copahu (Hardy Mac Call Anderson, etc.), l'essence de térébenthine (R. Crocker), l'huile phosphorée, la chrysarobine, le carbonate d'ammoniaque (Mac Call Anderson). Il suffit de citer ces agents, dont les effets favorables sont exceptionnels, et dont quelques-uns sont susceptibles de provoquer des accidents toxiques.

Nous mentionnerons cependant encore une substance tout récemment employée en Angleterre, et qu'on s'étonne à première vue de trouver dans la thérapeutique du psoriasis, le corps thyroïde. Chez les sujets atteints de myxœdème que l'on soumet à la médication thyroïdienne, on voit la peau devenir le siège d'une exfoliation épidermique plus ou moins accusée : tel est le fait qui a conduit Byrom Bramwell (1) à employer l'extrait de corps thyroïde dans les affections squameuses et en particulier dans le psoriasis ; il a vu chez plusieurs malades l'affection disparaître complètement dans l'espace de deux à trois mois ; Arthur Davies (2), dans deux cas, a obtenu également des résultats très satisfaisants. Ces recherches demandent à être reprises avec plus de rigueur qu'on ne l'a fait jusqu'ici ; actuellement nous ne saurions recommander cette médication qui, d'ailleurs ne peut être instituée que sous la condition d'une surveillance attentive, l'ingestion du corps thyroïde pouvant déterminer des accidents sérieux.

Pour résumer ce qui a trait au traitement interne du psoriasis, on peut, actuellement, dire que, sauf peut-être l'iodure de potassium administré à hautes doses et dans certaines formes de psoriasis, il n'est aucun médicament qui jouisse de vertus curatives dans cette dermatose, aucun qui doive être prescrit à tous les psoriasiques. Mais, en raison de leur état général, de leurs dispositions diathésiques, les psoriasiques doivent parfois être soumis à un traitement général, qui variera suivant les cas, dont les alcalins tantôt, et tantôt les arsenicaux et les ferrugineux feront les frais ; si le sujet atteint de psoriasis présente quelque manifestation d'ordre névropathique, les bromures, les préparations de valériane, parfois les douches, seront indiqués, et cela d'autant mieux que la dermatose est peut-être sous la

(1) *British medical Association :* Congrès de Newcastle on Tyne, août 1893.
(2) *Ibidem.*

dépendance d'une altération du système nerveux.

Ces traitements seront employés et continués après disparition de l'éruption, avec l'espoir, théoriquement admissible, qu'ils serviront à éloigner les poussées psoriasiques ; mais jamais on ne devra promettre au malade qu'il ne sera pas repris — voire même à bref délai — des poussées éruptives auxquelles il est habitué.

Il faut ajouter que l'hygiène et le régime alimentaire des psoriasiques ne doivent pas être négligés et abandonnés au caprice des malades : les excitants, café, tabac, thé, aliments épicés, viandes de conserve, etc., devront être proscrits tant pendant les poussées éruptives que dans leurs intervalles, où ces substances pourraient les provoquer ; l'usage des boissons alcooliques devra être modéré, des excès de boissons étant souvent la cause efficiente des exacerbations de la maladie.

Le *traitement externe* est, par excellence, le traitement du psoriasis. C'est à lui qu'on doit toujours s'adresser pour obtenir la disparition des lésions cutanées, et, malgré une croyance très répandue parmi les gens du monde, voire même parmi les médecins, il n'y a *jamais* à craindre de voir disparaître ces lésions, la guérison du psoriasis n'étant en aucune circonstance suivie de répercussions viscérales.

Ce traitement externe a pour but de faire tomber les squames qui recouvrent les surfaces atteintes de psoriasis et de modifier l'état inflammatoire des téguments.

Les bains, simples ou alcalins, de courte durée (1/2 heure environ) remplissent en grande partie la remière indication et doivent être associés à tous les autres modes de traitement. Ils doivent être prescrits au début du traitement, répétés pendant sa durée à intervalles variables, le plus souvent une ou deux fois par semaine, pour nettoyer la peau et la débarrasser des restes des divers topiques employés.

Le décapage des surfaces est facilité par des frictions au savon ordinaire, au savon de naphthol, ou mieux encore, si la peau n'est pas trop irritable, au savon noir faites pendant la durée du bain, soit au moyen de la main, soit, lorsque les squames sont épaisses, avec une brosse à ongles un peu rude.

Lorsque les squames sont très épaisses, on pourra encore faciliter leur chute au moyen de frictions avec la pierre ponce ou avec du savon mélangé à son poids de pierre ponce pulvérisée.

Les bains d'eaux minérales naturelles sont également employés contre le psoriasis, non plus seulement pour macérer l'épiderme et décaper les surfaces malades, mais encore et surtout pour obtenir un effet topique ou général des substances qui entrent dans leur composition : il en est ainsi pour les eaux arsenicales de la Bourboule, pour les eaux sulfureuses de Luchon, de Cauterets, de Saint-Gervais, d'Uriage, d'Aix-la-Chapelle, qui peuvent être prescrites avec avantage, et suivant les indications fournies par l'état général et constitutionnel du malade.

Les bains de sublimé constituent une médication active du psoriasis, très efficace dans certains cas, mais susceptible d'échouer dans d'autres cas ; elle a surtout l'inconvénient d'exposer aux accidents d'intoxication mercurielle.

Dans certaines formes inflammatoires et généralisées, les bains peuvent être employés non plus pour macérer l'épiderme et en permettre l'exfoliation, mais pour calmer l'inflammation ; ils sont alors prolongés au delà des limites habituelles et continués pendant 3, 4, 5, 6 heures et suivis soit d'enveloppements avec des compresses humides, soit d'onctions avec des substances grasses.

La macération épidermique peut être obtenue par d'autres moyens que la balnéation. L'enveloppement avec la toile de caoutchouc fine, sous laquelle on applique des compresses de tarlatane trempées dans de l'eau simple ou de l'eau de camomille, peut remplir ce but. Au cuir chevelu, l'application d'un bonnet de caoutchouc suivie de lavages au savon noir est certainement le procédé le plus pratique pour faire tomber les squames parfois épaisses qui le recouvrent. Les emplâtres n'agissent souvent aussi que par macération épidermique et, lorsqu'on est en présence de placards épidermiques limités et recouverts de squames épaisses, on peut employer pour les décaper soit l'emplâtre de Vigo, soit l'emplâtre rouge de Vidal.

Les corps gras, sans addition de principes médicamenteux actifs, rendent souvent de grands services aux psoriasiques. Tout d'abord il est des psoriasis irrités, avec rougeur intense et étendue, qui ne peuvent supporter d'autres applications que celles d'axonge fraîche ou de liniment oléo-calcaire, parfois de vaseline simple ou légèrement boriquée ; il est nécessaire de tâter le terrain, afin de déterminer la ou les substances convenant à chaque malade, la tolérance du tégument pour ces corps gras variant d'un sujet à l'autre.

C'est encore aux corps gras simples que, en cours

de traitement, on devra avoir recours lorsque les topiques employés auront provoqué une irritation trop vive du tégument.

Il faut d'ailleurs remarquer que l'application d'un corps gras en apparence inerte provoque souvent une amélioration très notable des lésions psoriasiques : les squames deviennent moins épaisses et moins adhérentes, la rougeur est moins vive et, comme le fait observer M. Besnier, bien des vieux psoriasiques ne viennent souvent réclamer à l'hôpital qu'un lit et un peu d'axonge. Nombre de pommades renfermant des substances diverses agissent peut-être tout autant par l'excipient que par le médicament qu'on y incorpore.

Ces applications seront cependant, dans la grande majorité des cas, insuffisantes à provoquer autre chose qu'une atténuation dans l'état squameux ; un traitement plus actif est donc le plus habituellement nécessaire.

Le topique le plus fréquemment employé contre le psoriasis, du moins en France, est l'huile de cade. On la prescrit parfois pure, mais le plus habituellement sous la forme de glycérolé, renfermant une proportion d'huile de cade (5 à 50 0/0) inversement proportionnelle à l'irritabilité du tégument et en commençant avec des doses faibles, qu'on peut augmenter ultérieurement à mesure que la guérison avance.

Elle peut être employée, après un traitement par d'autres agents, pour terminer la guérison.

Les applications de la pommade sont faites chaque soir, et le malade revêt pour la nuit un vêtement de flanelle.

Les emplâtres à l'huile de cade (10 0/0) peuvent

également être employés, mais ce sont des préparations très chères, dont les avantages sont un peu
discutables.

L'huile de cade est certainement un excellent médicament antipsoriasique, elle peut être employée
sur toute la surface du tégument, elle est peu irritante, ne produit pas de phénomènes d'intoxication.

L'acné cadique, qui succède assez fréquemment à
son emploi et qui en nécessite la suspension passagère, ne saurait être considérée comme une complication importante. Mais son inconvénient capital, celui qui s'oppose à son emploi chez un grand nombre
de psoriasiques, est son odeur pénétrante, persistante et désagréable. L'addition d'essences odorantes
telles que l'essence de girofle, proposée par Vidal,
dissimule très insuffisamment ou, pour mieux dire,
ne dissimule pas cette odeur que nombre de malades, astreints à une vie active, ne peuvent con-
sentir à répandre autour d'eux, pendant les quatre
à six semaines que demande généralement le traitement.

Les divers goudrons que l'on a proposés pour remplacer l'huile de cade (huile de bouleau blanc, huile
de hêtre, etc.), le baume du Pérou, sont moins efficaces que l'huile de cade et d'un prix plus élevé,
mais peuvent cependant parfois la remplacer avantageusement.

L'agent qui mérite la plus grande confiance et
que, pour notre part, nous plaçons au premier rang
toutes les fois qu'il est possible de l'employer, est
l'acide chrysophanique. Il peut être employé sous
forme de pommade de 5 à 15 0/0 ou de traumaticine
(voir T. II, p. 226).

En raison des lésions inflammatoires qu'il peut

provoquer par son contact avec certaines muqueuses, il ne doit être employé qu'avec précaution chez les malades qui peuvent être surveillés de près par le médecin, et on ne doit jamais en faire usage simultanément sur une grande étendue du tégument ni sur la face. Mais dans les psoriasis peu étendus, ou lorsqu'on a soin de limiter son emploi à une fraction seulement des lésions psoriasiques, aucun médicament ne peut lui être comparé au point de vue de la rapidité de l'action curative.

L'acide pyrogallique est également très employé, soit sous forme de pommades à 5 ou 10, plus rarement 15 0/0, soit de traumaticine (voir T. II, p. 312); mais ce dernier mode d'emploi est très irritant, souvent douloureux, et nécessite une surveillance très active. L'acide pyrogallique a, comme l'acide chrysophanique, l'inconvénient de salir et d'altérer le linge, il noircit la peau et les poils, et provoque parfois des accidents d'intoxication graves, sans compter l'irritation vive des téguments. Aussi ne doit-on jamais l'employer simultanément sur la totalité des téguments, et doit-on toujours surveiller les urines. Cet agent est certainement très efficace, mais moins actif que l'acide chrysophanique, sur lequel il a cependant l'avantage d'être d'un prix moins élevé.

Le naphthol a été préconisé par Kaposi. On peut l'employer sous forme de pommade à 10 0/0; il a l'avantage de ne pas irriter les téguments, de ne pas les colorer, de ne pas altérer les linges. Il peut aider à terminer une guérison commencée par les agents précédents dans les cas où, pour une raison quelconque, on a dû en suspendre l'emploi; mais son action est très lente.

L'acide salicylique peut, comme l'ont conseillé

M. Besnier et M. Brocq, être associé avec avantage aux agents précédents, dont il favorise l'action, mais ne saurait suffire à lui seul.

Lorsque l'affection ne se traduit que par des plaques peu étendues et des squames peu épaisses, chez des jeunes sujets particulièrement, des badigeonnages de teinture d'iode répétés pendant plusieurs jours suffisent parfois à amener la chute des squames et la disparition de la rougeur.

De nombreux autres topiques ont été préconisés contre cette dermatose : l'acide thymique en pommade de 1 à 6 0/0 (R. Crocker), le sulfure de zinc à 10 0/0 (Barduzzi), l'ichthyol à 10 0/0, l'anthrarobine (G. Behrend) en pommade de 10 à 20 0/0 ou en solution alcoolique à 20 0/0, le calomel en pommade à 3 0/0, l'aristol (Eichhoff) en pommade à 5 ou 10 0/0, qui a eu un moment de vogue, mais qui n'a pas donné les effets qu'on en espérait (Brocq, Schirren, Raff, Neisser), le chlorhydrate d'hydroxylamine (Fabry), qui donne lieu à des poussées eczématiformes très intenses et à des phénomènes d'intoxication graves, de sorte que son emploi a été rapidement abandonné; l'hydracétine (Œstreicher), qui, en pommade à 10 ou 20 0/0, ne provoque ni rougeur ni inflammation de la peau, mais est extrêmement toxique, etc., etc. Ces diverses substances ont été peu employées en France.

Les collodions médicamenteux, vantés par quelques auteurs, paraissent peu recommandables; la quantité de substance active mise en contact avec la peau est parfois trop faible, plus souvent trop forte parce qu'elle est laissée longtemps en contact avec le même point du tégument et maintenue par un enduit imperméable : ils provoquent souvent une vive irritation.

Quant aux emplâtres à base d'acide pyrogallique, chrysophanique, etc., il ne nous semble pas qu'ils puissent être employés autrement que d'une manière tout exceptionnelle et sur des lésions peu étendues, en raison de leur prix élevé et de l'irritation qu'ils provoquent très fréquemment.

Il est à peine besoin de faire remarquer que, pour le psoriasis pas plus que pour les autres dermatoses, on ne doit pas s'obstiner à vouloir traiter de manière identique toutes les lésions que l'on rencontre chez un même malade. Ainsi, tandis que les parties glabres peuvent admettre tous les topiques précédents, on ne doit jamais appliquer sur cuir chevelu et la face de préparations chrysophaniques et pyrogalliques. En outre, il y a souvent avantage à attaquer successivement divers segments du tégument par un traitement actif, alors que les autres segments sont soumis seulement à l'emploi de topiques peu énergiques; de la sorte, on mène le traitement plus rapidement que si on se contentait d'employer les substances qui peuvent être appliquées simultanément sur la totalité du tégument.

Par l'emploi des divers topiques, on parvient toujours, en un temps variable, à faire disparaître une éruption de psoriasis : on blanchit la peau, mais on ne guérit pas le psoriasis, qui récidive à intervalle plus ou moins long et sans l'on puisse accorder à l'un ou à l'autre de ces topiques la propriété de retarder la poussée suivante.

KÉRATOSES

Nous étudierons ici les kératodermies, les parakératoses de Unna, la porokératose et l'angiokératome;

la xérodermie pilaire ou kératose pilaire a été étudiée avec les difformités cutanées. (Voir T. I, p. 33).

Kératodermies symétriques
des extrémités,

Exposé clinique et étiologique. — On donne le nom de kératodermies à des affections caractérisées par l'épaississement de l'épiderme occupant presque exclusivement les régions plantaires et palmaires.

En dehors des kératodermies qui accompagnent le pityriasis rubra pilaire, la dermatite herpétiforme, de celles qui constituent les formes cornées de l'eczéma palmaire et des kératodermies consécutives à l'usage prolongé des préparations arsenicales, enfin de celles qui se développent sous l'influence de pressions inusitées, on connaît trois formes de kératodermies essentielles (Besnier) : l'une congénitale et héréditaire, l'autre se développant dans la deuxième enfance, érythémateuse, peut-être en rapport avec quelque névrose centrale ; la troisième, se développant en foyers isolés et multiples et qui est probablement aussi une trophoneurose d'origine centrale.

Les trois formes de kératodermies sont constituées par des nappes d'épiderme épais, de coloration jaunâtre, bordées d'une zone érythémateuse, et s'accompagnent d'hyperhidrose. Elles sont remarquables par leur ténacité, leur résistance au traitement et la facilité avec laquelle les lésions se reproduisent.

Traitement. — Sauf dans la kératodermie congénitale et héréditaire, qui n'est justiciable d'aucun traitement interne, on devra essayer, dans les kératodermies essentielles, vu leur origine nerveuse probable, les médicaments nervins : bromures, valériane, belladone, les révulsifs le long du rachis, les courants continus et les douches. L'arsenic, préconisé par quelques auteurs, ne doit être employé qu'avec beaucoup de circonspection, puisqu'il est capable par lui-même de provoquer des lésions analogues.

Dans les diverses kératodermies — et ceci s'applique aussi bien à celles qui accompagnent les grandes dermatoses et à la kératodermie d'origine arsenicale qu'aux formes essentielles — le traitement local consiste dans l'emploi des cataplasmes, des enveloppements humides pour ramollir l'épiderme et permettre de le détacher par le grattage ; les applications de savon noir peuvent être utilisées dans ce but si les téguments ne sont pas irritables. L'emplâtre salicylé à 2 ou à 5 0/0, l'emplâtre adhésif simple ou boriqué, l'emplâtre rouge de Vidal, les pommades salicylées à 3 ou 5 et même 10 0/0, résorcinées à 5 ou 10 0/0, pyrogalliques aux mêmes doses, peuvent encore servir à faciliter la chute de l'épiderme ; dans les formes légères, on peut se contenter de faire ces applications pendant la nuit, et le jour faire frictionner et saupoudrer les parties malades avec de la poudre de talc ou d'amidon renfermant 2 à 5 0/0 d'acide salicylique. L'emploi de cette poudre sera continué après la chute des productions épidermiques, afin d'empêcher leur réapparition.

Parakératoses.

Unna, reprenant une dénomination proposée par Auspitz pour désigner certaines anomalies de la fonction cornée, a donné le nom de parakératoses à toute une série de dermatoses caractérisées par des lésions inflammatoires sans suintement (catarrhes infectieux secs de la peau), telles que le psoriasis, les pityriasis, etc.

Dans ce groupe, il a rangé deux dermatoses rares et non décrites avant lui, qu'il a appelées parakeratosis variegata et parakeratosis scutularis.

La *parakeratosis variegata* est constituée par des placards rouges, bien délimités, de dimensions variées, à peine saillants ou élevés et infiltrés, avec de fines squames blanchâtres qui se détachent assez facilement et forment comme des vergetures sur la peau saine.

La *parakeratosis scutularis* est caractérisée par la production de plaques jaune rougeâtre ou rouge vif, recouvertes de squames épaisses d'un blanc jaunâtre ou d'apparence crayeuse et, sur les points où les lésions sont peu étendues, de saillies cornées correspondant aux follicules pilaires et très analogues aux cônes du pityriasis rubra pilaire.

Le **traitement** de ces deux affections, dont la nature est encore indéterminée, est très analogue à celui du psoriasis et consiste surtout dans l'emploi des préparations d'acide pyrogallique.

Porokératose.

Cette affection, décrite par Mibelli et par Respighi, et qui se confond peut-être avec certaines formes de lichen annulaire, est également très rare. Elle est constituée par des taches saillantes ou aplaties, de dimensions variées, de forme irrégulière, limitées par une collerette ou une sorte de digue sinueuse, continue, au sommet de laquelle se trouve une mince lame cornée linéaire. Ces lésions occupent surtout la face dorsale des mains et des pieds, le côté de l'extension des avant-bras et des jambes, ont une marche très lente et s'étendent excentriquement ; débutant dans la première ou la deuxième enfance, elles tendent à disparaître spontanément et complètement avec une grande lenteur.

L'étiologie de cette affection est complètement inconnue : on sait seulement qu'elle n'est pas héréditaire, quoiqu'elle atteigne souvent plusieurs membres d'une même famille. Le siège des lésions au niveau des conduits des glandes sudoripares lui a valu son nom (πόρος, canal).

Le **traitement** paraît consister dans l'emploi des préparations pyrogalliques et salicylées fortes.

Angiokératome.

Exposé clinique et étiologique. — On donne avec Mibelli le nom d'angiokératome à une affection caractérisée par le développement, sur les doigts et les mains, de petites tumeurs généralement très nombreuses, du volume d'un grain de millet environ, planes ou ayant l'aspect verruqueux, dont la coloration rouge ou violacée disparaît par la pression prolongée.

Cette affection, encore désignée parfois sous les noms défectueux de télangiectasies verruqueuses ou de verrues télangiectasiques, est constamment la suite d'engelures et, comme celles-ci, s'observe surtout chez les sujets ayant une tendance à présenter de l'asphyxie des extrémités. Le développement des télangiectasies paraît précéder et causer celui des productions verruqueuses qui les recouvrent.

Comme les engelures, l'angiokératome s'observe surtout chez les sujets jeunes.

Traitement. — Les cautérisations ignées peuven servir à faire disparaître les tumeurs de l'angiokératome. L'électrolyse leur est préférable, en raison des troubles vasculaires qui prédominent sur les productions verruqueuses et semblent les provoquer : les aiguilles sont introduites au niveau de chacune des petites tumeurs, et on fait passer pendant 10 à 15 secondes un courant de 6 à 7 milliampères ; l'action des deux pôles nous ayant donné des résultats à peu près identiques, nous préférons recourir à la méthode bipolaire et introduire simultanément dans plusieurs tumeurs des aiguilles reliées les unes au pôle positif, les autres au pôle négatif ; la durée des séances se trouve ainsi réduite dans de grandes proportions ; on observera avec soin les effets du courant sur la peau et on enlèvera les aiguilles négatives pour les réimplanter sur une tumeur voisine dès qu'il se sera formé autour d'elles un halo blanc assez accentué. Ce traitement, très efficace, demande toujours plusieurs séances en raison de la multiplicité des lésions et de la nécessité d'attaquer chacune d'elles à plusieurs reprises pour obtenir sa guérison complète.

TROUBLES
DE LA PIGMENTATION CUTANÉE

La pigmentation de la peau peut être modifiée de trois façons différentes : elle peut être diminuée (achromie), accrue (hyperchromie), ou diminuée par places et accrue en d'autres (vitiligo).

Les *achromies* sont peu importantes : en dehors de l'albinisme, difformité congénitale de la peau et des organes pigmentés, qui ne peut pas être modifiée par les moyens thérapeutiques, elles ne sont constituées que par les décolorations que l'on observe dans les atrophies de la peau, dans certaines formes de sclérodermie ou au niveau des cicatrices. Signalons cependant que l'affection désignée généralement en France sous le nom de syphilide pigmentaire est appelée par les auteurs allemands, à tort selon nous, leucodermie syphilitique. Les leucodermies ne sont justiciables d'aucune intervention thérapeutique.

Les *hyperchromies* sont beaucoup plus fréquentes, dues à des causes beaucoup plus variées, quelques-unes susceptibles d'être traitées efficacement.

Outre les hyperchromies locales, dues à l'évolution de lésions cutanées circonscrites (prurigo, lichens, dermatite herpétiforme, pityriasis rubra, phlyctènes de brûlures et de vésicatoires, etc.; pigmentation de voisinage des cicatrices les plus diverses, en particulier des cicatrices de lésions syphilitiques), contre lesquelles le médecin n'a pas à intervenir, en raison de leur tendance à la disparition lente et spontanée, le groupe des hyperchromies renferme des lésions cutanées de causes très diverses.

Tout d'abord, le groupe des hyperchromies généralisées (mélanodermies) de cause interne : maladie d'Addison, mélanose, mélanodermie des diabétiques atteints de cirrhose hépatique pigmentaire, mélanodermie généralisée des sclérodermiques, intoxication arsenicale chronique; à côté de ces hyperchromies, il faut placer la mélanodermie de la phthiriase, dans la production de laquelle le rôle des parasites est favorisé par les altérations du sang développées sous l'influence de la cachexie de misère (maladie des vagabonds des auteurs anglais et allemands). Dans ces divers cas, le traitement de la mélanodermie se confond avec celui de la maladie générale qui en est la cause, et le traitement externe est sans effet appréciable sur le trouble de pigmentation.

Il en est de même dans les pigmentations des tuberculeux cachectiques.

Les hyperchromies renferment encore le chloasma, les éphélides, le lentigo, que nous allons étudier en particulier.

Chloasma.

Exposé clinique et étiologique. — On donne le nom de chloasma à des taches pigmentaires, de coloration jaunâtre ou brunâtre, occupant presque toujours le visage, où elles forment des nappes pigmentaires irrégulières, rappelant l'aspect d'un enduit de crasse.

Cette affection s'observe surtout pendant la grossesse (masque des femmes enceintes), où elle apparaît à une époque variable, dans les affections utérines, dans la chlorose, où on la voit parfois se développer également sur les doigts au niveau des articulations des phalanges, mais dans lesquelles elle atteint rarement la même intensité que dans la grossesse ; enfin, quelquefois dans les anémies graves.

Traitement. — Le masque des femmes enceintes ne réclame ordinairement aucun traitement ; il diminue après l'accouchement pour disparaître au bout de quelques semaines si la femme ne nourrit pas, plus lentement si elle nourrit ou si elle conserve quelque trouble utérin. Dans les cas où il acquiert une certaine intensité, on peut recourir aux traitements que nous indiquerons à propos des éphélides.

Le chloasma des maladies utérines sera traité de même, mais on s'adressera surtout à sa cause, en intervenant directement contre la lésion utérine, et en combattant l'anémie qui en résulte. Il en sera de même chez les chlorotiques et les anémiques, mais on aura soin de ne pas leur prescrire de préparations arsenicales, qui pourraient accroître la pigmentation cutanée.

Ces malades se garantiront également contre les influences atmosphériques qui exagèrent l'intensité du chloasma.

Éphélides.

Exposé clinique et étiologique. — On donne ce nom à des pigmentations des parties découvertes (face, mains) survenant sous l'influence de la chaleur et des divers agents atmosphériques (vent, froid intense); souvent consécutives à des érythèmes caloriques, elles constituent le hâle des campagnards et des gens de mer : elles peuvent se développer assez rapidement pendant un séjour à la campagne ou aux bords de la mer, pour persister pendant quelques semaines ou quelques mois et devenir une infirmité désagréable. Certains individus y sont particulièrement sujets.

Traitement. — Les sujets atteints d'éphélides doivent éviter l'action directe du soleil et du vent et, pour cela, protéger leur visage au moyen de chapeaux à larges bords et de voiles épais et larges, verts, bleus ou noirs. Cette même précaution empêchera ou atténuera les récidives ultérieures au retour de la saison chaude.

Lorsque la pigmentation atteint quelque intensité, on aura recours aux préparations mercurielles.

Dans la plupart des cas, on emploiera les lotions biquotidiennes de sublimé (solution à 1/500), ou les applications prolongées pendant 4 à 5 heures de compresses imbibées de la même solution si elles sont supportées; dans l'intervalle, les malades se poudreront largement à l'amidon et appliqueront le plus longtemps possible une pommade à l'oxyde de zinc ou au sous-nitrate de bismuth additionnée de 1 0/0 d'acide salicylique.

Les pommades mercurielles (pommade au calomel au 30e, pommade d'oxyde de zinc additionnée de 1 0/0 de sublimé) et les applications d'emplâtre de Vigo pendant la nuit doivent être réservées aux cas plus accusés, et leur emploi sera surveillé de près, pour éviter l'irritation trop vive des téguments et les accidents d'intoxication mercurielle.

Les badigeonnages à la teinture d'iode, les pommades soufrées à 15 ou 20 0/0 additionnées de 1 à 3 0/0 d'acide salicylique, les lotions soufrées analogues à celles employées dans l'acné, les applications de savon noir peuvent encore être employés contre les éphélides, à la condition de suspendre leur emploi dès qu'ils déterminent une irritation un peu vive du tégument. L'eau oxygénée (bioxyde d'hydrogène et non eau chargée d'oxygène) pure ou le mélange à parties égales d'eau oxygénée et d'éther qui a été désigné sous le nom de pyrozone peuvent encore être essayés.

Les applications plus énergiques, les acides même étendus, en particulier, doivent être proscrits, à moins que l'affection ne soit particulièrement intense et persistante.

Lentigo.

Exposé clinique et étiologique. — Le lentigo (ou taches de rousseur) est caractérisé par des taches pigmentaires de la dimension d'une grosse tête d'épingle, rondes ou ovalaires, occupant le visage, le cou, les mains et les avant-bras.

On confond généralement sous ce nom deux affections différentes par leur marche et qu'il nous paraît nécessaire de distinguer.

D'une part des taches brunâtres ou grisâtres apparaissant vers l'âge de 8 ou 10 ans, parfois assez nombreuses pour constituer chez les jeunes filles une difformité désagréable, mais disparaissant à peu près complètement vers l'âge de 20 à 25 ans, et ne se montrant plus qu'accidentellement dans la suite, sous l'influence de troubles utérins ou après l'exposition prolongée à la chaleur et au vent. Ces taches sont aussi fréquentes chez les blonds que chez les bruns.

D'autre part des taches de coloration jaunâtre plus ou moins accusée, souvent plus larges que dans la variété précédente, occupant les mêmes sièges, ordinairement très nombreuses, se montrant à un âge moins avancé, persistant toute l'existence, qui s'observent chez les sujets à cheveux roux et à teint coloré.

Traitement. — Le traitement a plus d'action sur la première variété que sur la seconde, qui se rapproche des nævi, si elle ne se confond pas avec eux.

Le rôle des agents atmosphériques, dans l'exagération sinon dans la production du lentigo, est assez net pour que les précautions indiquées à propos des éphélides soient encore de mise dans cette affection. On y ajoutera la suppression des aliments qui entretiennent la congestion de la face, cause d'aggravation des troubles pigmentaires et, s'il y a lieu, le traitement des troubles digestifs et génitaux.

Le traitement local, dans les formes peu accusées du lentigo, est encore le même que celui des éphélides. Il peut en atténuer la coloration; mais il ne faut pas en attendre la disparition même passagère de la pigmentation.

Il en est de même des douches sulfureuses de Luchon, de Barèges, d'Uriage.

Lorsque les malades exigent un traitement efficace de ces dyschromies, — beaucoup de jeunes filles sont dans ce cas, — il faut recourir à des applications plus énergiques, susceptibles de provoquer la chute de l'épiderme qui entraîne ainsi les taches pigmentaires; mais il est nécessaire de prévenir les malades de l'énergie du traitement, qui les oblige à un séjour de plusieurs jours à la maison, et de les prévenir aussi que ce traitement sera suivi fatalement, au bout d'un certain temps, de la reproduction de l'affection, l'épiderme de nouvelle formation se tachetant de pigment qui, en quelques mois, est aussi abondant qu'avant le traitement. C'est donc un palliatif temporaire, d'une application assez douloureuse et gênante, qu'on leur propose.

La desquamation épidermique peut être produite au moyen de pommades soufrées fortes, contenant 30 à 50 0/0 de soufre, 1 à 5 0/0 d'acide salicylique, 5 à 10 0/0 de carbonate de soude, qu'on applique pendant la nuit jusqu'à production d'une dermite intense; pendant le jour, on se contente de poudrer à l'amidon; lorsque l'inflammation est devenue assez considérable, on la calme au moyen de pommade à l'oxyde de zinc ou au sous-nitrate de bismuth additionnée de 3 à 5 0/0 de naphthol.

Les emplâtres de savon noir peuvent être employés à la place de la pommade soufrée.

M. Leloir (1) a proposé, pour produire la desquamation, les applications d'acide chrysophanique en solution à 15 0/0 dans le chloroforme; après évaporation du chloroforme, on recouvre la couche d'acide chrysophanique de traumaticine; au bout de quelques jours, lorsque l'enduit se détache, on recommence l'application, jusqu'à ce que l'exfoliation épidermique soit suffisante.

Les badigeonnages à l'acide chrysophanique demandent une attention toute spéciale; ils ne doivent jamais être faits que par le médecin, et il faut éviter la projection de la solution et la chute de la poudre dans l'œil où elles exposeraient à des conjonctivites.

Les préparations mercurielles fortes peuvent encore être utilisés dans ces cas.

Kaposi recommande les applications de compresses trempées dans une solution de sublimé au 100e (parties égales d'eau et d'alcool), maintenues en place pendant 4 heures; au bout de ce temps, il se forme des phlyctènes que l'on perce et dont on éponge soigneusement le contenu; puis on panse avec une poudre inerte; au bout de 8 jours environ, l'épiderme est reformé, blanc et complètement dépourvu de pigment.

L'emplâtre de Vigo peut également être utilisé, mais est moins actif.

Unna (2) a proposé, dans le but d' « écorcher » et

____

(1) *Journal des connaissances médicales*, 1er juillet 1886.
(2) Van Hornn. *Progrès médical*, 1893, 1er semestre, p. 68.

dé « peler » la peau couverte d'éphélides les applications de pâte d'oxyde de zinc renfermant 50 0/0 de résorcine, répétées pendant 3 ou 4 jours; à ce moment, il remplace la pâte par des badigeonnages avec la colle de zinc; au bout de peu de jours, l'épiderme se détache en larges lambeaux, entraînant le pigment avec lui. Ce traitement, très énergique, exige une forte dose de courage de la part du médecin et de la part du patient.

Vitiligo

Exposé clinique et étiologique. — On donne le nom de vitiligo à une dyschromie caractérisée par le mélange, sur les parties atteintes, de plaques blanches, décolorées, généralement arrondies et de zones hyperpigmentées, brunâtres ou noirâtres, entourant les parties décolorées.

En dehors de ces changements de coloration, la peau ne présente aucune modification.

Le vitiligo occupe le plus souvent le cou, les mains et les avant-bras, les organes génitaux. Il peut se généraliser à toute la surface cutanée.

Dans les régions recouvertes de poils, ceux-ci participent ordinairement aux troubles de la pigmentation cutanée, et des touffes blanches reproduisent la disposition des taches achromiques; parfois ils tombent, et leur chute donne lieu à la production de plaques alopéciques analogues à celles de la pelade.

Se développant graduellement, sans aucun symptôme fonctionnel, cette affection persiste souvent indéfiniment; parfois cependant elle offre une certaine tendance à s'atténuer et peut même disparaître.

Le vitiligo est essentiellement une affection d'origine nerveuse : se développant au cours du tabes, du goître exophthalmique, chez les aliénés, à la suite d'émotions morales vives, il peut être la seule manifestation de l'état névropathique, héréditaire ou acquis, du sujet qui en est porteur; mais il doit toujours être considéré comme un stigmate névropathique et faire rechercher les divers états morbides dont il peut être symptomatique.

Traitement. — Les conditions étiologiques du vitiligo indiquent la médication générale qu'on doit lui opposer : les bromures, les préparations de valériane et de belladone, les douches froides ou tempérées sont destinés à combattre l'état névropathique, sans compter les médications plus spécialement indiquées par les lésions nerveuses que l'on peut constater : iodures, faradisation, révulsifs sur l'axe cérébro-spinal, etc. Ces médications peuvent amener, mais toujours avec une grande lenteur, une atténuation ou la disparition des troubles pigmentaires.

M. Besnier recommande également les bains salins et les injections de pilocarpine, qui lui ont donné quelques résultats satisfaisants.

Localement, les applications de sublimé, les pommades soufrées, les badigeonnages d'iode ont été proposés par plusieurs auteurs; l'action de ces topiques est trop douteuse pour qu'on puisse leur accorder une grande confiance.

ÉLÉPHANTIASIS

Exposé clinique et étiologique. — On désigne sous le nom d'éléphantiasis des états morbides caractérisés par une augmentation de volume de la peau et du tissu cellulaire sous-cutané consécutive à des troubles de la circulation lymphatique, et peut-être plus exceptionnellement à des troubles de la circulation veineuse. Les lésions une fois établies ne tendent pas à rétrocéder spontanément; elles s'exagèrent à intervalles irréguliers, consécutivement à des poussées inflammatoires accompagnées de fièvre et de phénomènes généraux; ces accès, qui ont été décrits sous le nom d'accès éléphantiaques, ne sont en réalité que des érysipèles : M. Sabouraud a en effet constaté la présence du streptocoque dans les parties enflammées au moment des accès.

L'éléphantiasis occupe le plus souvent les membres inférieurs; il peut siéger au scrotum, au prépuce, à la vulve, à la face ou aux membres supérieurs.

Les affections décrites sous le nom d'éléphantiasis peuvent se développer sous des influences diverses et doivent être divisées au moins en trois groupes :

1° L'éléphantiasis des pays chauds ou éléphantiasis endémique, engendré par la filaire (filaria sanguinis hominis), dû à l'oblitération des voies lymphatiques par suite de la présence dans les vaisseaux ou dans les ganglions correspondants d'une filaire femelle fécondée.

2° Les éléphantiasis nostras, dus à l'oblitération des vaisseaux lymphatiques par une lymphangite chronique consécutive à des lésions diverses des téguments : ulcères variqueux, lupus des membres, lésions syphilitiques, etc., ou par une lésion des ganglions correspondants : néoplasme cancéreux, etc.

3° Les éléphantiasis congénitaux, dont l'étude est encore très incomplète et qui renferment, outre des faits d'hypertrophie congénitale appartenant à l'ordre des nævi, des cas de lymphangiome des membres.

Quelques faits désignés sous le nom d'éléphantiasis et dans lesquels les voies lymphatiques sont libres, en particulier les faits d'œdème neuro-arthritique des membres auxquels M. A. Mathieu (1) a donné le nom plus exact de pseudo-éléphantiasis névropathique, ne doivent pas trouver place ici.

Traitement.— Ces notions étiologiques ne sont pas sans importance au point de vue du traitement de l'éléphantiasis, quoiqu'on n'en ait pas encore tiré toutes les déductions thérapeutiques dont elles sont susceptibles.

L'éléphantiasis à filaire échappe quelque peu jusqu'ici à une thérapeutique causale rationnelle. On n'a guère tenté la destruction de la filaire, soit par une intervention directe, soit par une médication parasiticide interne encore à trouver. D'ailleurs les lésions provoquées par la présence du parasite lui survivraient, et il faudrait encore lutter contre leurs effets anatomiques persistants. Le changement de résidence, proposé par quelques auteurs de même que dans d'autres maladies exotiques, ne semble pas avoir d'effets favorables bien nets.

Jusqu'ici la connaissance de la cause de l'éléphantiasis endémique n'a guère suscité que des précautions prophylactiques : les soins hygiéniques, la propreté, le pansement régulier des plaies et des excoriations, l'usage pour la boisson d'eau filtrée ou bouillie, l'abstention de végétaux crus poussant à fleur de terre, mettront le plus souvent à l'abri de cette maladie.

Le rôle des lésions cutanées dans le développement de l'éléphantiasis nostras comporte comme dé-

(1) *Annales de Dermatologie*, janvier 1893.

duction pratique la nécessité de traiter tout d'abord
ces lésions. Il s'en faut cependant de beaucoup que,
sur des tissus éléphantiasiques, la guérison d'un
ulcère de jambe ou même de lésions eczémateuses
soit chose facile : les traitements les mieux appropriés n'agissent jamais qu'avec lenteur ; de même le
lupus est toujours long à guérir et la disparition
des tubercules lupiques ne rétablit pas la perméa-
bilité des voies lymphatiques enflammées chroni-
quement. Il faut ajouter que le traitement des lésions causales n'a qu'un effet très restreint sur les
lésions constituées de l'éléphantiasis, mais au moins
supprime-t-il toute cause nouvelle d'irritation pour
les voies lymphatiques.

La notion du rôle de l'infection streptococcique
dans l'évolution de l'éléphantiasis a une grande
importance pratique. Elle montre que le moyen d'é-
loigner ou de supprimer les prétendus accès éléphantiaques réside dans une antisepsie rigoureuse
des surfaces malades et surtout des ulcérations causales, antisepsie qui doit tout à la fois détruire les
germes existants et s'opposer à l'introduction nouvelle
du streptocoque. Il ne faudrait pas, cependant, s'illu-
sionner sur ses résultats et croire qu'on parviendra
facilement à atteindre le parasite dans tous ses re-
paires ; mais ce n'est pas une raison pour ne pas le
poursuivre de son mieux. Les pansements antiseptiques, de préférence avec une solution de sublimé à 1
pour 2000 ou même à 1 pour 1000, si elle est supportée, les bains locaux prolongés dans l'eau phéniquée à
1 pour 200, seront donc indiqués au début de tout traitement et surtout à la suite d'une poussée d'érysipèle ;
les pansements avec des solutions antiseptiques plus
faibles (eau boriquée, solution de phénosalyl à

1 pour 500, etc.) seront prescrits ultérieurement; si les ulcérations sont irrégulières, présentent des clapiers et des prolongements sous-cutanés, leur surface sera cautérisée au nitrate d'argent, ou mieux au thermo-cautère ou au galvano-cautère, sans préjudice des applications locales appropriées aux ulcères variqueux ou au lupus.

Chaque récidive d'érysipèle sera traitée par les moyens convenables : applications de compresses de sublimé, ou de compresses trempées dans une solution de salicylate de soude (25 pour 1000) et de bicarbonate de soude (10 pour 1000) (Besnier); les pulvérisations de solution éthérée de sublimé à 1 pour 100 suivant la méthode de M. Talamon, les badigeonnages avec la traumaticine à l'ichthyol (à parties égales) préconisés par Juhel-Rénoy trouveront ici leur indication comme dans les autres localisations de l'érysipèle. A l'intérieur, le sulfate de quinine, employé depuis longtemps par M. Besnier au moment des accès, sera donné à doses élevées pour modérer la fièvre et aussi à titre d'agent antiseptique. En un mot, le traitement sera le même que dans l'érysipèle.

En dehors des poussées érysipélateuses, le traitement de l'éléphantiasis comprend une médication interne et une longue série de moyens externes.

L'iodure de potassium semble avoir quelque influence sur les lésions : son action résolutive sur les altérations scléreuses, ses effets sur les lésions veineuses et artérielles l'expliquent suffisamment ; il sera donc indiqué surtout dans les éléphantiasis consécutifs aux ulcères variqueux, et ne devra pas être négligé dans l'éléphantiasis à filaire. Dans les éléphantiasis d'origine lupique, on administrera l'huile de foie de morue, le sirop d'iodure de fer et le sirop anti-scorbutique.

Le *traitement local* a pour but de faire tomber les productions épidermiques qui encombrent souvent la surface des parties éléphantiasiques, de diminuer la stase lymphatique dont elles sont le siège et de faciliter leur circulation sanguine et lymphatique.

Des applications émollientes (cataplasmes de fécule de pommes de terre, pansements avec des solutions antiseptiques faibles, bains prolongés), et, si l'état des téguments les rend possibles, des applications de savon noir pur ou mélangé à la vaseline ou à l'axonge permettent de ramollir l'épiderme et, au moyen de grattages avec une spatule ou une curette non tranchante, d'enlever les couches épidermiques souvent épaisses qui recouvrent la surface des membres éléphantiasiques et qui masquent souvent des lésions papillomateuses plus ou moins étendues.

Le décubitus horizontal, avec élévation de la partie malade comme dans toutes les affections provoquées ou entretenues par des troubles circulatoires, sera de règle lorsque l'éléphantiasis occupe les membres inférieurs. Lorsqu'il siège au scrotum, la partie malade sera maintenue avec un suspensoir. S'il occupe les membres supérieurs, ceux-ci seront soutenus au moyen d'une écharpe.

Pour permettre l'écoulement de la lymphe arrêtée dans son cours, on a proposé les mouchetures et les scarifications, et récemment encore M. Le Dentu y a eu recours dans l'éléphantiasis du scrotum pour diminuer le volume des parties malades et en faciliter l'extirpation. Le résultat est généralement médiocre, temporaire toujours : car l'obstacle persiste et cette intervention, si elle n'est pas pratiquée avec des précautions antiseptiques rigoureuses, peut devenir le point de départ de phlegmons, d'abcès ou d'érysipèles qui aggravent les lésions antérieures quand ils ne mettent pas en péril la vie même du sujet.

La compression méthodique met à l'abri de ces dangers : elle permet de refouler une partie de la lymphe stagnante, en même temps qu'elle modère l'afflux du sang et facilite la circulation en retour. Elle doit être faite au moyen du pansement ouaté, après applications topiques appropriées sur les ulcérations, s'il en existe ; la bande de toile qui maintient et comprime la ouate est recouverte d'une bande de caoutchouc avec laquelle on exerce, suivant les règles habituelles, une pression convenable, égale et assez modérée pour ne pas être douloureuse et ne pas exposer à la gangrène ; en aucun cas, la bande de caoutchouc ne doit être appliquée directement sur la peau (Besnier). Le pansement est changé tous les 5 à 6 jours, plus souvent s'il y a des ulcérations suintantes. Avant de le réappliquer, les parties sont lavées avec une solution antiseptique faible, ou avec un liquide alcoolisé (eau de vie camphrée, eau de Cologne, alcoolat de lavande additionnés de deux tiers ou de trois quarts d'eau).

Entre deux applications du pansement compressif, on pourra recourir au massage méthodique, aux bains de vapeur locaux, aux douches sulfureuses chaudes.

Ce traitement amène toujours une diminution de volume des parties atteintes ; mais trop souvent les malades se refusent à le laisser continuer un temps suffisant et, reprenant trop tôt leurs occupations, voient le membre augmenter de nouveau de volume.

Les bas, les brassards et les suspensoirs en tissus élastiques peuvent rendre quelques services chez les sujets qui sont dans l'impossibilité de garder le repos ; mais ces services sont toujours limités : ces appareils doivent être faits avec grand soin et s'appliquer très exactement sur les parties malades pour jouir de quelque efficacité ; de plus les tissus élastiques se relâchent rapidement et les appareils doivent être changés souvent, ce qui, joint à leur prix élevé, en rend l'emploi très coûteux.

L'électricité a été employée par plusieurs auteurs dans le traitement de l'éléphantiasis : Moncorvo et Silva Aranjo ont obtenu par l'emploi des courants continus et des courants faradiques des résultats remarquables.

Ce traitement a été jusqu'ici peu employé en France.

Il mériterait d'être expérimenté, car il est tout au moins exempt d'inconvénients sérieux.

Les résultats souvent très insuffisants de la compression ont engagé divers auteurs à recourir à des traitements plus actifs et à des opérations chirurgicales.

On a tenté de faciliter la circulation en retour en diminuant l'afflux sanguin au moyen de la ligature ou de la compression de l'artère principale du membre. Les résultats de cette intervention semblent avoir été généralement assez médiocres, quand elle n'a pas causé d'accidents graves, et nous ne croyons pas devoir la conseiller.

Plus radicale est l'ablation des parties atteintes d'éléphantiasis. Pour arriver à cette extrémité lorsque la maladie occupe un membre, il faut que le volume des lésions soit extrêmement considérable et ne se réduise pas sensiblement sous l'influence des traitements précédents. Il est cependant quelques sujets dont l'éléphantiasis entrave si complètement la vie professionnelle, qu'ils préfèrent être privés d'un membre qui est devenu pour eux un appendice inutile et gênant.

Dans l'éléphantiasis des organes génitaux, l'ablation est pour ainsi dire la règle dès que les lésions ont atteint un certain volume : la compression est souvent difficile à appliquer, ses résultats sont lents; le testicule englobé dans une masse éléphantiasique est tout au moins fonctionnellement perdu ; de plus, sauf exceptions très rares, l'exérèse est suivie de guérison sans aucun accident, et il n'y a pas de récidive.

SCLÉRODERMIE.

Exposé clinique et étiologique. — On donne le nom de sclérodermie à une affection caractérisée par l'épaississement et l'induration scléreuse de la peau et du tissu cellulaire sous-cutané, indépendamment de tout état pathologique antérieur du tégument.

La sclérodermie, qui est bien plutôt l'expression cutanée d'une maladie générale qu'une dermatose à proprement parler, revêt des types cliniques très différents les uns des autres.

Elle peut être généralisée ou localisée.

La sclérodermie généralisée se divise elle-même en deux formes bien distinctes.

Dans l'une, sclérodermie généralisée d'emblée (sclérème des adultes, sclérodermie œdémateuse de Hardy, sclérémie de M. Besnier), l'affection débute par une tuméfaction œdémateuse diffuse du tégument, qui aboutit bientôt à son induration avec aspect blafard ; l'immobilité qui en résulte communique au visage un aspect particulier de placidité (masque sclérodermique), place les membres dans des positions parfois vicieuses et gêne les fonctions respiratoires. La peau, outre sa teinte blafarde généralisée, présente en certains points une coloration brunâtre rappelant l'aspect du chloasma ou même de la maladie d'Addison. Des complications rénales, cardiaques, etc., viennent parfois précipiter la marche de la maladie, qui peut se terminer en quelques semaines, plus souvent en quelques mois par la mort ou par la guérison, ou persister indéfiniment.

La sclérodermie progressive peut débuter par la face, plus souvent par les extrémités supérieures (sclérodactylie), où elle est précédée de phénomènes d'asphyxie locale et aboutit à la production de mutilations avec atrophie des doigts, ulcérations torpides, gangrènes partielles ; elle tend à se généraliser ; les téguments sont souvent le siège de pigmentations diffuses. Des lésions scléreuses des muscles, du rein, des artères, du cœur, du poumon, accompagnent presque toujours cette forme de sclérodermie et sont la cause de la mort, qui ne se produit qu'au bout de plusieurs années.

La sclérodermie localisée (sclérodermie en plaques, morphée des auteurs anglais) se traduit par le développement de plaques dures, lardacées, blanches ou jaunâtres, entourées d'une zone érythémateuse ou violacée (*lilac ring* des Anglais) ; ces plaques peuvent être de dimensions très variées et de formes diverses, arrondies, allongées ou disposées en longues traînées parallèles à l'axe des membres (sclérodermie en bandes), symétriques ou plus souvent unilatérales, correspondant fréquemment à la distribution cutanée d'un tronc nerveux. Les plaques, qui ont été parfois prises pour des tumeurs malignes, sont susceptibles de guérison ; elles peuvent disparaître sans laisser de traces ou être suivies d'une atrophie cutanée, dont la topographie correspond à celle de la plaque sclérodermique initiale, avec amincissement du derme, qui prend une coloration blanchâtre ou brunâtre. Ces atrophies post-sclérodermiques semblent comprendre un grand nombre des faits désignés sous le nom d'*atrophie primitive de la peau.*

La sclérodermie généralisée d'emblée peut succéder à un refroidissement, à l'action de l'humidité, survenir dans le cours d'une grossesse ou à la suite d'une perturbation morale vive, se montrer après des maladies infectieuses diverses ; elle se développe souvent chez des sujets cachectiques.

Les autres formes de sclérodermie semblent plus spécialement liées à une perturbation du système nerveux : leur développement à la suite d'émotions, de chagrins, leur coïncidence avec des manifestations nerveuses diverses, la disposition symétrique de leurs lésions ou leur configuration en rapport avec la distribution d'un nerf périphérique, peuvent être cités à l'appui de cette hypothèse, bien qu'on n'ait pas, jusqu'ici, trouvé, dans les centres ou les conducteurs nerveux, de lésions constantes ou même de lésions ayant quelque importance.

Les lésions artérielles généralisées, qui accompagnent la plupart des cas de sclérodermie et qui tiennent sous leur dépendance directe les altérations cutanées et les complications viscérales, doivent aussi entrer en ligne de compte dans l'interprétation pathogénique de cette affection; il se peut que le système nerveux n'intervienne que pour exagérer leurs effets et les localiser, utilisant pour produire la sclérodermie le reliquat sur les vaisseaux de maladies infectieuses et d'intoxications multiples.

Traitement. — La thérapeutique de la sclérodermie doit s'inspirer des données étiologiques précédentes.

Dans la sclérodermie généralisée d'emblée, on aura recours surtout aux toniques : huile de foie de morue, préparations d'iodure de fer, de quinquina, d'arsenic, etc. Le malade devra, en outre, éviter soigneusement les refroidissements, et pour cela porter des vêtements de laine. Les bains sulfureux, parfois les bains de vapeur, seront utiles pour activer les fonctions sécrétoires de la peau toujours diminuées.

Dans la sclérodermie progressive et dans les sclérodermies partielles, on emploiera, outre les toniques, les agents qui modifient le système nerveux : bromures, préparations de valériane, de belladone, les bains électriques, les douches tièdes ou chaudes, en même temps que ceux qui peuvent modérer les lésions artérielles, de préférence l'iodure de potassium ou de sodium à doses faibles, longtemps prolongées. Les inhalations d'oxygène (Besnier) peuvent être employées dans les cas de sclérodactylie avec phénomènes d'asphyxie des extrémités. L'hygiène générale, l'aération, les eaux sulfureuses, compléteront ce traitement.

Localement, les divers topiques ne produisent aucune amélioration des lésions sclérodermiques; les applications d'emplâtre de Vigo méritent seules d'être essayées.

Le massage, de préférence avec l'huile de foie de morue, aide souvent à la résorption de l'infiltration scléreuse; il a en outre l'avantage de faciliter le retour des mouvements dans les articulations immobilisées par les lésions cutanées et d'activer la nutrition des muscles presque toujours atrophiés au niveau et au voisinage des territoires sclérodermiés.

L'électricité a été employée sous des modes très différents.

L'électrolyse a été tentée dans la sclérodermie et a paru arrêter rapidement la marche extensive de la maladie. Une observation de M. Brocq (1) montre bien son mode d'action : les lésions scléreuses s'étaient plus amendées dans les parties supérieures de la plaque où l'aiguille n'avait jamais été directement appliquée que dans les parties où avaient été faites les piqûres; c'est donc plutôt le courant électrique qui modifie la nutrition de la plaque que l'action chimique locale qui amène la disparition de la sclérose. Dans ces conditions et vu la facilité avec laquelle les piqûres électrolytiques déterminent la formation d'un tissu scléreux et chéloïdien (nous en avons vu des exemples chez des sclérodermiques soumis à ce traitement), nous croyons que l'électrolyse doit céder le pas, dans cette affection, à l'électrisation par les procédés extradermiques, beaucoup moins douloureux d'ailleurs.

Les bains électriques et les courants continus de faible intensité (8 à 10 ou 12 milliampères, deux ou trois séances de 10 minutes par semaine) en appliquant le pôle positif le long de la colonne vertébrale

______

(1) *Bulletin de la Société française de Dermatologie*, 11 avril 1890, p. 254.

et une large électrode reliée au pôle négatif au-
dessous des parties sclérodermiques, nous semblent
préférables à tous les autres.

Les traitements électriques demandent toujours un
temps très long pour amener la guérison de plaques
même peu étendues; dans la sclérodermie progressive, on peut en attendre seulement une amélioration
et un ralentissement dans la marche de la maladie.

AÏNHUM

Exposé clinique et étiologique. — On désigne sous
ce nom une affection, lentement progressive, caractérisée par l'étranglement annulaire d'un orteil about-
tissant à sa chute.

Elle débute par un sillon demi-circulaire, commençant ordinairement à la partie inféro-interne du
pli digito-palmaire; ce sillon, de structure fibreuse,
s'étend par ses extrémités, finit par enserrer toute
la circonférence de l'orteil; l'extrémité inférieure de
celui-ci augmente de volume sous l'influence de la
gêne circulatoire, se pédiculise, puis se flétrit et
tombe; l'orteil symétrique peut être atteint de la
même façon, mais la maladie s'arrête là.

L'aïnhum se développe le plus souvent sur le cinquième orteil, rarement sur le quatrième, exceptionnellement sur les autres; il est douteux qu'on l'observe aux doigts.

Cette affection ne se rencontre que dans la race
noire : on l'a vue sur la côte occidentale d'Afrique,
au Bengale, au Brésil; on ne l'a jamais observée en
France.

Son étiologie est inconnue : les contusions répétées de l'orteil dans la marche pieds nus, auxquelles on l'a attribuée, n'expliquent pas son développement exclusif chez les nègres, bien plus fréquemment chez les hommes que chez les femmes. Il est aujourd'hui démontré que cette affection n'a aucun rapport ni avec les amputations congénitales dont le siège est très variable et qui s'observent dans toutes les races, ni avec la lèpre.

Le **traitement** consiste uniquement dans les incisions libératrices de la stricture, perpendiculairement à sa direction, lorsque le sillon est encore incomplet, et dans l'amputation au niveau du sillon, lorsque l'orteil est déjà trop compromis.

CHÉLOÏDE.

Exposé clinique et étiologique. — La chéloïde, qu'il ne faut pas confondre avec les cicatrices hypertrophiques (fausse chéloïde cicatricielle), est constituée par une tumeur fibreuse, plus ou moins saillante, de forme généralement allongée et irrégulière, récidivant à peu près fatalement après son ablation.

La chéloïde débute par une tuméfaction indurée de petites dimensions, puis augmente de volume, le plus souvent lentement, s'étendant en général par ses deux extrémités qui sont aplaties et étalées, et ont été comparées aux pattes d'un crabe. Elle peut atteindre une longueur de plusieurs centimètres, faire une saillie de deux à cinq millimètres ; elle est nettement limitée. Sa surface est généralement lisse et régulière, plus rarement bosselée.

Elle s'accompagne souvent d'irradiations douloureuses extrêmement pénibles.

L'ablation, même large, de la chéloïde est suivie de sa reproduction dans la cicatrice ou au niveau des points de suture.

Le siège de prédilection de la chéloïde est la région sternale, mais peut varier comme celui de la lésion qui lui donne naissance.

La chéloïde est, en effet, sauf exceptions très rares, consécutive à une lésion antérieure du tégument, lésion le plus souvent minime et hors de proportion avec la tumeur chéloïdienne : excoriations, piqûres, plaies consécutives au percement du lobule de l'oreille ou à la vaccination, etc., pustules d'acné, brûlures, eschares consécutives à l'épilation électrolytique, ulcérations syphilitiques, etc.

Certains sujets semblent prédisposés au développement de cette affection, à laquelle quelques auteurs attribuent une origine microbienne. Nous sommes très porté à admettre cette dernière opinion et à subordonner à un traumatisme passé, inaperçu le développement des chéloïdes dites spontanées. La nature infectieuse de la maladie explique mieux que la prédisposition individuelle la récidive *in situ* après l'opération et les faits de généralisation spontanée ou opératoire.

Traitement. — On ne connaît jusqu'ici aucun médicament interne qui puisse amener la résorption d'une chéloïde : l'iodure de potassium, l'arsenic, les préparations mercurielles en particulier ont été expérimentés sans succès.

Contre les douleurs provoquées par la lésion, les calmants sont à peu près inefficaces.

Le *traitement local* est donc seul applicable aux chéloïdes, et ce traitement est très loin d'être satisfaisant.

L'ablation au bistouri doit être proscrite : la récidive à peu près infaillible, malgré les précautions les plus minutieuses et l'étendue de l'intervention, substitue à la lésion primitive une lésion plus étendue encore.

Les caustiques chimiques et thermiques ne réussissent pas mieux, et leur emploi expose tout autant aux récidives. Les injections sous-cutanées d'huile créosotée au cinquième, employées dans un cas par M. P. Marie (1), produisent une eschare sèche, mais sa guérison est également suivie de la reproduction de la chéloïde.

Les applications d'emplâtre de Vigo, d'emplâtres résorcinés et salicylés, peuvent faire diminuer le volume des tumeurs, mais ne les font pas disparaître : elles n'ont, en tout cas, aucun inconvénient, à la condition qu'elles n'irritent pas les téguments et surtout ne les ulcèrent pas. La compression de la tumeur amène quelquefois la réduction de son volume, mais est difficile à exécuter.

Les scarifications linéaires, que Vidal avait eu l'idée de pratiquer pour sectionner les nerfs contenus dans les tumeurs chéloïdiennes et les rendre indolentes, amènent la réduction de leur volume. Elles doivent, pour atteindre ce but, être profondes et atteindre la chéloïde à peu près dans toute son épaisseur; elles doivent être espacées de 2 millimètres environ, être quadrillées et ne dépasser les bords que de 2 à 3 millimètres [Vidal] (2). La douleur, très vive au moins pendant les premières séances, peut être supprimée par les badigeonnages de chlorure de mé-

(1) *Société médicale des hôpitaux*, 3 mars 1893.
(2) *Annales de Dermatologie*, 1890, p. 206.

thylé. L'inconvénient de cette méthode est la lenteur extrême du traitement, de sorte que la guérison demande des mois, parfois des années (Besnier). Peut-être aussi (P. Marie) les scarifications sont-elles une cause de généralisation des chéloïdes.

L'électrolyse a été appliquée au traitement des chéloïdes par Hardaway et par M. Brocq. L'inconvénient de ce mode de traitement est encore la lenteur extrême de ses résultats; même en employant simultanément, comme nous l'avons fait, plusieurs aiguilles placées à distances convenables, la durée des séances d'électrolyse est supérieure à celle des séances de scarifications, l'effet obtenu est beaucoup moins frappant et la durée totale du traitement de beaucoup plus longue encore.

En résumé, on peut dire qu'un mode de guérison réellement pratique et innocent des chéloïdes est encore à trouver. Pour beaucoup de sujets qui ne peuvent se soumettre à des séances opératoires répétées, les applications d'emplâtres résolutifs et l'emploi d'un bandage qui protège la tumeur contre les chocs extérieurs sont les seuls moyens palliatifs à employer.

ULCÈRES.

Exposé clinique et étiologique. — Un grand nombre d'affections cutanées peuvent déterminer des ulcérations dont le traitement a été indiqué à propos de chacune d'elles.

Nous avons rangé l'ulcère phagédénique des pays chauds parmi les dermatoses parasitaires, et il ne nous reste à étudier ici que l'ulcère de jambe, qui est le type le plus habituel de l'ulcère cutané simple.

Se développant presque toujours sur un membre variqueux, dont la nutrition est profondément troublée par des lésions vasculaires et par le retentissement de celles-ci sur les nerfs du membre, l'ulcère de jambe peut être consécutif à un traumatisme ou à quelque lésion cutanée : placard d'eczéma excorié par le grattage, pustule d'ecthyma, etc. L'ulcération primitive tend à s'élargir ; puis, lorsqu'elle a atteint une certaine dimension, elle reste stationnaire, sa surface se recouvre de bourgeons torpides, ses bords s'indurent, et elle ne présente aucune tendance à la réparation.

Des complications inflammatoires peuvent survenir, entre autres des lymphangites et des érysipèles, qui sont parfois le point de départ du développement d'un éléphantiasis.

Traitement. — Le traitement des ulcères de jambe est particulièrement long et difficile, en raison de la mauvaise circulation du membre. Il convient donc d'associer au traitement local des médicaments internes susceptibles de modifier les lésions vasculaires : hamamelis, iodure de potassium, etc., et de mettre le membre dans les conditions les plus favorables à la circulation en retour ; aussi est-il indispensable de conserver au lit, la jambe étendue et légèrement relevée, jusqu'à cicatrisation complète, les sujets atteints de cette affection.

Le pansement local est destiné à désinfecter d'abord la lésion, puis à la maintenir dans un état d'asepsie complète et à favoriser le processus de réparation.

Les pansements humides avec des solutions de sublimé ou d'acide phénique, ou à l'eau boriquée si ces préparations sont mal supportées, doivent être employés d'abord jusqu'à ce que la désinfection de l'ulcère soit obtenue ; les lavages avec des solutions antiseptiques doivent leur être associés ; s'il y a une inflammation vive ou si l'ulcère est recouvert de croûtes, ces pansements peuvent être précédés d'applications de cataplasmes.

Les pansements antiseptiques humides déterminent parfois une amélioration très notable et peuvent réduire les dimensions de l'ulcère, mais ils sont insuffisants à en amener la guérison.

De nombreux topiques ont été préconisés pour activer la réparation des ulcères de jambe, et tous donnent des succès lorsqu'ils sont employés avec soin et discernement.

Les topiques pulvérulents, iodoforme, aristol, salol, sous-carbonate de fer, dermatol, etc., sont utiles lorsque les phénomènes inflammatoires sont calmés, mais ont l'inconvénient de former des croûtes qui masquent la surface de l'ulcération et empêchent d'en surveiller et d'en diriger la cicatrisation.

Les applications de bandelettes imbriquées d'emplâtre diachylon ou d'emplâtre de Vidal rendent des services, à la condition d'en surveiller de près les effets et de ne pas les employer dans des ulcères à sécrétions abondantes.

Les solutions de sulfate de cuivre à 1 0/0 (Gosselin, Quénu, etc.), de permanganate de potasse à 2 0/00 peuvent être utilisées dans les ulcères suppurant abondamment.

Les pansements au styrax rendent des services dans les ulcères torpides.

Dans tous les cas, les cautérisations au nitrate d'argent, en excitant la vitalité des tissus et en modérant la formation de bourgeons exubérants, permettent de régulariser la cicatrisation et d'activer la guérison.

Si ces moyens échouent, on a la ressource des interventions chirurgicales : scarification des bords calleux, incisions libératrices périphériques, sections veineuses, greffes épidermiques et, dans les cas d'ulcères très étendus, autoplasties ; nous renvoyons aux traités de chirurgie pour les indications de ces modes de traitement, ainsi que de l'amputation qui s'impose parfois dans les ulcères très étendus et rebelles.

La compression par les tissus élastiques peut être utile dans les lésions d'origine variqueuse, mais nous la considérons comme applicable plus spécialement après la guérison des ulcérations, pour prévenir leur retour. Les bas élastiques ne rendent aucun service dans le traitement des ulcères de jambe, et, si on recourt à l'emploi de la bande de caoutchouc, on doit toujours interposer un pansement entre la bande et la peau.

GANGRÈNES CUTANÉES.

Les gangrènes cutanées peuvent se développer sous l'influence de causes diverses : pressions et traumatismes, brûlures par les agents thermiques et chimiques (caustiques, parmi lesquels il faut signaler surtout les acides minéraux et l'acide phénique), troubles et lésions vasculaires (intoxication par l'ergot de seigle, inflammations intenses, oblitérations artérielles et veineuses) ; les agents infectieux peuvent intervenir dans leur production, que favorisent certains états pathologiques comme le diabète et l'albuminurie.

Nous ne pouvons étudier ici toutes ces affections, qui sont du ressort de la chirurgie ou de la médecine interne.

Nous avons déjà étudié, avec les dermatoneuroses (Voir T. I, p. 289 et 291) les gangrènes d'origine nerveuse.

Il nous reste à parler des gangrènes multiples de la peau.

Gangrènes multiples de la peau.

Exposé clinique et étiologique. — Ces lésions, encore fort mal connues, se traduisent par des plaques de gangrène sèche ou humide, d'étendue variable, développées d'emblée ou succédant à des lésions diverses du tégument : plaques érythémateuses, urticariennes, éléments purpuriques, vésicules ou phlyctènes offrant l'aspect de l'herpès ou de la varicelle, ulcérations d'origine et d'aspect variables, etc. Elles s'accompagnent souvent de phénomènes généraux graves aboutissant à la mort des malades.

Elles surviennent dans les conditions les plus dissemblables, au cours ou dans la convalescence de maladies infectieuses, dans des états généraux graves ; parfois elles semblent être d'origine névropathique et Kaposi en a décrit une forme sous le nom de zoster gangréneux hystérique atypique.

Les gangrènes multiples de la peau sont plus fréquentes chez l'enfant que chez l'adulte.

Des microorganismes divers, parmi lesquels il faut citer le bacille pyocyanique, ont été rencontrés dans ces lésions.

Traitement. — Un traitement interne, basé sur les conditions dans lesquelles s'est développée la maladie et sur l'état général du sujet, traitement surtout tonique, est indispensable pour arrêter la progression et la multiplication des lésions ; on y ajoutera l'usage des antiseptiques intestinaux.

Le traitement local consiste dans l'emploi des antiseptiques pulvérulents : iodoforme, salol, aristol, dermatol, poudré de quinquina et de charbon. Les pansements humides, de préférence à l'alcool camphré et au sublimé, seront réservés aux ulcérations consécutives à la chute des eschares, ulcérations dont on surveillera la réparation pour éviter les cicatrices vicieuses.

TUMEURS NON CONGÉNITALES
DE LA PEAU.

Nous avons déjà, à propos des nævi, signalé diverses tumeurs congénitales de la peau, le fibrome molluscum, les adénomes des glandes sébacées et sudoripares, certaines variétés de névromes et de lymphangiomes.

Il nous reste encore à indiquer le traitement des myomes et des névromes non congénitaux, des épithéliomas cutanés, des cornés cutanées, des sarcomes et du colloïd-milium.

Myomes cutanés.

Ces tumeurs, extrêmement rares, peuvent être localisées, occupant les organes génitaux ou les seins (myomes dartoïques de M. Besnier et de Virchow) ou généralisées (myomes simples de M. Besnier). Ces tumeurs, de volume variable, se développent très lentement, sont arrondies, la peau qui les recouvre peut être de coloration normale, rose, ou rouge; elles sont le plus souvent indolentes.

Leur **traitement** consiste uniquement dans l'excision.

Névromes.

Les névromes de la peau et du tissu cellulaire sous-cutané sont généralement confondus, sous le nom de tubercules sous-cutanés douloureux, avec d'autres tumeurs que leur voisinage d'un nerf rend douloureuses à la moindre pression et dont, d'ailleurs, le diagnostic différentiel ne peut souvent être fait que par l'examen histologique.

L'ablation est le seul **traitement** qui leur soit applicable.

Epithéliomas.

Exposé clinique et étiologique. — Les épithéliomas cutanés, encore désignés sous le nom de cancroïdes, peuvent revêtir des aspects cliniques fort variés. De tous leurs caractères le plus important, sans contestation, est l'induration de leurs bords qui, tantôt régulièrement arrondis, tantôt diversement figurés, sont saillants à la manière d'un ourlet et de consistance ferme, sans mériter néanmoins la dénomination de cartilagineuse.

— Débutant tantôt par une excroissance d'apparence verruqueuse, tantôt par une saillie blanchâtre et translucide d'apparence perlée, ou succédant à une lésion circonscrite analogue à l'acné (acné sébacée partielle de Lailler) ou à une verrue séborrhéique, l'épithélioma se présente à sa période d'état sous des aspects très différents, qui en font une affection des plus polymorphes.

Dans un très grand nombre de cas, il est constitué par une plaque légèrement saillante, de coloration rougeâtre, ulcérée en certains points, cicatricielle sur d'autres, évoluant très lentement, ayant pendant fort longtemps tendance à s'accroître par sa périphérie sans détruire les tissus profonds et ne déterminant pas de lésions secondaires des ganglions lymphatiques. Ce type d'épithélioma, décrit par les auteurs anglais sous le nom de rodent ulcer, atteint le plus souvent la face; il a été considéré comme une affection spéciale, indépendante de l'épithélioma; cette distinction ne peut cependant être admise : car on voit parfois les lésions, d'abord superficielles et très longtemps bénignes en apparence, atteindre les tissus profonds, les détruire et aboutir aux formes les plus graves et les plus envahissantes de l'épithélioma.

D'autres fois la surface de l'épithélioma est irrégulière, verruqueuse ou papillomateuse, et persiste sous cet aspect pendant fort longtemps.

Dans les cas à marche rapide ou après une période plus ou moins longue dans laquelle il a présenté les caractères précédents, l'épithélioma forme une saillie végétante, à gros bourgeons s'ulcérant rapidement, donnant lieu à une sécrétion ichoreuse et fétide, dure ou mollasse malgré l'induration de ses bords; elle donne issue par la pression à des concrétions blanchâtres, allongées comme un comédon et d'aspect caséeux; cette masse peut se détruire entièrement par ulcération, et le processus, s'étendant aux parties profondes, peut former une perte de substance cratériforme allant jusqu'aux os. D'autres fois l'ulcération se développe sans avoir été précédée de bourgeonnement de la surface. Ces ulcérations retentissent toujours rapidement sur les ganglions lymphatiques correspondants.

Dans quelques cas, l'épithélioma, développé sur une tache pigmentaire, renferme des granulations mélaniques. Dans ces cas, souvent confondus avec le sarcome mélanique dont ils ne peuvent guère être distingués que par l'examen histologique, les lésions ont une marche extrêmement rapide et commune à toutes les tumeurs pigmentaires.

Les épithéliomas cutanés se développent surtout sur le visage ; ils peuvent par leurs progrès envahir une grande partie de son étendue, détruisant ses diverses saillies, intéressant les paupières et les voies lacrymales. Il n'est pas rare de voir plusieurs tumeurs analogues occupant simultanément ou successivement les diverses régions de la face. Ils peuvent également se montrer sur les membres et sur le tronc.

Ils ne s'observent guère que chez des sujets ayant dépassé l'âge de 40 ans.

Leur développement, ou leur localisation, peut résulter de la présence d'une lésion antérieure du tégument : cicatrice ancienne de cause quelconque, lupus, placard de psoriasis, nævus, séborrhée sénile, etc., qui en masque parfois le début et risque d'en faire méconnaître la nature. Rappelons que l'épithélioma est le terme naturel de l'évolution du xeroderma pigmentosum et de certains papillomes professionnels (ramoneurs, raffineurs de pétrole).

Traitement. — Un grand nombre de substances ont été préconisées pour le *traitement interne* de l'épithélioma et ne paraissent avoir jamais ralenti sa marche. Nous citerons seulement les chlorates de potasse et de soude', auxquels quelques auteurs accordent une valeur réelle, et l'arsenic auquel un récent travail de Lassar (1) a donné un regain d'actualité. Il n'y a aucun inconvénient à administrer ces substances (1 à 4 grammes de chlorate de potasse ou de soude, VI à X gouttes de liqueur de Fowler) aux sujets atteints d'épithéliomas cutanés, surtout lorsque les tumeurs sont multiples, et peut-être entrave-t-on ainsi la tendance à leur développement; mais il ne faut pas se faire illusion sur leur valeur curative et négliger le *traitement local* qui seul leur convient.

Les épithéliomas cutanés ont été longtemps considérés comme au-dessus des ressources de l'art. L'expression de *noli me tangere* qui leur a été appliquée est la preuve que les chirurgiens regardaient toute intervention comme dangereuse. Cette opinion est encore partagée par quelques médecins et par la majorité du public extra-médical, qui tient à respecter toutes les tumeurs développées sur la face. On ne saurait assez protester contre elle. Non seulement on peut, mais on doit traiter et traiter énergiquement les tumeurs épithéliales; c'est le seul moyen d'arrêter leur marche et de mettre le sujet qui en est porteur à l'abri de destructions considérables et de la cachexie cancéreuse. Il faut pour cela que la lésion ne soit pas trop étendue, n'intéresse pas des tissus sur lesquels l'action chirurgicale soit impossible. Il faut de plus que l'intervention soit aussi complète que possible, les ablations et les cautérisations incomplètes provoquant dans certains cas, et c'est là la justification du terme *noli me tangere*, une

____

(1) *Berliner klinische Wochenschrift*, 1893.

extension rapide, et prodigieusement rapide de la lésion primitive.

Cette intervention est des plus variables.

Toutes les fois que l'épithélioma est volumineux ou qu'il est situé au voisinage d'organes importants qu'une légère extension de sa surface lèserait d'une façon irrémédiable (cette extension est possible à la suite d'une intervention moins radicale et moins immédiate), l'ablation par le bistouri faite largement est le seul traitement possible, quitte à réparer par une autoplastie la brèche opératoire lorsqu'elle compromet l'intégrité des mouvements de la région, et cela particulièrement au voisinage de l'œil.

Il est évident qu'il y a des lésions épithéliomateuses auxquelles l'ablation par le bistouri est inapplicable ; ce sont celles où la destruction très profonde intéresse les muscles, les os, et ne permet pas l'exérèse de tous les tissus atteints : il faut alors se contenter d'un traitement palliatif, que nous indiquerons plus loin.

D'autre part, il est un grand nombre d'épithéliomas, nettement limités, de petites dimensions, n'avoisinant pas des régions importantes, répondant surtout au type du rodent ulcer des auteurs anglais, dans lesquels l'ablation au bistouri peut être avantageusement remplacée par une intervention plus simple.

Le curettage rend de grands services en pareil cas : la friabilité du tissu épithéliomateux, qui contraste avec sa consistance ferme, facilite l'ablation ; celle-ci doit comprendre toute l'étendue du bord de la lésion et toute l'épaisseur des tissus malades, ne s'arrêtant que quand on rencontre la résistance caractéristique des tissus sains. Cette opération est fréquemment suivie d'hémorrhagies en nappe ou en jets beaucoup plus abondantes que celles qui se produisent dans le curettage du lupus; la cautérisation ignée ne parvient parfois que difficilement à les arrêter et il faut recourir à l'emploi des hémostatiques, parmi lesquels nous recommandons particulièrement, avec M. Besnier, la solution concentrée d'antipyrine; si l'hémorrhagie résiste à ce moyen, on est souvent obligé de comprimer la plaie pendant un certain temps avec des tampons d'ouate hydrophile ou même de saisir les artères avec une pince et de les lier.

Le curettage ne doit d'ailleurs être considéré que comme la première phase de l'intervention, qu'il faut compléter par la cautérisation ignée de toute la surface cruentée ou par l'application de caustiques pulvérulents : le plus habituellement employé parmi ceux-ci est le chlorate de potasse pulvérisé finement, dont on applique une couche sur toute la surface curetée, couche qu'on renouvelle les 2 ou 3 jours suivants.

La cautérisation ignée, de préférence avec le galvano-cautère qu'on aura soin de ne porter qu'au rouge sombre afin de modérer (nous ne disons pas supprimer, car un écoulement sanguin succède presque toujours à cette intervention, quelque soin qu'on y prenne) les hémorrhagies, permet également de détruire à elle seule les épithéliomas de petite dimension; elle est surtout applicable aux épithéliomas multiples à forme acnéique. Elle peut encore, dans certains épithéliomas superficiels à marche serpigineuse, suffire à arrêter la progression de la lésion, plus facilement que le curettage.

Le pansement consécutif au curettage ou aux

cautérisations doit être fait antiseptiquement, suivant les règles indiquées à propos du traitement du lupus. (Voir T. I, p. 157.) La plaie sera surveillée attentivement et l'opération sera renouvelée aussitôt qu'on y verra apparaître un indice de repullulation.

Ces deux modes de traitement qui, dans les épithéliomas bénins, peuvent être appliqués par fractions, en plusieurs séances successives (Besnier), réussissent bien dans un grand nombre de cas; si cependant ils ne suffisaient pas à enrayer la marche de la maladie, on ne devrait pas attendre pour intervenir par le bistouri que les lésions soient devenues inopérables.

Les caustiques employés seuls leur sont de beaucoup inférieurs. Le nitrate d'argent doit être absolument proscrit et ne peut servir qu'à diriger la cicatrisation des plaies produites par la cautérisation ou la rugination, lorsqu'elles sont recouvertes de bourgeons non épithéliomateux (Besnier). Les pâtes caustiques n'ont aucun avantage sur le curettage et la cautérisation ignée, et sont loin d'être aussi électives que le prétendent leurs promoteurs; aussi leur action est-elle ou incomplète ou trop étendue. Dans les formes acnéiques, on aura cependant parfois avantage à employer les cautérisations avec l'acide lactique ou avec l'acide acétique cristallisable préconisé par M. Arnozan (1).

Les badigeonnages avec une solution de bleu de méthylène (solution à 10 0/0 dans un mélange à parties égales de glycérine et d'alcool) peuvent être employés dans les épithéliomas bénins du visage et

---

(1) *Société française de Dermatologie*, avril 1890, et *Gazette hebdomadaire de médecine*, 1890 p. 256.

semblent arrêter leur marche, à condition d'être précédés de l'avivement des surfaces par une cautérisation. M. A. Darier (1), qui a vanté ce topique, détruit d'abord la tumeur au moyen de cautérisations à l'acide chromique, de cautérisations ignées ou au moyen du bistouri ou de la curette, puis pratique des attouchements au bleu de méthyle. Nous avons fréquemment fait suivre la cautérisation ignée de badigeonnages au bleu de méthylène, et il nous a semblé que cette méthode mixte était préférable à la cautérisation seule. Les applications de bleu de méthylène doivent être répétées tous les 2 ou 3 jours jusqu'à cicatrisation complète et suivies d'un pansement au sublimé.

Les épithéliomas inopérables, et parmi eux il faut ranger tous les épithéliomas mélaniques qui subissent un coup de fouet formidable à la suite de la moindre intervention chirurgicale, ne doivent pas être abandonnés à eux-mêmes, ne serait-ce que par humanité pour les sujets qui en sont porteurs. D'ailleurs, les applications les plus anodines et les plus diverses ont parfois été suivies d'une amélioration considérable, parfois même d'une cicatrisation complète, quoique presque toujours temporaire. On devra donc, en pareil cas, faire des pansements antiseptiques avec des solutions non irritantes auxquelles on pourra joindre des badigeonnages avec une solution de bleu de méthylène à 2 ou 3 0/0 ou avec la teinture de thuya également préconisée par quelques auteurs, ou panser avec une solution de chlorate de potasse au 20e ou au 40e ou avec des poudres antiseptiques,

(1) *Annales de Dermatologie*, 1893, p. 731 ; *Académie de médecine*, 22 mai 1894.

telles que le dermatol, le salol, l'iodoforme, l'aristol, que M. Brocq (1) a vu dans un cas amener la réparation rapide d'une large ulcération épithéliomateuse.

Les sujets atteints d'épithéliomas doivent être prévenus de la possibilité de la récidive *in situ* de la lésion, récidive qui doit être traitée aussi près que possible de son début. Ils doivent également être prévenus de la possibilité de la transformation épithéliomateuse de lésions bénignes, d'apparence acnéique, ou séborrhéique. Lorsque celles-ci existent, elles doivent être traitées par les moyens appropriés : applications de savon noir, d'emplâtres salicylés ou autres, lotions savonneuses et alcoolisées, etc., au besoin même grattage ou cautérisation ignée suivis de pansements au chlorate de potasse ou au bleu de méthylène, avant même que leur nature épithéliomateuse ne soit devenue manifeste.

Carcinome

Exposé clinique et étiologique. — Le carcinome de la peau, le plus souvent secondaire à une lésion des organes profonds et plus spécialement au cancer mammaire, se traduit par le développement de nodosités du volume d'une tête d'épingle à celui d'une noix, adhérentes à la peau, qui ne présente à leur niveau aucun changement de coloration ou devient d'un rouge plus ou moins intense, souvent violacé. Ces nodosités se réunissent souvent en grand nombre dans une région donnée, formant des tumeurs mamelonnées qui parfois s'ulcèrent, ou constituant une enveloppe dure et inextensible (cancer en cuirasse).

(1) *Société médicale des hôpitaux*, 25 avril 1890.

Les ulcérations, bourgeonnantes et fongueuses, fournissent un liquide ichoreux et fétide. Les ganglions lymphatiques correspondants sont toujours envahis.

Traitement. — Le carcinome cutané ne peut être enrayé par aucun traitement. Il aboutit fatalement et rapidement à la généralisation cancéreuse, dont il n'est parfois que la traduction, et à la mort par cachexie.

Les pansements antiseptiques, et surtout les pansements secs au salol, au dermatol, à l'iodoforme, à l'aristol, purs ou mélangés à la poudre de quinquina ou de charbon, peuvent être employés pour atténuer l'odeur de ses sécrétions, en même temps qu'on calme par les opiacés les douleurs souvent très vives auxquelles il donne lieu.

Maladie cutanée de Paget.

Exposé clinique et étiologique. — James Paget a fait connaître une maladie cutanée occupant le plus souvent le mamelon, caractérisée par des lésions eczématoïdes auxquelles succède un cancer mammaire.

Au début, le mamelon, qui ne tarde pas à se rétracter, et l'aréole mammaire se transforment en une plaque d'un rouge vif, lisse, à contours nets et polycycliques, exulcérée par places et laissant suinter un liquide séreux qui se concrète en croûtes brunâtres ou jaunâtres, recouverte d'épiderme en d'autres. La plaque offre sur toute son étendue une consistance comparable à celle d'une feuille de parchemin. Cette période préépithéliomateuse dure plusieurs années, puis apparaît un cancer du sein ne différant pas des formes classiques de cette affection.

Des lésions semblables ont été observées en d'autres régions : scrotum, région fessière, etc., toujours avec les mêmes caractères cliniques.

Elles renferment des figures de psorospermies, mais la question de savoir si ces figures correspondent à des parasites reste ouverte, comme pour les autres maladies dans lesquelles elles ont été décrites.

La maladie de Paget se développe le plus souvent chez des femmes ayant dépassé l'âge de 40 ans.

Traitement. — La présence de figures de psorospermies a fait essayer dans le traitement de la maladie de Paget la série des parasiticides. Les substances qui semblent avoir le plus d'action à la période préépithéliomateuse sont les pommades à l'acide pyrogallique au 10ᵉ, à l'acide salicylique au 20ᵉ, les cautérisations au chlorure de zinc au 1/3 (J. Darier), et l'emplâtre de Vigo. On peut encore essayer les badigeonnages au bleu de méthylène et surtout faire des pansements antiseptiques. Lorsque les lésions résistent à ces traitements, il sera prudent de procéder à leur ablation par la rugination ou à leur destruction par la cautérisation ignée, mieux encore, s'il s'agit d'un sujet encore jeune et si la maladie marche rapidement, à l'ablation de la mamelle qui est destinée à être atteinte de cancer. Cette dernière opération ne devra pas être différée dès qu'on aura constaté les signes de l'envahissement cancéreux de la glande.

Cornes cutanées.

Exposé clinique. — On donne le nom de cornes cutanées à des productions dures, coniques ou plus souvent contournées sur elles-mêmes, de coloration grisâtre, rappelant plus ou moins par leur aspect et leur structure histologique les cornes des animaux.

Ces lésions, qui s'observent surtout au cuir chevelu, à la face, sur le gland, reposent toujours sur une tumeur épithéliale et doivent être considérées comme le résultat d'une évolution spéciale des parties superficielles du tissu épithéliomateux ; elles ne semblent constituer des lésions autonomes que parce que la production cornée s'implante fréquemment sur toute l'étendue du néoplasme.

Traitement. — Le seul traitement applicable aux cornes cutanées est l'ablation de la base sur laquelle elles reposent, ablation suffisamment large pour comprendre toute l'étendue de la lésion épithéliomateuse ; cette ablation sera faite au bistouri plutôt qu'au moyen des cautérisations chimiques ou thermiques.

Sarcomes.

Exposé clinique et étiologique. — Les sarcomes de la peau peuvent être mélaniques ou non mélaniques.

Les sarcomes non mélaniques peuvent revêtir 2 types : sarcome généralisé primitif et sarcome localisé primitif.

Le sarcome généralisé primitif (sarcome pigmentaire de Kaposi) se traduit au début par un gonflement d'aspect œdémateux des extrémités (mains et pieds), puis par des taches d'aspect généralement livide ou rougeâtre ; ces taches correspondent à de petites tumeurs dont le volume augmente lentement, en même temps que des tumeurs semblables se développent sur les autres segments des membres et sur le tronc. Les tumeurs, dont le volume varie de celui d'une tête d'épingle à celui d'une noisette et plus, peuvent occuper la peau ou le tissu cellulaire sous-cutané, être sessiles ou pédiculées. Elles peuvent disparaître par résorption ou plus rarement s'ulcérer. La maladie aboutit ordinairement à la généralisation viscérale et à la mort.

Le sarcome localisé primitif se développe ordinairement sur un nævus, pigmentaire ou non, en particulier sur un nævus molluscoïde, et constitue une tumeur de volume variable, dure, sans changement de coloration de la peau, qui s'ulcère fréquemment. Il peut se généraliser si l'ablation n'en a pas été faite à temps.

Le sarcome mélanique, qu'on confond souvent, faute d'examen histologique, avec l'épithélioma mélanique, débute ordinairement au niveau ou au voisinage d'un nævus pigmentaire irrité. La tumeur, arrondie ou mamelonnée, de volume variable, de coloration ardoisée ou noire, peut rester longtemps stationnaire ou s'ulcérer et donner lieu à une ulcération recouverte de fongosités violacées ou noirâtres. Elle aboutit à la généralisation, soit spontanément, soit à la suite d'une intervention chirurgicale, et à la mort rapide.

Traitement. — Le sarcome mélanique n'est justiciable d'aucune intervention thérapeutique : il récidive à peu près constamment à la suite de toute tentative d'extirpation, même faite largement ; la seule chance de quelque survie est précisément l'abstention de toute tentative de traitement opératoire. Il suffit de protéger la tumeur contre les irritations extérieures. Lorsqu'elle s'ulcère, on recourra aux topiques que nous avons indiqués comme palliatifs à propos des épithéliomas inopérables.

Le sarcome non mélanique localisé est au contraire une tumeur essentiellement susceptible d'être traitée chirurgicalement, à la condition que la généralisation ne se soit pas produite et que l'ablation soit complète ; elle devra donc être extirpée largement aussitôt son existence constatée.

Le sarcome généralisé primitif peut être guéri par le traitement arsenical, de préférence par les injections sous-cutanées de liqueur de Fowler (Köbner) étendue de son volume d'eau, à dose progressive de 8 à 20 gouttes. Ce traitement doit, pour être efficace, être prolongé pendant un temps très long. Le traitement local des tumeurs, lorsqu'elles sont ulcérées, est le même que celui des tumeurs du mycosis fongoïde.

Colloïdome miliaire.

Exposé clinique. — Cette affection, décrite sous les noms de colloïd-milium (Wagner), colloïdome miliaire (Besnier), dégénérescence colloïde du derme (Feulard et Balzer), est une véritable rareté pathologique. Elle est constituée par le développement de petites saillies miliaires, jaune citron, transparentes, ayant l'aspect d'une vésicule, mais ne renfermant pas de liquide ; lorsqu'on les écrase, on constate qu'elles sont formées d'une matière gélatineuse translucide. Ces saillies, toujours nombreuses, occupent surtout le visage, principalement sa partie centrale, plus rarement les oreilles et les bras. Elles tendent à persister indéfiniment.

Traitement. — Le seul traitement applicable à cette affection, qui est plutôt une difformité qu'une maladie, est l'extirpation avec la curette tranchante. Cette opération ne présente aucune difficulté, en

raison de la mollesse du tissu morbide, et ne donne
lieu qu'à un très faible écoulement sanguin ; elle
sera suivie d'un pansement antiseptique.

MYCOSIS FONGOÏDE.

Exposé clinique et étiologique. — On désigne sous
ce nom une affection caractérisée, à sa période d'état,
par la présence de tumeurs de consistance ferme ou
molle, de volume variable, pouvant aller jusqu'à
celui du poing ; ces tumeurs hémisphériques ou
irrégulières, quelquefois pédiculées, ont une coloration rouge et un aspect vernissé ; elles tendent à
s'ulcérer, et offrent à cette période un aspect comparable à celui de la coupe d'une tomate. Ces tumeurs sont précédées, sauf exceptions (Vidal et
Brocq) très rares, par une période plus ou moins
longue, durant parfois pendant 8, 10, 20 ans, dans
laquelle la maladie se manifeste par des lésions cutanées plus ou moins généralisées : prurit souvent
très intense, avec ou sans papules ortiées, érythro-
dermie généralisée avec infiltration des téguments
et adénopathies volumineuses, et surtout lésions
d'apparence eczémateuse ou lichénoïde.

La maladie a une marche progressive ; les tumeurs
se multiplient, la mort arrive par cachexie, sans généralisation viscérale, avec un retentissement gan-
glionnaire nul ou modéré. Les faits de guérison sont
extrêmement rares ; mais il n'est pas rare de voir,
au cours de la maladie, un certain nombre de tumeurs rétrocéder spontanément.

Les causes du mycosis fongoïde sont totalement
inconnues ; le rôle des parasites observés par Rind-

fleisch, Vidal, etc., est encore loin d'être établi.

Anatomiquement, les tumeurs mycosiques sont constituées par un tissu adénoïde (réticulum avec cellules lymphoïdes) qui les a fait considérer par M. Ranvier comme une manifestation de la lymphadénie; cette opinion est contredite par les auteurs allemands, qui décrivent le mycosis fongoïde sous le nom de granulome fongoïde et le rapprochent de la sarcomatose cutanée (Kaposi, etc.); la plupart des dermatologistes français (Vidal, Besnier, Brocq) tendent à admettre cette dernière interprétation.

Traitement. — Un grand nombre de médicaments ont été essayés sans succès manifeste contre le mycosis fongoïde : l'iodure de potassium, le mercure, les alcalins, les préparations sulfureuses, le sulfate de quinine, etc.

L'arsenic, à l'emploi duquel on a été amené surtout par les relations supposées de l'affection avec la lymphadénie, mérite peut-être plus de confiance. Köbner, Marianelli (1) l'ont employé dans des cas terminés par la guérison. Il peut être administré par la voie gastrique, sous la forme de liqueur de Fowler, à doses croissantes, en ayant soin de le suspendre ou de diminuer les doses, s'il survient des phénomènes d'intolérance. Les injections de liqueur de Fowler, soit dans le tissu cellulaire sous-cutané, soit dans le tissu même des tumeurs mycosiques, ont été également préconisées. Cependant, la lenteur avec laquelle se manifestent leurs effets, la nécessité de les renouveler fréquemment découragent souvent le malade et le médecin. La liqueur de Fowler peut être injectée pure, ou additionnée de trois quarts

____

(1) *Giornale italiano delle malattie venerce*, 1892, p. 173.

d'eau de mélisse. Köbner (1) a atteint la dose quotidienne de 10 gouttes de liqueur de Fowler. Cette médication nécessite une surveillance très attentive et doit être suspendue dès que paraissent des phénomènes d'intoxication.

L'état général des sujets atteints de mycosis fongoïde nécessite souvent, outre l'usage de l'arsenic, celui de préparations toniques : quinquina, fer, huile de foie de morue, etc. Leurs voies digestives seront tout particulièrement surveillées, en raison de la fréquence de la diarrhée, qui vient ajouter un élément à la production de la cachexie et est parfois la cause prochaine de la mort.

Le *traitement local* varie suivant la période et les manifestations de la maladie.

Lorsque celle-ci se traduit par un prurit intense avec ou sans production de papules ortiées, le traitement sera celui du prurit et de l'urticaire ; le plus souvent, d'ailleurs, l'existence du mycosis fongoïde ne pourra alors être que soupçonnée ; le seul diagnostic porté sera celui de prurit ou d'urticaire chronique ; les lotions anti-prurigineuses, les enveloppements avec des compresses imbibées de solution de résorcine, d'ichthyol, etc., les applications de pommades à l'oxyde de zinc additionnées de menthol, de naphthol, etc., de glycérolé tartrique pourront procurer un certain soulagement, mais celui-ci sera de courte durée. Les applications de colles médicamenteuses pourraient également être tentées à cette période.

C'est encore à ces topiques, principalement sous la forme de pommades, qu'on aura recours dans les

(1) Köbner. *Congrès des médecins et naturalistes allemands*, 1886.

cas où la période prémycosique est caractérisée par des éruptions eczématiformes ou lichénoïdes.

Il n'y a, en réalité, dans la nature de ces éruptions aucune indication spéciale : leur traitement local est uniquement symptomatique.

Le traitement des tumeurs mycosiques ne présente malheureusement pas une base plus certaine que celui des lésions prémycosiques. Un topique véritablement actif et spécifique est encore à trouver.

Lorsque les tumeurs ne sont pas ulcérées, qu'elles siègent en des points où elles sont exposées à des frottements répétés ou à des irritations, elles seront protégées au moyen d'une couche d'ouate avec interposition d'une poudre inerte.

Les tumeurs ulcérées seront pansées avec des topiques antiseptiques humides, non irritants (solution de sublimé, d'acide phénique, de résorcine, de phéno-salyl, d'acide borique) ou secs (poudre d'acide borique, de salol, d'iodoforme, etc.). M. Besnier s'est bien trouvé de l'emploi d'une poudre contenant une partie de salol pour neuf parties de sous-nitrate de bismuth ; le pansement est complété par une couche de gaze recouverte d'ouate hydrophile. Il y aura avantage à alterner l'emploi de ces divers topiques.

Le naphthol camphré peut être utilisé pour les pansements, soit sous forme de pommades au dixième ou au vingtième, soit mieux encore à l'état pur en badigeonnages répétés chaque jour. On a vu parfois, sous l'influence de ces applications, le volume des tumeurs se réduire sensiblement. M. Brocq a eu recours, dans un cas, aux injections interstitielles de naphthol camphré dans les tumeurs, et a produit ainsi des eschares dont la chute laissait à nu des ulcérations qui, sous l'influence d'un pansement avec la même substance, se cicatrisaient rapidement ; peu à peu, toutes les tumeurs ont disparu ; le seul inconvénient de ce traitement résidait dans les démangeaisons insupportables que provoquait le pansement ouaté avec lequel on recouvrait les lésions. Cette substance mérite donc une mention particulière.

On s'est encore parfois servi avec avantage de l'ichthyol sous forme de pommades à 50 0/0 (1).

Vidal s'était servi, pour irriter et ulcérer la surface des tumeurs mycosiques et les détrure, de pommades à l'acide pyrogallique au dixième ou au cinquième ; mais les propriétés toxiques de cette substance ne permettent de l'employer qu'avec les plus grandes précautions.

Lorsque les tumeurs sont gênantes en raison de leur siège, et que la région permet leur ablation, cette opération peut être faite avec d'autant plus de raison qu'un fait de M. Besnier montre qu'on n'a pas à craindre la récidive. Mais ce traitement chirurrurgical n'est jamais que palliatif, et ne saurait être appliqué à la totalité des tumeurs dont le sujet est porteur. M. Hallopeau (2) y a eu recours pour arrêter l'extension d'une lésion mycosique qui menaçait d'envahir les paupières.

LYMPHODERMIE PERNICIEUSE

Exposé clinique. — Kaposi a décrit sous ce nom une affection qui présente des relations assez étroites avec le mycosis fongoïde et se caractérise par des

(1) Blanc. *Journal of Cutaneous Diseases*, 1888.
(2) Cité par Brodier. *Gazette* 'taux, 1893, p. 1121.

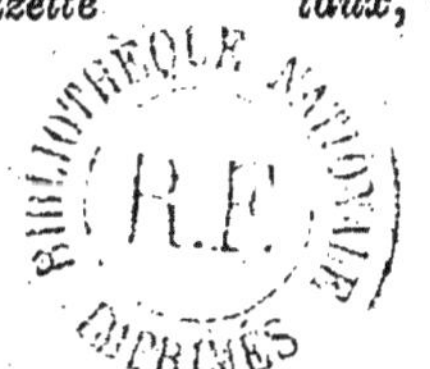

lésions eczémateuses diffuses ou en foyers, avec prurit intense, épaississement de la peau, puis par des nodosités cutanées et sous-cutanées mollasses ou dures, tendant à l'ulcération ; les ganglions lymphatiques et la rate sont tuméfiés, il y a un certain degré de leucocythémie, l'état général s'altère et la mort survient dans la cachexie. A l'autopsie, les néoplasies cutanées ont les caractères des lésions lymphadéniques.

Traitement. — La thérapeutique paraît impuissante à arrêter la marche de cette affection.

Les indications sont les mêmes que dans le mycosis fongoïde ; mais, en raison des relations évidentes de la lymphodermie avec la lymphadénie et la leucocythémie, l'emploi de l'arsenic à doses élevées et surtout les injections hypodermiques de liqueur de Fowler sont plus particulièrement indiqués.

XANTHOME

Exposé clinique et étiologique. — On désigne sous le nom de xanthome ou de xanthélasma une affection ou plutôt des affections caractérisées par le développement de taches ou de nodosités de coloration jaune ou jaunâtre.

Au point de vue clinique, on peut en distinguer deux variétés, bien que leurs limites ne soient pas nettement établies et que les lésions anatomiques soient identiques de part et d'autre :

1° Le *xanthome congénital*, ou *juvénile*, se développant dans l'enfance ou l'adolescence, affection souvent familiale, dans laquelle les lésions sont constituées ordinairement par des tumeurs de coloration jaunâtre, parfois rougeâtre, variant de la dimension d'une tête d'épingle à celle d'une noisette ou d'un œuf de pigeon.

Ces tumeurs, généralement symétriques, occupent de préférence les fesses, la partie postérieure des coudes, le sommet des articulations des doigts, les genoux, la face dorsale du pied, la région postérieure de celui-ci au voisinage du tendon d'Achille, plus rarement le tronc, exceptionnellement la face.

Des lésions analogues peuvent se développer sur les tendons.

L'affection ne s'accompagne pas de lésions du foie ni d'ictère; elle évolue lentement et tend à se généraliser.

Il s'agit d'une lésion, d'origine congénitale, analogue aux nævi.

2° Le *xanthome acquis*, qui peut donner lieu au développement de tumeurs nombreuses, occupant la plupart des sièges propres au xanthome congénital, mais généralement moins volumineuses; le plus souvent il se traduit par la présence de papules du volume d'un grain de mil à celui d'un pois, de coloration jaune pâle, dont les sièges de prédilection sont la région fessière et les plis de la paume des mains, ou par des taches d'un jaune brunâtre, souvent feuille morte ou chamois, occupant les paupières. Il s'accompagne fréquemment de coloration brunâtre de la totalité du tégument.

Le xanthome acquis se développe presque toujours chez des sujets éprouvant quelque trouble des fonctions hépatiques (lésions hépatiques de même ordre que les lésions cutanées, lithiase biliaire, cirrhoses du foie). Dans un certain nombre de cas il est en relation avec le diabète, et ses manifestations suivent les progrès de la glycosurie. Il peut être considéré comme la conséquence de troubles nutritifs en rapport avec la diathèse arthritique et ses manifestations viscérales.

Traitement. — Dans le xanthome acquis, les relations étroites de l'affection avec l'arthritisme, les troubles des fonctions hépatiques et le diabète imposent un traitement général en rapport avec ces notions : l'usage prolongé des alcalins, à dose suffisante, est indiqué dans la plupart des cas et donne, surtout dans les cas de diabète justiciable de ce traitement, des résultats très appréciables ; les antiseptiques intestinaux, les mercuriaux, les révulsifs sur la région hépatique, l'hydrothérapie contribuent également à l'amélioration des lésions xanthélasmiques quand elles sont en rapport avec une lésion ou un trouble fonctionnel du foie révélé par l'examen complet des urines. Nous devons nous borner à ces indications générales.

M. Besnier a obtenu des succès au moyen de l'emploi de l'huile phosphorée (1 à 6 milligrammes de phosphore par jour pendant 8 à 10 jours), suivi de celui de la térébenthine (5 à 10 grammes par jour pendant un mois). Cette médication, destinée à provoquer des modifications dans la substance grasse qui constitue la plus grande partie des tumeurs xanthomateuses, demande une extrême prudence et une surveillance assidue, et M. Besnier se contente aujourd'hui d'associer à la cure alcaline l'usage de l'essence de térébenthine.

Le *traitement local*, seul applicable au xanthome congénital, se réduit actuellement à l'ablation au bistouri des tumeurs gênantes par leur situation ou leur volume, ou à leur destruction par la cautérisation ignée. L'électrolyse peut encore être employée dans ce but. Les applications de caustiques semblent moins recommandables ; mais il faut reconnaître que peu d'essais ont été tentés dans ce sens et que la question demande de nouvelles études ; les injections interstitielles de caustiques ou de dissolvants chimiques, à doses convenables, mériteraient tout particulièrement d'être tentées.

CHAPITRE VII

AFFECTIONS DES ORGANES DIFFÉREN-CIÉS DE L'ÉPIDERME.

Nous étudierons successivement dans ce chapitre :

1° Les affections des glandes sudoripares ;
2° Les affections des glandes sébacées ;
3° Les affections des poils et des follicules pileux ;
4° Les affections des ongles.

AFFECTIONS DES GLANDES SUDORIPARES

Les glandes sudoripares peuvent être le siège de troubles fonctionnels : suppression de la sécrétion sudorale (anhidrose), exagération de celle-ci (hyperhidrose), modifications de ses qualités (bromhidrose, chromhidrose), ou de lésions désignées sous le nom de dyshidrose, de sudamina, de miliaires, d'hidrosadénites, et enfin de tumeurs diverses.

Troubles de la sécrétion sudorale.

ANHIDROSE

Exposé étiologique. — La diminution ou la suppression de la sécrétion sudorale est permanente ou transitoire.

Permanente, elle s'associe presque toujours à un léger degré d'ichthyose ou constitue à elle seule une forme larvée d'ichthyose, ou bien s'observe chez les sujets atteints de prurigo de Hebra; elle peut aussi être due à l'involution sénile des glandes sudoripares.

Transitoire, elle dépend, lorsqu'elle est généralisée, d'un état morbide tel que le diabète et les diverses polyuries, la tuberculose ou le cancer; localisée, elle est la conséquence d'une affection grave du tégument : psoriasis, eczéma, lichen, dermatite exfoliatrice, etc., et ne constitue qu'un symptôme accessoire de ces maladies.

Traitement. — L'anhidrose généralisée est seule justiciable de la thérapeutique. Outre le traitement général des états dyscrasiques dans le cours desquels on l'observe, elle peut être combattue par les bains et surtout les bains de vapeur, le massage, les frictions sèches ou excitantes, les médicaments diaphorétiques, tels que le jaborandi, ou les injections de pilocarpine qui doivent être réservées aux cas où l'anhidrose paraît être la cause de troubles sérieux de la santé générale.

HYPERHIDROSE.

Exposé étiologique. — L'exagération pathologique de la sécrétion sudorale se rencontre dans un grand nombre d'états morbides généraux (miliaire, fièvres, cachexies, etc.), où elle constitue un symptôme rentrant, au point de vue clinique et thérapeutique, dans le domaine de la médecine générale.

En dehors de ces faits sur lesquels nous n'avons pas à nous étendre ici, l'hyperhidrose peut être généralisée ou localisée (éphidrose).

L'hyperhidrose généralisée peut survenir accidentellement chez les sujets nerveux, à la suite d'une
émotion vive; les arthritiques et surtout les arthritiques obèses y sont sujets sous l'influence des exercices même modérés.

L'hyperhidrose localisée peut occuper une moitié
du corps (hémihyperhidrose) dans quelques affections
nerveuses, entre autres la syringomyélie; elle peut
se montrer sur le territoire de distribution cutanée
d'un nerf à la suite d'une névrite de cause variable.

Le plus souvent les hyperhidroses localisées sont
symétriques et s'observent chez des sujets arthritiques et nerveux.

On peut les observer aux aisselles, où, chez certains
sujets, la sueur prend une odeur particulière et parfois une coloration jaunâtre, dans la région ingui-
nale, particulièrement chez les sujets qui ont une
tendance à l'obésité.

Très fréquemment, elles occupent la paume des
mains, chez les sujets arthritiques et nerveux ou
lymphatiques, et la plante des pieds chez les mêmes
sujets, surtout chez ceux qui se livrent à un exercice
fatigant : déterminant la macération de l'épiderme
et son ramollissement, elles provoquent facilement
le soulèvement des couches superficielles de la peau
et le développement d'ampoules, ce qui entrave la
marche; fréquemment l'altération de la sueur lui
donne une odeur particulièrement repoussante (Voir
plus loin le paragraphe consacré à la bromhidrose,
p. 106).

Traitement. — Malgré la tradition populaire qui
attribue aux « sueurs rentrées » le développement
d'un grand nombre d'affections fort disparates, nous
croyons que toutes les hyperhidroses doivent être

traitées et guéries si possible : les hyperhidroses généralisées sont une cause d'affaiblissement pour l'organisme, qu'elles privent de liquide sans entraîner l'élimination d'une bien grande quantité de matières solides ; les hyperhidroses localisées constituent souvent de véritables infirmités, qu'il n'y a aucun avantage à laisser persister.

Les *hyperhidroses généralisées* peuvent être modifiées par l'administration de la belladone et surtout de l'atropine (un demi à un milligramme par jour), du tanin, de l'agaric ; chez les sujets nerveux, la valériane, les bromures et surtout les douches froides peuvent diminuer la tendance aux hyperhidroses ; les toniques et surtout l'iodure de fer chez les sujets lymphatiques, les alcalins chez les arthritiques peuvent remplir le même rôle ; en même temps, on réglera l'alimentation, on diminuera la quantité de boissons tout en administrant les diurétiques, et on combattra la constipation par les laxatifs.

Les poudres inertes, additionnées de 1 à 3 0/0 d'acide salicylique, employées largement, peuvent également servir à combattre les hyperhidroses généralisées.

Dans les *hyperhidroses localisées*, les médicaments internes agissant sur les glandes sudoripares sont beaucoup moins efficaces : l'atropine en particulier est presque sans action ; le traitement interne doit donc s'adresser surtout à l'état général du malade.

Le traitement local de ces affections consiste en première ligne dans le maintien de la propreté absolue des régions hyperhidrosiques au moyen de lavages répétés chaque jour et au besoin plusieurs fois par jour : ces lavages seront faits avec des solutions légèrement antiseptiques (eau boriquée, solution de phéno-saly au 5/100) ou astringentes (décoction de feuilles de noyer, de feuilles de ronce, de rose de Provins, d'écorce de chêne, eau blanche), employées en lotions dans les hyperhidroses des plis axillaires ou inguinaux; pour les hyperhidroses palmaires et plantaires on aura recours aux bains locaux et aux lavages à l'eau tiède avec des savons à l'acide salicylique, au naphthol, au goudron ou au soufre.

Après le lavage, l'application de poudres inertes pour les hyperhidroses des plis, de poudres légèrement salicylées (2 à 5 0/0) pour les hyperhidroses palmaires et plantaires suffira dans beaucoup de cas à diminuer considérablement ou à faire disparaître les troubles fonctionnels.

En outre, les linges en rapport avec les régions hyperhidrosiques devront être fréquemment changés; dans l'hyperhidrose axillaire, on supprimera les tissus caoutchoutés que les femmes portent d'autant plus volontiers qu'elles transpirent plus facilement et qui exagèrent localement la sécrétion sudorale; dans les hyperhidroses plantaires, on exigera le port de chaussures découvertes et on fera interposer entre les orteils des tampons d'ouate hydrophile ou mieux des morceaux de linge imprégnés de poudres inertes pour absorber la sueur.

Ces moyens échouent cependant fréquemment dans les hyperhidroses palmaires et plantaires et doivent alors faire place aux procédés de traitement que nous indiquerons à propos des bromhidroses.

BROMHIDROSE OU SUEURS FÉTIDES

Exposé étiologique. — La bromhidrose peut accompagner toutes les hyperhidroses. Il est des sujets, presque toujours des nerveux, dont tout le corps exhale une odeur fétide due à la composition spéciale de leur sécrétion sudorale.

Le plus souvent, la bromhidrose est localisée et coïncide avec les hyperhidroses axillaires et surtout plantaires : la décomposition des matériaux solides de la sueur, probablement sous l'influence d'agents microbiens, entretenue par la malpropreté et par la persistance, dans les vêtements, de la sueur déjà altérée, en est la cause. Les troubles dyspeptiques, l'abus du café, les troubles menstruels ont été incriminés dans la production de la bromhidrose ; les sujets jeunes et ceux qui se livrent à des marches prolongées sont particulièrement atteints de bromhidrose plantaire.

Traitement. — Outre le traitement interne et les soins locaux de propreté que nous avons indiqués à propos du traitement des hyperhidroses, on a proposé contre la bromhidrose un nombre considérable de topiques dont la multiplicité suffirait déjà à elle seule à faire soupçonner l'insuffisance réelle.

L'acide salicylique est une des substances qui agissent le plus efficacement contre la bromhidrose ; c'est lui que nous conseillons d'employer tout d'abord, sous forme de poudre de talc contenant 3 à 10 0/0 d'acide salicylique ou de salicylate de bismuth ; à doses plus élevées, il provoquerait la chute rapide de l'épiderme et rendrait la marche pénible ; les pommades renfermant 2 à 10 0/0 d'acide salicylique, les badigeonnages avec l'alcool salicylé peuvent encore être employés.

Les badigeonnages avec une solution renfermant 0,20 à 1 0/0 de permanganate de potasse, les applications de semelles de toile ou de papier-buvard trempées dans une solution de permanganate de potasse au centième, les poudres renfermant 5 0/0 de la même substance sont encore des préparations très recommandables pour le traitement de la bromhidrose plantaire, mais ont l'inconvénient d'altérer les bas et chaussettes.

Les badigeonnages avec la solution de perchlorure de fer du Codex additionnée de 3/4 de glycérine ou d'eau peuvent encore être employés, mais nous ont paru moins efficaces que les traitements précédents.

Kaposi recommande le naphthol en solution à 5 0/0 dans l'alcool étendu d'un dixième de glycérine et en poudre à 2 0/0.

Hebra vantait l'application d'un emplâtre composé de parties égales d'onguent diachylon et d'huile de lin, qu'il faisait renouveler deux fois par jour en ayant soin de ne pas laver; au bout de dix à douze jours, il le remplaçait par des poudres inertes; l'épiderme tombait alors, laissant à découvert une peau saine.

On a encore préconisé les badigeonnages avec une solution de tanin, les onctions avec une pommade à l'ichthyol à 40 0/0 (Unna), les préparations mercurielles, le sulfate de zinc, l'ammoniaque diluée, l'acide tartrique en poudre pure ou mélangée à des poudres inertes, etc.; les badigeonnages avec une solution d'acide chromique à 5 0/0 en ayant soin de faire prendre auparavant un bain de pieds et de sécher avec soin la peau ont donné de bons résultats dans l'armée prussienne.

CHROMHIDROSE

Exposé clinique et étiologique. — On désigne sous le nom de chromhidrose ou sueurs colorées des états pathologiques dans lesquels la sueur, renfermant des substances chromatiques, présente une coloration variable ou forme en se desséchant un enduit coloré.

La coloration jaune ou rouge de la sueur au niveau de l'aisselle et des parties génitales peut être due à la présence de parasites qui forment sur les poils des concrétions adhérentes de coloration brunâtre ou rouge; cette affection a été désignée sous le nom de *lepothrix* et est souvent décrite avec les affections des poils. Nous croyons qu'elle doit être maintenue dans les troubles de la sécrétion sudorale.

La chromhidrose peut encore se produire sous l'influence d'émotions, surtout chez les femmes hystériques; mais ces sueurs colorées, jaunes, bleues, vertes, rouges ou noires, sont plus souvent simulées que réelles et, malgré des recherches déjà nombreuses suscitées par la bizarrerie de ce phénomène, nous conservons, sur la plupart des faits cités, un scepticisme reposant sur la difficulté de déjouer la simulation chez les malades de cet ordre. Nous croyons que, si la tendance à la simulation est morbide chez eux, il ne faut pas, sans des examens attentifs et une surveillance vigilante et prolongée, admettre la nature pathologique d'une sueur ou d'un enduit paraissant consécutif à la dessiccation d'une sécrétion sudorale.

Les régions dans lesquelles on a observé la chromhidrose sont surtout les paupières, l'abdomen, le mamelon, les bras et les pieds.

Traitement. — La chromhidrose d'origine parasitaire doit être traitée par les lotions de sublimé au millième et les applications de pommade soufrée, en même temps qu'on coupe les poils recouverts de nodosités parasitaires.

Dans les autres formes de chromhidrose, le traitement consiste, outre la thérapeutique générale appropriée aux affections nerveuses dans lesquelles on l'observe, dans les lavages répétés de la région avec des solutions aqueuses ou alcooliques, susceptibles de dissoudre la matière colorante rencontrée.

Lésions diverses des glandes sudoripares.

DYSHIDROSE

Exposé clinique et étiologique. — On désigne sous le nom de dyshidrose (cheiro-pompholix de Hutchinson) une affection caractérisée par le développement de vésicules transparentes et fermes, qui a été attribuée à un obstacle à l'excrétion de la sueur, l'afflux de liquide comprimant les conduits des glandes sudoripares et déterminant leur occlusion.

Bien que cette théorie soit des plus contestables, nous rangeons la dyshidrose dans le groupe des maladies des glandes sudoripares, faute d'une explication pathogénique plus satisfaisante et aussi en raison de ses relations indiscutables avec des troubles de la fonction sudorale.

Les vésicules de dyshidrose, confondues à tort avec celles de l'eczéma, sont résistantes, remplies d'un liquide d'abord transparent qui peut se troubler ultérieurement; elles rappellent l'aspect d'un grain de sagou cuit inséré dans la peau et peuvent présenter des dimensions variables, depuis celles d'un grain de mil jusqu'à celles d'une lentille; elles peuvent se réunir les unes aux autres pour former des phlyctènes de forme irrégulière.

Leur développement s'accompagne d'une sensation de démangeaison, de brûlure légère ou de tension.

Elles se rompent ou se dessèchent et sont suivies d'une desquamation d'épaisseur et d'étendue variables, produisant dans les cas intenses la chute de larges lambeaux épidermiques, sous lesquels la peau est rouge, luisante, douloureuse, mais ne suinte pas comme dans l'eczéma.

La dyshidrose se développe le plus souvent sur les extrémités, sur les bords latéraux des doigts dans ses formes légères, sur les faces dorsale et palmaire des doigts et des mains dans ses formes plus intenses; elle peut encore s'observer au cou, sur les membres, se généraliser presque dans quelques cas rares; il est exceptionnel qu'elle occupe la face.

Elle s'observe au printemps et en été, au moment où la transpiration devient normalement plus abondante; elle survient souvent à la suite d'exercices exagérés, d'exposition prolongée au soleil, parfois après une émotion vive.

Certains sujets la voient reparaître régulièrement chaque année sous l'influence des mêmes causes : ce sont généralement des arthritiques ou des lymphatiques entachés de nervosisme.

Traitement. — Le *traitement interne* n'a aucune influence sur la dyshidrose une fois développée; il ne peut servir qu'à en prévenir le retour, en s'aidant des indications fournies par l'état général du sujet.

Pendant le cours des poussées de dyshidrose, les fonctions digestives doivent être surveillées attentivement, on doit écarter du régime alimentaire toutes les substances susceptibles de déterminer un afflux de sang vers la peau.

Le *traitement local* est destiné à faciliter la rupture des vésicules et la desquamation épidermique, tout en calmant l'irritation du tégument.

Dans les formes légères, communes et dans les formes moyennes où les vésicules sont peu volumineuses et isolées, il consiste essentiellement dans les bains locaux et tièdes d'eau amidonnée, d'eau de son, répétés une ou deux fois par jour, dans des bains généraux répétés tous les deux jours si la dyshidrose est très étendue ; après le bain, [les] parties malades sont recouvertes de poudre d'amidon ou de talc additionnée de 1 à 2 0/0 d'acide salicylique.

Lorsque les vésicules sont volumineuses, réunies entre elles en formant des phlyctènes, il y a avantage à les percer avec une aiguille ou avec des ciseaux aseptisés, parfois même à détacher la [couche épidermique, puis à panser comme une brûlure au liniment oléo-calcaire.

Lorsque l'éruption est très abondante, le traitement est celui de l'eczéma aigu : enveloppements humides avec des compresses imbibées de solutions antiseptiques faibles, et plus tard applications [de pommades ou de pâtes à l'oxyde de zinc salicylées, ou de vaseline boriquée.

Ces pommades sont continuées jusqu'à reproduction d'un épiderme suffisamment résistant, en [même temps qu'on protège les parties malades contre les irritations extérieures, au moyen de linges ou] de gants fins.

SUDAMINA ET MILIAIRES

Exposé clinique et étiologique. — Ces lésions sont constituées par des vésicules remplies de liquide sudoral et survenant à la suite de transpirations abondantes.

Les *sudamina*, formés de vésicules transparentes, renfermant un liquide clair, sans rougeur périphérique, s'observent dans le cours de diverses maladies générales, le typhus et la fièvre typhoïde en particulier. Ils ne présentent aucun intérêt au point de vue spécial de la dermatologie.

Les *miliaires* sont constituées par des vésicules plus petites, acuminées, transparentes ou opalines, entourées d'une aréole inflammatoire. Les vésicules peuvent être si peu développées qu'elles passent inaperçues sur les taches rouges qui les entourent : l'éruption a alors l'aspect d'une roséole (*roséole sudorale*).

Les éruptions de miliaire sudorale peuvent s'observer dans diverses maladies infectieuses, coïncidant ou non avec des sudamina; elles sont un des symptômes primordiaux de la suette miliaire.

Elles peuvent aussi se développer à la suite de transpirations abondantes, pendant la saison chaude, chez les sujets jeunes, à peau fine; parfois alors elles forment des placards plus ou moins étendus, dans les régions soumises pendant les efforts musculaires à une pression qui a exagéré la sécrétion de la sueur ou entravé son excrétion.

Traitement. — Outre le traitement général de l'affection dans le cours de laquelle elles se montrent et, s'il y a lieu, l'emploi des toniques chez les sujets qui en sont atteints en dehors des maladies générales, ces éruptions ne réclament qu'un traitement local très simple : lotions émollientes à l'eau de son ou à l'eau de camomille, bains d'amidon, larges applications de poudres inertes additionnées ou non d'une petite quantité d'acide salicylique ou d'acide borique.

INFLAMMATIONS DES GLANDES SUDORIPARES

(HIDROSADÉNITES)

Exposé clinique et étiologique. — Les inflammations des glandes sudoripares sont encore mal connues. On doit cependant dès maintenant leur rapporter :

1° Les *abcès tubéreux* de l'aisselle, dont le siège anatomique a été déterminé par M. Verneuil, mais dont l'étude est du ressort de la chirurgie ;

2° Les *hidrosadénites disséminées*, constituées par des nodules du volume d'une tête d'épingle ou d'un grain de mil, durs, indolents, occupant la face profonde du derme ou l'hypoderme, augmentant peu à peu de volume et se transformant en papules rouges surmontées d'une vésicule ou d'une pustule ; la rupture de ces éléments est suivie de la production d'une croûte dure, adhérente, enchâssée dans le derme, surmontant une petite ulcération creusée en forme de puits et finalement d'une cicatrice déprimée.

Ces lésions, qui ont été décrites encore sous le nom d'*acnitis* et de *folliclis* (Barthélemy), se produisent par poussées ou successivement et peuvent siéger sur toutes les régions du corps, surtout sur la face et le cuir chevelu, les lombes et les membres du côté de l'extension.

Leurs causes ne sont pas déterminées : il y a sans aucun doute lieu de faire intervenir des agents microbiens ; mais on ne sait s'ils viennent de l'extérieur ou s'ils sont amenés par la circulation, comme tendrait à le faire supposer la multiplicité des lésions.

Leur **traitement** se ressent de l'insuffisance des notions étiologiques.

En dehors de l'antisepsie intestinale, qui est peut-être susceptible de modérer la tendance à l'inflammation des glandes cutanées, comme on l'observe dans le furoncle, ou d'empêcher le transport des agents pathogènes par le sang, on est réduit à l'em-

ploi des lotions antiseptiques, des emplâtres occlusifs et, lorsque la réparation des lésions se
fait lentement, aux cautérisations ignées.

TUMEURS DES GLANDES SUDORIPARES

En dehors de l'hidrocystome de Robinson et de
quelques épithéliomas, qui ont ces glandes pour
point de départ (voir *Epithéliomas*, T. II, p. 79), les
tumeurs jusqu'ici connues des glandes sudoripares
sont des lésions congénitales, qui ont été étudiées
avec les nævi (Voir T. I, p. 28).

Hidrocystome.

Exposé clinique et étiologique. — Robinson (1)
a donné ce nom à de petites tumeurs remplies de
liquide citrin, constituées par une dilatation des
glandes sudoripares, qui avaient été jusqu'alors
confondues avec la dyshidrose.

Ces tumeurs, dont les dimensions varient de celles
d'une tête d'épingle à celles d'un pois, sont incluses
dans le tégument, ou font une saillie variable à sa
surface; elles ont une coloration blanc jaunâtre ou
bleuâtre. Elles occupent la face, surtout au niveau
de la partie antérieure du front, du pourtour des
yeux et des joues, et sont toujours en nombre assez
considérable. Très apparentes en été, surtout après
l'exposition à la chaleur, elles s'affaissent pendant la
saison froide et disparaissent presque complètement
pour reparaître au printemps.

Elles s'observent surtout chez les femmes exposées

(1) *Journal of cutaneous and genito-urinary diseases*, 1893,
p. 293.

par leur profession (cuisinières, blanchisseuses) à l'action de la chaleur, mais peuvent se rencontrer également chez l'homme. Elles se développent toujours chez des sujets qui ont des transpirations abondantes.

Traitement. — Cette affection n'entraînant avec elle aucun trouble fonctionnel, et devant fatalement tout à la fois disparaître spontanément et se reproduire par la suite, n'exige aucun traitement. On peut se borner à conseiller une médication générale destinée à combattre la tendance à la transpiration.

Lorsque les malades tiennent à être débarrassés des lésions cutanées, on peut inciser les petites tumeurs au bistouri et cautériser leurs cavités avec le crayon de nitrate d'argent, ou mieux encore les détruire au moyen des cautérisations ignées.

AFFECTIONS DES GLANDES SÉBACÉES

Nous étudierons dans ce chapitre les affections des glandes sébacées, les séborrhées et les acnés.

Séborrhées.

Nous rangeons, en vertu de l'usage, les séborrhées parmi les affections des glandes sébacées. En réalité, il résulte des recherches modernes, et en particulier de celles de Unna, que les affections désignées sous le nom de séborrhées ont aussi bien et peut être plus pour siège les glandes sudoripares que les glandes sébacées.

Actuellement, les séborrhées doivent être définies : des affections caractérisées par des troubles de sécrétion des glandes de la peau, donnant lieu à la production soit d'un liquide huileux, soit de squames plus ou moins grasses.

Les limites de la séborrhée et de l'acné sont assez difficiles à trancher, les deux affections coïncidant fréquemment.

Nous ne décrirons dans ce chapitre que les séborrhées simples, renvoyant aux chapitres de l'eczéma (Voir T. I, p. 371) et de l'alopécie (Voir T. II, p. 159) pour ce qui concerne l'eczéma séborrhéique et l'alopécie séborrhéique.

Nous devons étudier séparément les séborrhées des régions pilaires et celles des régions glabres comprenant les unes et les autres plusieurs types cliniques.

SÉBORRHÉES DES RÉGIONS PILAIRES

Exposé clinique et étiologique. — Leur siège le plus habituel est le cuir chevelu, mais on peut les rencontrer également aux sourcils, plus rarement au niveau des cils et de la barbe.

Elles peuvent revêtir des formes cliniques différentes.

La *séborrhée sèche*, encore connue sous le nom de *pityriasis du cuir chevelu*, est caractérisée par la présence de squames de petites dimensions, sèches et fines, de coloration grisâtre, sans autre lésion appréciable du cuir chevelu, ou avec atrophie ou tuméfaction légère de celui-ci. Cette affection, très fréquente, s'accompagne souvent d'alopécie plus ou moins prononcée.

Elle occupe surtout la partie supérieure du crâne.

Dans quelques cas, les squames sont épaisses, imbriquées les unes sur les autres, et forment par places des couches grisâtres, que les cheveux traversent obliquement; en soulevant ceux-ci, on détache des productions squameuses d'aspect fibreux, d'où le nom de *teigne amiantacée* donné à ces formes intenses de la séborrhée sèche.

La *séborrhée grasse* est caractérisée par la formation de croûtes grisâtres ou jaunâtres, d'aspect et de consistance plus ou moins nettement graisseux, au-dessous desquelles le cuir chevelu est parfois humide. Ces productions constituent les *croûtes laiteuses* des enfants; elles s'observent également, mais plus rarement, chez les adultes, où elles ont tendance à déborder le cuir chevelu.

La *séborrhée huileuse*, encore désignée sous le nom d'*acné sébacée fluente* ou *huileuse*, mériterait mieux le nom d'*hyperhidrose huileuse;* elle est caractérisée par une sécrétion de liquide gras, plus ou moins abondante, qui enduit les cheveux et s'accompagne fréquemment de la chute de ceux-ci.

Les lésions précédentes peuvent coïncider avec des lésions eczémateuses plus ou moins manifestes et constituent alors l'eczéma séborrhéique du cuir chevelu, que nous avons fait rentrer dans les eczémas. (Voir T. I, p. 398.)

Les diverses formes de séborrhée s'observent chez les adolescents et surtout chez les adultes; chez l'enfant, on n'observe guère que la séborrhée grasse, dans la production laquelle le manque de soins de propreté joue un rôle important.

Les adolescents et les adultes atteints de séborrhée sont le plus souvent des arthritiques, plus rarement des lymphatiques et des anémiques; chez ces derniers, on observe surtout la forme huileuse.

Les troubles digestifs, la constipation habituelle,

une alimentation défectueuse, trop riche en graisses, en substances avariées ou excitantes, les troubles des organes génitaux, le surmenage physique ou intellectuel, et la convalescence des maladies graves, parmi lesquelles il faut faire une place importante à la variole, sont les causes du développement, de la persistance ou de l'exagération de ces lésions.

Des causes locales interviennent également dans leur production : ce sont l'absence de soins de propreté du cuir chevelu, l'abus des préparations cosmétiques grasses et irritantes, le port trop prolongé de coiffures lourdes et chaudes.

Des parasites divers ont été accusés de produire les séborrhées, et surtout la séborrhée sèche, mais de nouvelles recherches sont nécessaires pour établir leur action réelle.

Traitement. — Le *traitement général* des séborrhées du cuir chevelu se confond avec celui des eczémas : comme dans ces derniers, on se préoccupera de l'état constitutionnel des sujets et des troubles viscéraux qu'ils peuvent présenter ; nous ne pouvons revenir une fois de plus sur les indications que nous avons formulées à plusieurs reprises et sur lesquelles nous avons insisté en particulier à propos des eczémas (Voir T. I, p. 379) ; ajoutons seulement que l'arsenic est plus souvent indiqué dans les séborrhées que dans les eczémas, cette substance paraissant activer la pousse des cheveux dont la vitalité est souvent compromise.

Au point de vue de l'hygiène alimentaire, on devra particulièrement réduire la quantité de graisses absorbées, et on interdira les aliments irritants ou avariés (conserves, poissons, fromages fermentés, etc.).

L'*hygiène locale* ne devra pas être négligée, les malades devront se couvrir la tête le plus légèrement possible, et le moins longtemps possible, ne jamais la laver à l'eau froide, ne pas se servir de brosses trop rudes ou de peignes à dents trop rapprochées ou trop pointues.

Les cheveux doivent autant que possible être tenus courts. Chez l'homme et chez l'enfant il n'y a aucune difficulté à l'obtenir et aucun inconvénient à l'exiger. Chez la femme, nous croyons que la même règle doit être suivie quand la séborrhée est abondante et accompagnée d'une alopécie prononcée ; les soins sont plus faciles à exécuter, et la repousse ultérieure des cheveux est singulièrement favorisée ; on peut d'ailleurs se contenter de faire couper les cheveux dans les parties où les lésions sont le plus accusées ; mais, dans la plupart des cas, on peut parfaitement traiter la séborrhée sans exiger le sacrifice de la chevelure.

Le *traitement local* proprement dit consiste surtout dans l'emploi des préparations soufrées.

Dans les formes sèches, les pommades constituent le meilleur mode d'application du soufre. La pommade soufrée au dixième peut être prescrite ; mais il est préférable de se servir de la pommade que prescrit habituellement M. Besnier, pommade composée de 5 à 10 grammes de soufre, de 50 centigrammes à 1 gramme d'acide salicylique, de résorcine et de baume du Pérou pour 50 grammes de vaseline et de lanoline. S'il existe un certain degré d'irritation du cuir chevelu, on peut porter la dose de baume du Pérou à 2, 3 ou 5 grammes. Cette pommade est appliquée le soir, chaque jour au début du traitement lorsque les lésions sont accusées, puis à intervalles plus éloignés ; on doit recommander aux malades de l'appliquer directement sur le cuir chevelu, en écartant les cheveux, qu'il est inutile d'en enduire.

Il est préférable de faire laver la tête à l'eau chaude et au savon doux de toilette, au savon de naphthol ou avec la décoction de bois de Panama le lendemain des applications de pommade ; mais les malades trouvent souvent cette obligation fastidieuse et ils peuvent ne faire les lavages que tous les 2 ou 3 jours, à la condition d'employer seulement une petite quantité de pommade et de la déposer exactement sur le cuir chevelu, afin de ne pas former un enduit de soufre sur les cheveux.

Dans les séborrhées grasses, le soufre peut encore être prescrit sous forme de pommade, et spécialement la pommade que nous avons empruntée à M. Besnier, dans laquelle nous conseillons de porter la dose de baume du Pérou à 2 ou 3 grammes. Il est souvent préférable de le prescrire sous forme de lotions analogues à celles qui servent dans le traitement de l'acné (Voir T. II, p. 431); ces badigeonnages sont répétés aux mêmes intervalles que les applications de pommades; le malade doit avoir soin de ne pas laisser couler la lotion sur la peau voisine du cuir chevelu qu'elle pourrait irriter; le badigeonnage étant fait le soir, le soufre est enlevé le lendemain matin au moyen d'un lavage à l'eau savonneuse chaude ou avec la décoction d'écorce de bois de Panama.

Les poudres soufrées ont l'avantage de ne pas mouiller le cuir chevelu; elles peuvent remplacer les pommades et les lotions dans les formes précédentes; mais sont plutôt applicables dans les formes huileuses qui supportent mal les préparations grasses ou liquides. En pareil cas, on se trouve bien de l'emploi d'une poudre renfermant 10 à 15 grammes de soufre précipité pour 1 à 3 grammes d'acide salicylique dans un mélange de poudre d'amidon et de talc ou d'oxyde de zinc. Cette poudre est appliquée le soir, avec une légère friction, et enlevée le lendemain matin au moyen d'eau savonneuse chaude.

Le naphthol peut encore être employé pour le traitement des séborrhées du cuir chevelu sous la forme de pommade à 5 ou 10 0/0, d'huile naphtholée à 1 ou 2 0/0 ; il peut être combiné aux préparations soufrées ou mieux encore alterné avec elles.

La nature parasitaire probable de certaines séborrhées conduit à les traiter par les préparations mercurielles et, en particulier, par les lotions de sublimé en solutions au 1000me, au 2000me ou au 3000me. Nous considérons ce mode de traitement comme un adjuvant très utile des préparations soufrées, mais nous le croyons incapable de les remplacer complètement.

Dans les séborrhées huileuses, il y a souvent avantage à se servir uniquement de poudres absorbantes additionnées d'acide salicylique (1 à 3 0/0) ou de salicylate de bismuth (4 à 8 0/0) avec lesquelles on fait chaque soir sur le cuir chevelu une friction plus ou moins énergique.

Les savons entrent pour une part dans le traitement des diverses formes de séborrhée : les savons au soufre, au naphthol, au goudron ou à l'ichthyol, sont particulièrement utiles pour le lavage du cuir chevelu dans les formes sèches et grasses. Lorsque le cuir chevelu est irritable, il y a avantage à les remplacer par le savon de Panama et mieux encore par la décoction d'écorce de bois de Panama. Les lavages, ont parfois l'inconvénient de rendre les cheveux trop secs et cassants et de compromettre leur vitalité. Aussi les malades doivent-ils enduire très légèrement les cheveux après le lavage avec un corps gras non irritant; le meilleur est l'huile de ricin pure.

Il est à peine besoin de faire remarquer que, lorsque la séborrhée revêt la forme grasse, on devra, avant de commencer le traitement, débarrasser le cuir chevelu des croûtes qui existent à sa surface : les pulvérisations tièdes peuvent suffire à remplir cette indication ; mais le plus souvent, les onctions grasses (huile d'amandes douces, huile d'olives, huile de ricin, pures ou légèrement naphtholées) atteindront mieux le but; on laissera l'huile en contact pendant une heure ou deux avec les croûtes, pour les ramollir, puis on les détachera au moyen de lavages avec de l'eau savonneuse chaude ; on peut encore, surtout chez les enfants, se servir de beurre frais, ou d'huile et de jaune d'œuf : on enduit alors les croûtes de jaune d'œuf qu'on enlève au bout de quelques heures au moyen d'huile d'olives ou d'huile d'amandes douces.

Dans la séborrhée sèche à forme de teigne amiantacée, les applications huileuses sont souvent insuffisantes à faire tomber les amas de squames, dont on peut amener la chute au moyen des cataplasmes de fécule de pommes de terre ou de la calotte de caoutchouc.

RÉSUMÉ DU TRAITEMENT LOCAL DES SÉBORRHÉES DU CUIR CHEVELU

Séborrhée sèche. — Couper les cheveux courts chez l'homme, et dans les cas intenses chez la femme;

pommade soufrée, additionnée d'acide salicylique, de résorcine et de baume du Pérou, appliquée le soir; le matin, lavage à l'eau chaude savonneuse, suivi d'une lotion au sublimé; plus tard, pommade au naphthol et continuation des lotions au sublimé.

Séborrhée grasse. — Couper les cheveux, détacher les croûtes au moyen de pulvérisations ou d'onctions huileuses; après la chute des croûtes, chez l'enfant, pommade soufrée et salicylée faible ou huile naphtholée; chez l'adulte, pommade soufrée ou lotions soufrées, ou pommade au naphthol, le soir; le matin, lavage à l'eau chaude savonneuse, et lotion au sublimé.

Séborrhée huileuse. — Poudre soufrée et salicylée, ou poudre absorbante additionnée d'acide salicylique ou de salicylate de bismuth, lavages modérés à l'eau chaude et au savon de naphthol ou de goudron.

SÉBORRHÉES DES PARTIES GLABRES

Exposé clinique et étiologique. — Les séborrhées des parties glabres peuvent, comme les séborrhées des régions pileuses, présenter des aspects cliniques différents.

La *séborrhée sèche* est caractérisée par la production de squames sèches, fines, furfuracées, plus ou moins adhérentes, occupant les diverses parties du corps; au visage, il est difficile de la distinguer des formes pityriasiques de l'eczéma; sur les membres, son aspect rappelle celui de l'ichthyose, avec laquelle on a confondu certains cas de séborrhée sous le nom d'ichthyoses des cachectiques ou des convalescents.

La *séborrhée grasse* est constituée par la production de plaques jaune sale, ou brunâtres, plus ou moins étendues, occupant en particulier le visage chez les sujets jeunes et lymphatiques; ces plaques sont d'épaisseur variable, se détachent facilement et reposent sur des téguments rouges et tuméfiés.

La *séborrhée huileuse* se rapproche de la forme précédente; elle siège également au visage, principalement sur le nez et les joues, et se traduit par la présence sur la peau d'une couche huileuse qui graisse le papier; les téguments n'offrent d'autre modification qu'une augmentation du diamètre des orifices folliculaires, et parfois un certain degré de rougeur diffuse.

Les *verrues séborrhéiques* ne sont autres que des séborrhées croûteuses localisées avec développement papillomateux de leur base. Elles sont constituées par des plaques de coloration jaunâtre ou brunâtre aplaties et à peine saillantes ou faisant une saillie plus ou moins nettement pédiculée; lorsqu'on arrache la couche brunâtre qui les recouvre, on trouve au-dessous d'elle une surface irrégulière recouverte de saillies papillaires disséminées. Ces lésions se développent chez les vieillards, d'où le nom de *crasses séniles* qui leur a été parfois donné; elles occupent souvent en grand nombre le tronc et la face, plus rarement les membres. Elles diffèrent essentiellement des verrues vulgaires, maladie inoculable et contagieuse, et peuvent être l'origine d'épithéliomas.

Une autre variété de lésions séborrhéiques, à laquelle on a donné le nom d'*acné sébacée concrète*, peut également être l'origine de lésions épithéliomateuses, ou plus exactement semble être la première manifestation d'un épithélioma débutant par les glandes sébacées; pour cette raison, nous l'avons étudiée au chapitre de l'épithélioma cutané. (Voir T. II, p. 79.)

Enfin, la séborrhée des parties glabres peut, comme celle des régions pileuses, s'accompagner de lésions eczémateuses qui ont été désignées sous le nom d'eczémas séborrhéiques, et que nous avons étudiées précédemment (voir T. II, p. 371), ou accompagner d'autres dermatoses, comme le psoriasis et les syphilides.

Les causes des séborrhées des parties glabres sont les mêmes que celle des séborrhées des régions pilaires; nous n'y reviendrons pas à nouveau. Ajoutons seulement qu'on peut observer chez les enfants nouveau-nés une séborrhée grasse généralisée, due sans doute à une malformation des glandes cutanées, affection rare qui a été parfois confondue avec l'ichthyose fœtale.

Traitement. — Le traitement général des séborrhées ne diffère pas, qu'elles siègent sur les régions pileuses ou sur les parties glabres; nous renvoyons à ce que nous avons dit plus haut au sujet du traitement des séborrhées des régions pileuses. (Voir p. 119.)

Le *traitement local* de la séborrhée consiste surtout dans l'emploi des préparations soufrées, aidées de lavages à l'eau savonneuse chaude.

Dans la séborrhée sèche, on aura recours aux pommades soufrées à 5 ou 10 0/0, additionnées de 1 à 2 0/0 d'acide salicylique, aux lavages avec de l'eau chaude et du savon au naphthol ou au goudron, et, dans les formes étendues, aux onctions de glycérine comme dans le traitement de l'ichthyose.

Dans la séborrhée grasse, qui est particulièrement rebelle, on emploiera surtout les lavages au savon de naphthol, de soufre, de goudron, précédés de l'ablation des croûtes au moyen des pulvérisations et suivis de lotions soufrées ou d'applications de poudres renfermant 10 à 15 0/0 de soufre précipité, ou de lotions alcooliques. Lorsque ces moyens ont échoué, on obtient parfois de bons résultats des applications de savon noir, comme dans le traitement de l'acné. (Voir T. II, p. 139.)

Dans la séborrhée huileuse, le traitement est analogue à celui de la séborrhée grasse, mais on emploiera de préférence les poudres absorbantes additionnées ou non de soufre.

Les bains au carbonate de soude et surtout au borate de soude sont utiles dans les séborrhées généralisées.

Les verrues séborrhéiques doivent, quoi qu'en aient dit quelques auteurs et malgré la répugnance de la plupart des vieillards pour un traitement actif de ces lésions, être traitées, afin d'éviter leur extension et leur transformation possible en éphithélioma.

La dissémination des verrues séborrhéiques en nombre variable sur des surfaces étendues rend leur traitement assez laborieux. On devra tout d'abord faire tomber le revêtement séborrhéique et croûteux des verrues au moyen de bains savonneux ou au moins de lotions savonneuses répétées, suivies de frictions avec un tampon d'ouate imbibé d'alcool (alcool pur, eau de Cologne, alcoolat de lavande); pour les lotions, les savons additionnés d'acide salicylique, de résorcine, seront préférables au savon ordinaire; la macération au moyen de cataplasmes, si les lésions sont étendues, ou d'un emplâtre (emplâtre de Vigo, ou emplâtre diachylon) facilitera leur action.

Après ce décapement de la surface, on provoquera la dessiccation et l'exfoliation du corps papillaire hypertrophié au moyen d'applications locales de savon comme dans les verrues communes, ou au moyen d'emplâtre salicylé ou résorciné, et lorsque les papilles seront desséchées, on les grattera avec une curette ; les attouchements répétés au nitrate d'argent pourront aider à la destruction des lésions. Rarement il sera nécessaire de recourir à la cautérisation chimique ou thermique ; cependant, cette dernière serait indiquée si l'on voulait détruire rapidement une verrue séborrhéique située en un point où elle est soumise à des irritations mécaniques ou si un accroissement rapide de ses dimensions faisait redouter sa transformation épithéliomateuse.

Lorsque ces verrues auront disparu, il sera nécessaire de continuer les bains ou les lotions savonneuses et alcooliques pendant un certain temps pour s'opposer aux récidives fréquentes, *in situ* ou à distance.

Acnés.

On donne le nom d'acnés à des lésions des glandes sébacées dans lesquelles les altérations glandulaires s'accompagnent généralement de la rétention des produits de sécrétion.

En réalité les limites à établir entre les acnés d'une part, les séborrhées et les folliculites sébacées d'autre part, sont très artificielles et certaines affections pourraient être aussi bien rangées dans un groupe que dans un autre (1).

(1) Nous rappellerons que le lupus érythémateux a été désigné par Chausit sous le nom d'acné atrophique, que Bazin donnait le nom d'acné varioliforme au molluscum contagiosum dont on a à tort localisé le processus dans les glandes sébacées, et que certaines formes de séborrhée préépithéliomateuse ont été appelées acné sébacée concrète.

Nous décrirons dans le chapitre des acnés :

1° Les lésions des glandes sébacées caractérisées uniquement par la rétention du produit de sécrétion de ces glandes :

Acné comédon ou acné ponctuée ;

Acné miliaire ou milium ;

2° Les lésions des glandes sébacées avec participation des tissus adjacents au processus inflammatoire :

Acné simplex, ou disséminée, ou pustuleuse ;

Acné rosée ou couperose, dont l'acné hypertrophique ou rhinophyma n'est qu'une forme extrême ;

Acné chéloïdienne ;

Acné nécrotique, ou acné pilaire, encore appelée acné varioliforme par les auteurs allemands.

Enfin nous étudierons, en appendice, la psorospermose folliculaire végétante.

Il est fréquent de voir les diverses variétés d'acné coïncider les unes avec les autres chez un même sujet, parfois même s'accompagner, dans les formes intenses, de lésions plus accusées des glandes sébacées, telles que les kystes sébacés qui sont du ressort de la chirurgie. Elles coïncident fréquemment aussi avec les différentes formes de séborrhée, plus rarement avec les affections auxquelles on est convenu de réserver le nom de folliculites.

Les diverses variétés d'acné sont reliées entre elles non seulement par leur coïncidence habituelle, mais encore par leur développement sous l'influence des mêmes causes, qui sont très fréquemment des troubles digestifs : il est vraisemblable que les substances toxiques, élaborées dans les états pathologiques de l'estomac et de l'intestin, provoquent en s'éliminant par les glandes sébacées une altération de celles-ci, qui se traduit sous la forme acnéique.

Quelques substances médicamenteuses, les composés iodiques et bromiques en particulier, déterminent également des modifications dans la sécrétion sébacée et sont des causes d'acné.

En outre, certaines substances, comme les goudrons et spécialement l'huile de cade, peuvent, soit en oblitérant mécaniquement l'orifice des glandes sébacées, soit en pénétrant dans leur conduit et en agissant directement sur leurs cellules sécrétantes, produire des lésions acnéiques.

Le rôle des agents microbiens dans la pathogénie de l'acné, affirmé par quelques auteurs même pour l'acné comédon, est des plus discutables, et des recherches nouvelles seraient nécessaires pour déterminer leur action dans les formes pustuleuses, dont le développement pourrait, dans un certain nombre de cas au moins, être indépendant de l'action des microorganismes pyogènes.

ACNÉ COMÉDON OU PONCTUÉE

Exposé clinique et étiologique. —L'acné comédon est caractérisée par la présence d'une saillie aplatie, souvent à peine appréciable, de même coloration que les parties adjacentes, dont la partie centrale est occupée par une tache brunâtre ou noirâtre de dimensions inférieures à celles d'une tête d'épingle. La pression localisée fait émerger la tache brunâtre centrale et provoque l'expulsion d'une masse blanchâtre de matière sébacée, concrète, comme passée à la filière, qui se contourne sur elle-même en sortant et offre l'aspect d'un petit ver blanc à tête foncée.

Le comédon peut renfermer un parasite vermiforme de l'ordre des acariens, le *demodex folliculorum*, dont les rapports exacts avec cette variété d'acné ne sont pas déterminés.

L'acné comédon s'observe fréquemment sur le visage, sur le nez, les joues et le front en particulier, et sur les parties antéro et postéro-supérieures du thorax. Elle se développe sous l'influence de troubles digestifs ; elle est particulièrement fréquente chez les jeunes sujets lymphatiques, au moment de la puberté, et constitue un des éléments de l'acné polymorphe des lymphatiques.

On la voit aussi se développer au niveau des cicatrices irrégulières de diverses origines : gommes scrofulo-tuberculeuses, variole, etc.

Traitement. — Quoique l'acné comédon ne constitue qu'une simple difformité, le médecin est souvent consulté pour elle, principalement par les jeunes filles et les jeunes femmes.

Outre le *traitement général* des troubles digestifs, sur lequel nous insisterons spécialement à propos de l'acné pustuleuse, et le traitement du lymphatisme et de l'anémie que l'on aura presque toujours à combattre pareil cas, on en devra recourir au *traitement local* pour faire disparaître cette affection.

Lorsque les comédons sont volumineux, on peut les extirper par la pression au moyen des ongles des deux pouces ; on a proposé dans ce but divers instruments spéciaux : tels sont le *Komedonenquetscher* de Hebra (la figure ci-jointe représente cet instrument, modifié par M. Besnier, qui a remplacé le

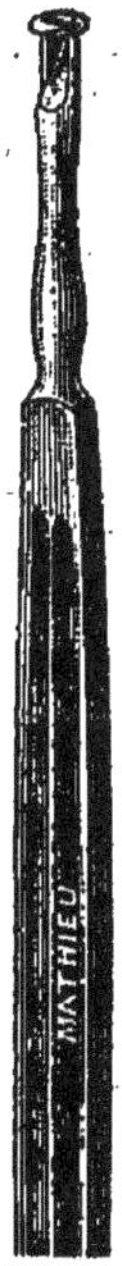

Fig. 1.

tube terminal par un simple anneau à larges bords;
cette modification rend plus facile le nettoyage de l'instrument), et l'*acne sprud* de Robinson, présentant à
leur extrémité un tube ouvert à ses deux extrémités
et terminé par un bord circulaire mousse que l'on
applique au pourtour du comédon et avec lequel on
exerce une pression suffisante pour le faire saillir;
ces instruments sont surtout utiles lorsque les comédons reposent sur un plan résistant ou dans les
plis où la pression avec les ongles est plus difficile.

L'extraction des comédons doit être renouvelée
toutes les fois que ceux-ci se reproduisent et être
suivie de lotions avec un liquide alcoolique, eau
de Cologne, ou alcool saturé de salol ou d'acide
borique, ou alcool additionné de 2 à 3 0/0 d'acide
salicylique.

Lorsque les comédons sont peu volumineux, leur
chute peut être obtenue par l'usage répété des lotions
alcooliques et mieux encore par les préparations
savonneuses et salicylées ou ichthyolées : lavages
répétés avec du savon à l'ichthyol ou à l'acide salicylique, lotions avec la décoction de bois de Panama,
lotions avec l'esprit de savon de Hebra additionné
de 2 à 3 0/0 d'acide salicylique, suivis des lotions
alcooliques précédemment indiquées; dans les cas
où les comédons sont très abondants, M. Besnier
emploie un mélange à parties égales de savon noir
et de soufre additionné de 2 0/0 d'acide salicylique
qu'il fait étendre chaque soir sur les parties malades.

Ces topiques ont surtout pour but de ramollir et
de désagréger la substance cornée, matière sébacée
altérée, qui forme les points noirs des comédons, et
de faciliter ainsi la sortie de ceux-ci; en outre, ils

provoquent une certaine irritation de la peau qui modifie la nutrition des glandes sébacées ; lorsque cette irritation devient trop intense, il convient de la calmer par des applications adoucissantes telles que les pommades à l'oxyde de zinc légèrement salicylées et les poudres inertes.

ACNÉ MILIAIRE, MILIUM OU GRUTUM

Exposé clinique et étiologique. — On donne ces noms à de petites saillies blanches, planes ou hémisphériques, du volume d'une tête d'épingle, dues à l'oblitération du conduit des glandes sébacées, à l'accumulation et à la transformation de leurs produits de sécrétion.

Ces lésions s'observent sur le visage, particulièrement les paupières et le front ; sur le scrotum, où leur contenu peut subir la transformation crétacée ; elles atteignent des dimensions plus considérables que sur la face.

On les observe parfois en grand nombre sur le visage de sujets jeunes, fréquemment atteints de lentigo. Elles accompagnent souvent le lupus vulgaire de la face.

Leur étiologie précise n'est pas déterminée, et elles semblent plus souvent être dues à une malformation congénitale des glandes sébacées qu'à un état pathologique véritable.

Traitement. — Les frictions au savon, les applications d'acide salicylique, etc., employées dans le traitement de l'acné ponctuée sont insuffisantes pour obtenir la disparition des petites tumeurs du milium.

Lorsque les sujets qui en sont porteurs tiennent à en être débarrassés, le seul traitement efficace est l'incision de la couche épidermique qui les recouvre, suivie de l'ablation de la tumeur avec l'extrémité tranchante d'un scarificateur, ou mieux encore la cautérisation ignée avec la pointe fine du galvano-cautère. La cicatrice qui résulte de cette cautérisation est si peu étendue qu'elle cesse bientôt d'être apparente, pour peu que l'action de l'instrument ait été limitée à la tumeur.

ACNÉ CORNÉE

Exposé clinique. — On décrit, avec Hardy, Vidal et Leloir, sous le nom d'acné cornée une affection caractérisée par le développement de saillies jaunâtres, grises ou noires, acuminées, dont la pression fait sortir des masses cornées et résistantes; ces lésions sont réunies en groupes irréguliers ou disséminées sur le front, le nez, le tronc ou les membres, et ont une évolution très lente.

Les causes de l'acné cornée ne sont pas déterminées.

Traitement. — Il consiste en applications de savon noir, d'emplâtres hydrargyriques et de pommades salicylées; l'expulsion des masses cornées au moyen de la pression des doigts facilite la guérison de cette affection fort rare.

ACNÉ PUSTULEUSE

Exposé clinique et étiologique. — Cette variété d'acné, encore désignée sous les noms d'acné simplex et d'acné inflammatoire, est caractérisée par le développement de saillies d'apparence papuleuse, de coloration rouge, acuminées ou hémisphériques, renfermant presque dès leur début une gouttelette de pus. Celui-ci, au bout d'un temps variable, s'approche de l'épiderme et le soulève en formant une pustule de dimension variable, qui laisse après elle une cicatrice rougeâtre plus ou moins persistante.

Les éléments acnéiques présentent des dimensions très variables suivant les cas et chez un même malade; d'où le polymorphisme des lésions encore accru par la coïncidence d'autres variétés d'acnés, polymorphisme surtout remarquable chez les jeunes sujets lymphatiques (acné juvénile).

La base rouge sur laquelle reposent les pustules peut être peu étendue, ou au contraire large et diffuse; la pustule présente également des dimensions très variables : d'où les noms d'acné hordéolaire, indurée, tuberculeuse, phlegmoneuse, donnés aux divers aspects cliniques de l'acné pustuleuse.

Ces lésions laissent après elles des cicatrices d'autant plus accusées que la pustule a été plus volumineuse et les lésions inflammatoires de voisinage plus étendues.

Leurs sièges de prédilection sont la face, particulièrement les joues, le·front, le nez, et les parties supérieures du thorax, principalement le·dos.

L'acné simplex se rencontre surtout chez les sujets jeunes, de quinze à vingt-cinq ans, mais peut se montrer à une époque plus avancée de l'existence, offrant alors une moindre intensité.

Elle s'observe plus spécialement chez les sujets lymphatiques, plus rarement chez les arthritiques.

La cause en est souvent dans les troubles digestifs dus à une alimentation vicieuse, et les écarts de régime sont très fréquemment la cause provocatrice d'une poussée aiguë. Les troubles des organes génitaux jouent également un rôle important dans la production de cette affection : la coïncidence des éruptions acnéiques avec le développement de la puberté prouve la réalité de cette influence; la continence et l'onanisme, les troubles menstruels, l'approche des règles, en sont souvent les causes déterminantes. Il n'est pas rare de voir l'acné disparaître après une première grossesse; mais, inversement, celle-ci peut être la cause d'une éruption acnéique chez des jeunes femmes qui n'en avaient pas été atteintes auparavant, quoique, dans ces conditions, on observe plus souvent l'acné rosée.

Toutes les causes de fatigue, le surmenage physique ou intellectuel, l'insuffisance du sommeil peuvent également provoquer l'apparition de l'acné pustuleuse.

Nous avons déjà signalé plus haut le mode d'action de ces causes et le rôle des causes externes à propos de l'acné en général : nous n'y reviendrons pas.

Traitement. — Le rôle des causes générales dans le développement de l'acné simplex montre assez l'importance du *traitement interne*.

Chez les jeunes sujets lymphatiques, on aura recours à l'huile de foie de morue, dont l'expérience montre les bons effets, malgré les idées théoriques qui la feraient exclure dans une maladie où le produit de sécrétion des glandes sébacées est altéré, aux ferrugineux, aux arsenicaux.

Chez les arthritiques, on prescrira les alcalins à doses convenables.

L'alimentation sera l'objet d'une attention particulière, et on en exclura les aliments excitants tels que les boissons alcooliques (Lewin permet seulement l'eau-de-vie de grains qui, d'après lui, n'aurait pas l'effet nocif des autres alcools), le thé, le café, les épices, les graisses, la charcuterie, les aliments renfermant des composés toxiques, comme le gibier faisandé, les conserves, les poissons, les crustacés, les fromages fermentés.

On traitera par les moyens appropriés les troubles digestifs; on recourra à l'antiseptie intestinale qui doit être considérée comme à peu près indispensable dans tous les cas d'acné simplex, surtout au moment des poussées aiguës, et on évitera soigneusement la constipation. (Voir, pour plus de détails, le traitement des dermatoses liées à des troubles digestifs, T. I, p. 280.)

Les troubles menstruels et génitaux doivent être également recherchés et traités par les moyens appropriés.

Il convient en outre de prescrire aux acnéiques des exercices corporels modérés, des frictions excitantes sur le tronc et les membres; ils doivent éviter les refroidissements et surtout le froid aux pieds, qui exagère la congestion faciale.

Divers médicaments internes ont été préconisés dans l'acné, le soufre en particulier et l'ichthyol proposé par Unna à la dose de 15 centigrammes à 1 gramme par jour, l'arsenic qui ne paraît pas avoir d'action spéciale sur la lésion cutanée. Les médicaments vaso-moteurs, quinine, digitale, ergotine, ont été également employés, mais sont moins efficaces dans l'acné pustuleuse que dans l'acné rosée.

Le *traitement local* joue un grand rôle dans la guérison de l'acné simplex, mais il ne saurait à aucun titre être prescrit seul; si on ne modifie pas par le traitement interne les affections qui déterminent et entretiennent l'acné, si on ne combat pas la tendance à la production de cette affection, tous les topiques ne sauraient procurer qu'un amendement passager et précaire.

Les topiques sont d'ailleurs, dans cette affection, d'un maniement particulièrement difficile : ceux qui sont véritablement actifs ne doivent leur efficacité qu'à l'irritation cutanée qu'ils provoquent et cette irritation doit être maintenue dans des limites raisonnables, au risque de provoquer, à son tour, des lésions secondaires plus intenses, plus désagréables que la maladie primitive et parfois difficiles à guérir.

Il faut bien savoir, en effet, que le tégument des acnéiques supporte d'une manière très variable les divers topiques; si l'on voit les acnéiques à peau épaisse et grasse, parsemée d'orifices folliculaires larges, mieux tolérer les irritants que les acnéiques à peau fine et souple, il y a encore entre les sujets de ces deux catégories des différences assez considérables au point de vue de l'irritabilité cutanée. Le médecin ne saurait donc agir avec assez de prudence dans le choix et le dosage des préparations qu'il prescrit aux acnéiques : la durée des applications surtout varie très notablement suivant les susceptibilités individuelles. L'acné pustuleuse, malgré sa banalité, est une des dermatoses les plus difficiles à traiter, une de celles qui demandent à être observées le plus attentivement en cours de traitement, si l'on veut éviter à la fois deux écueils qui sont : agir trop brutalement et agir trop lentement.

Les sujets atteints d'acné simplex ne doivent se servir pour les soins de la toilette que d'eau tiède ou mieux encore d'eau chaude, qui décongestionne les téguments; l'addition d'alcools aromatiques, d'acide borique ou d'une petite quantité de sublimé (1 pour 10.000 environ) est utile dans beaucoup de cas, quoique l'origine microbienne de l'affection soit loin d'être démontrée.

Les savons de toilette leur sont utiles pour dégraisser le visage, mais ces savons ne doivent jamais être acides et, malgré le rôle de la graisse dans l'étiologie de cette affection, il y a toujours avantage à se servir de savons surgras, beaucoup mieux supportés que les savons ordinaires. Les savons médicamenteux au soufre, à l'ichthyol, au naphthol, à l'acide salicylique, etc., peuvent être employés pour les soins de la toilette lorsque la peau les supporte.

Dans les formes légères de l'acné simplex, les lotions à l'eau chaude suivies d'applications de poudres absorbantes, les lotions avec l'eau alcoolisée au moyen de l'eau de Cologne, de l'alcool camphré ou de l'alcool saturé d'acide borique ou de salol (1/4 à 1/10 de ces préparations), les applications de tampons d'ouate hydrophile imbibés des mélanges précédents et laissés en place pendant quinze à quarante-cinq minutes, les badigeonnages de teinture d'iode sur les éléments naissants peuvent suffire à arrêter leur évolution.

Dans les formes plus intenses, ces moyens sont ou inefficaces ou inapplicables, et il convient de recourir à un traitement plus actif.

Les substances qui, actuellement, semblent les plus recommandables pour le traitement de l'acné simplex sont le savon noir, le soufre et l'ichthyol.

Le savon noir est incontestablement l'agent le plus actif du traitement de l'acné simplex et celui qui donne les résultats les plus remarquables dans les formes pustuleuses et chez les sujets dont la peau est peu irritable. Les frictions au savon et à l'eau chaude sont faites le soir, en laissant dessécher à la surface de la peau la mousse ainsi produite ; le lendemain matin, on enlève avec l'eau chaude le reste du savon et on poudre à l'amidon, ou mieux on applique une pommade à l'oxyde de zinc additionnée de 1 à 2 0/0 d'acide salicylique. Les applications de savon noir sont répétées les soirs suivants jusqu'à irritation suffisante et remplacées alors par des applications de pommade à l'oxyde de zinc pour calmer l'inflammation. Si les résultats obtenus sont insuffisants, on recommence une ou deux séries successives d'applications après la chute de l'inflammation provoquée par la série précédente. En général, chacune des séries dure trois ou quatre jours, mais on doit recommander au malade de suspendre les applications de savon si l'irritation devenait trop considérable avant ce terme. Cette méthode échoue rarement contre l'acné simplex, mais elle demande une surveillance attentive, et on ne doit jamais l'employer sans avoir prévenu le malade de ses effets irritants, qui peuvent l'obliger à suspendre ses occupations pendant plusieurs jours.

On peut modérer cette irritation en ne laissant séjourner la couche de savon sur la peau que pendant quelques heures, ce qui prolonge la durée du traitement, mais le rend plus supportable.

Le savon noir peut encore être utilisé en lotions alcooliques au quart ou au dixième, en pommades à base de vaseline ou de lanoline à 25 ou 50 0/0, additionnées de naphthol et d'acide salicylique; mais ces modes d'emploi, plus facilement tolérés par la peau, sont, au point de vue de leurs effets curatifs, de beaucoup inférieurs au précédent.

Dans les cas rebelles, le savon noir peut être associé au soufre par parties égales additionnées de 2 0/0 d'acide salicylique (Besnier) ou de naphthol; mais ces préparations très irritantes demandent encore plus de ménagements que le savon noir pur.

Le soufre est encore un topique très utile dans le traitement de l'acné simplex : il peut être employé de différentes manières et à doses variables suivant l'irritabilité de la peau. Il convient spécialement pour les acnés du visage avec lésions pustuleuses peu volumineuses et infiltration périphérique modérée, et pour les acnés du tronc.

Le mode d'emploi le plus fréquemment utilisé en France consiste dans les lotions avec des alcoolés renfermant en suspension du soufre précipité (Voir pour les formules, *Lotions soufrées*, T. II, p. 341). Ces liquides, qu'il faut avoir soin d'agiter avant de s'en servir, sont étendus le soir sur les parties malades au moyen d'un pinceau ; le lendemain, le reliquat est enlevé au moyen d'eau chaude et de savon, et les parties malades sont poudrées à l'amidon ou enduites de pommade à l'oxyde de zinc salicylée. Lorsque l'irritation est suffisante, ce qui arrive au bout de un à quatre jours, on suspend les badigeonnages et on se contente d'appliquer le soir une pommade à l'oxyde de zinc ; puis, après la chute de l'inflammation, on fait une nouvelle série de badigeonnages soufrés. En général, avec deux ou trois séries analogues, on obtient une amélioration considérable.

Les pommades soufrées au dixième ou au huitième, additionnées de 1 à 3 0/0 d'acide salicylique ou de naphthol, peuvent être employées dans les formes modérément intenses d'acné et dans les cas où on a déjà obtenu un amendement par les méthodes précédentes. Elles sont beaucoup moins actives et par suite mieux supportées que les lotions soufrées.

Les savons au soufre peuvent être employés comme succédanés du savon noir, mais lui sont inférieurs comme résultats; ils sont surtout utiles comme compléments d'autres traitements et servent alors aux soins de la toilette.

L'ichthyol, qui est encore un composé soufré, a été introduit dans la thérapeutique de l'acné par Unna, qui le vante tout spécialement.

On l'emploie surtout en solutions éthérées et alcooliques renfermant de 5 à 80 0/0 de sulfo-ichthyolate d'ammoniaque à doses progressivement croissantes; les badigeonnages peuvent être répétés tous les soirs; le matin, on enlève l'enduit à l'eau chaude, puis on recouvre la peau d'une couche de pommade à l'oxyde de zinc : la marche à suivre est la même que pour les applications de savon noir et les lotions soufrées. La tolérance de la peau pour l'ichthyol est très variable suivant les sujets, mais généralement plus grande que pour le savon noir et les préparations soufrées fortes; son action est certainement aussi moins rapide, et on ne peut guère l'utiliser que dans les acnés d'intensité moyenne ou faible, avec lésions pustuleuses peu développées, mais il est assez efficace contre l'infiltration de voisinage. L'odeur désagréable de l'ichthyol est, chez certains sujets, un obstacle à son emploi dans le traitement de l'acné de la face.

On a encore proposé contre l'acné simplex l'emploi des préparations mercurielles, du chlorhydrate d'ammoniaque, de l'acide salicylique, du naphthol, de la résorcine, etc. Ces trois dernières substances peuvent être utilement associées aux préparations précédentes. Les premières et une foule d'autres que nous croyons oiseux d'énumérer ont moins de valeur thérapeutique.

Le traitement chirurgical de l'acné simplex se réduit

à l'ouverture des pustules les plus volumineuses au moyen d'un scarificateur ou de l'aiguille à arrêt de Hebra, qui n'offre aucun avantage sur les aiguilles à scarifier de Vidal (Voir *Scarifications*, T. II, p. 330), ou mieux encore au moyen d'une pointe fine de galvano-cautère avec laquelle on ponctionne la pustule et on cautérise sa paroi. Ce traitement rend de grands services dans les formes intenses de l'acné pustuleuse, mais il ne s'applique généralement qu'à un nombre restreint d'éléments, et ce serait une erreur d'espérer arriver avec lui à la guérison de l'acné.

L'électrolyse, préconisée par quelques auteurs anglais et américains dans le traitement de l'acné simplex, ne pourrait être employée que dans les cas justiciables du traitement chirurgical; elle est trop lente dans son action et trop douloureuse pour pouvoir être conseillée.

Les eaux minérales les plus diverses ont été préconisées dans le traitement de l'acné simplex : en dehors de celles qui peuvent être indiquées par l'état constitutionnel du sujet, nous signalerons seulement celles dont l'emploi topique est particulièrement efficace dans cette affection : ce sont les eaux chlorurées sulfurées d'Uriage, les eaux sulfurées de Cauterets, Luchon, Barèges, Saint-Honoré, les eaux arsenicales de la Bourboule et les eaux bicarbonatées sodiques de Royat.

ACNÉ ROSÉE ET ACNÉ HYPERTROPHIQUE

Exposé clinique et étiologique. — L'acné rosée, encore désignée sous les noms d'acnée rosacée, de couperose, est constituée par deux éléments : 1° des lésions papuleuses ou pustuleuses de dimensions généralement inférieures à celles de l'acné simplex, parfois cependant volumineuses ; 2° une congestion vasculaire plus ou moins prononcée.

La congestion vasculaire, qui peut cliniquement précéder les lésions des glandes sébacées, se traduit par des plaques érythémateuses passagères aboutissant par leur répétition à la production de dilatations vasculaires : ces télangiectasies constituent plus spécialement la forme d'acné appelée couperose. A ces télangiectasies s'ajoute souvent par la suite une infiltration du derme qui est rouge, tuméfié, avec des orifices folliculaires dilatés.

La tuméfaction peut atteindre un degré très accusé, hypertrophier irrégulièrement ou en masse les tissus atteints ; à ces formes auxquelles on donne le nom d'acné hypertrophique, appartient le type décrit sous la dénomination de rhinophyma : les lésions occupant le nez donnent lieu à une déformation plus ou moins considérable de cet organe, dont les téguments sont tantôt mollasses et tantôt indurés, rouges ou violacés, souvent parsemés de dilatations vasculaires, avec des orifices folliculaires énormes, d'où la pression expulse des comédons volumineux.

Le siège de l'acné rosée est la face, principalement le nez et la partie moyenne des joues.

Les causes de l'acné rosée sont très analogues à celles de l'acné simplex, sauf toutefois qu'elle ne s'observe pas chez les jeunes sujets lymphatiques si souvent atteints de cette dernière affection.

L'acné rosée est plus fréquente chez la femme que chez l'homme, qui cependant est presque exclusivement atteint d'acné hypertrophique.

Chez la femme, les troubles des fonctions utérines ont une grande importance dans sa production : la grossesse, surtout chez les femmes ayant dépassé la trentaine, en provoque parfois le développement; les affections utérines s'accompagnant de leucorrhée ou d'aménorrhée sont fréquemment cause de la couperose, et la ménopause y donne souvent lieu. La constipation, qui est si habituelle chez la femme, joue un rôle non moins important dans sa production, et c'est presque toujours elle qui joue le rôle intermédiaire entre les diverses dyspepsies et l'acné rosée.

Chez l'homme, les troubles gastriques et surtout ceux provoqués par l'abus des alcools sont la cause ordinaire de cette affection; mais il ne faudrait pas de la présence de l'acné rosée, même de sa forme hypertrophique, induire l'existence de l'alcoolisme : il est certains sujets, particulièrement des arthritiques, chez lesquels cette cause n'entre nullement en jeu.

La congestion faciale, si fréquente après les repas chez les dyspeptiques, chez lesquels elle est provoquée soit par les troubles de circulation abdominale, soit par les intoxications d'origine gastro-intestinale, permet de comprendre la facilité avec laquelle ces malades sont atteints d'acné.

Des influences extérieures, comme l'action de l'air extérieur, du vent, du froid ou au contraire de la chaleur, interviennent dans la production de l'acné rosée et expliquent, en partie au moins, sa fréquence chez les travailleurs de la campagne, les cochers, les marins, les chauffeurs, les mécaniciens, les forgerons, etc.

Enfin les lésions chroniques des fosses nasales s'accompagnent fréquemment d'acné rosée, soit que, par un mécanisme encore mal déterminé, elles en provoquent le développement, soit que les deux affections soient sous la dépendance d'une même cause de perturbations dans la vascularisation de la face.

Traitement. — Les données étiologiques précédentes montrent quelle importance présente le *traitement général* dans l'acné rosée et quelle direction on doit lui donner.

Chez la femme, on doit porter toute son attention sur les troubles menstruels et sur la constipation : les irrigations vaginales chaudes sont presque toujours indiquées; la constipation sera combattue par les laxatifs et plus spécialement par les drastiques légers, dont l'aloès est le type, qui ont l'avantage d'exagérer l'abondance du flux menstruel très souvent diminué chez les femmes acnéiques.

Chez l'homme, c'est surtout dans les troubles gastriques qu'on trouvera les indications du traitement interne.

Dans les deux sexes, on diminuera par l'usage des antiseptiques les fermentations des voies digestives et on écartera du régime alimentaire toutes les substances excitantes : les boissons alcooliques seront sévèrement proscrites et remplacées aux repas par le lait et les infusions amères ou aromatiques; les aliments épicés, les conserves, la charcuterie, les poissons, les crustacés, les mollusques, les fromages fermentés seront interdits.

Chez les arthritiques, on interdira en outre les légumes et les fruits acides et on prescrira les alcalins et les diurétiques.

La quinine, la digitale, l'hamamelis et surtout l'ergotine (10 à 30 centigrammes par jour) pourront servir à diminuer la congestion faciale.

Enfin on veillera à ce que les malades ne s'exposent pas au froid ou à la chaleur et à ce que leurs extrémités inférieures ne se refroidissent pas.

Le *traitement local* de l'acné rosée ne diffère pas sensiblement de celui de l'acné pustuleuse. Les substances employées sont les mêmes et les modes d'emploi identiques. Nous ne les décrirons pas à nouveau ; nous ferons cependant remarquer, avec M. Brocq, que les préparations d'ichthyol sont moins efficaces ici que dans l'acné simplex. La préférence doit être donnée très habituellement aux lotions soufrées, surtout dans l'acné hypertrophique.

Il faut également ajouter que l'acné rosée est particulièrement irritable et que les applications de savon noir ou de soufre provoquent souvent des inflammations vives du tégument : lorsque celles-ci sont très prononcées, les pommades adoucissantes ne suffisent plus à les combattre et il faut avoir souvent recours aux applications de cataplasmes de fécule de pommes de terre ou aux corps gras simples, tels que l'axonge fraîche, le cold-cream récemment préparé, la vaseline ou le liniment oléo-calcaire.

Pour la même raison, les séries de badigeonnages avec la lotion soufrée ou d'applications de savon doivent être plus espacées et ne doivent être répétées qu'après disparition des phénomènes inflammatoires provoqués par la série précédente. Dans les intervalles, on aura souvent grand avantage à appliquer, dès que l'irritation se modérera, des pommades à l'oxyde de zinc additionnées de 1 à 2 0/0 d'acide salicylique, de 2 à 8 0/0 de naphthol et de 5 à 8 0/0 de soufre.

De même que dans l'acné simplex, les sujets atteints d'acné rosée devront se servir pour la toilette du visage d'eau chaude, additionnée ou non d'alcools

aromatiques ou de solutions alcooliques de substances antiseptiques.

Le *traitement chirurgical* présente une plus grande
importance dans l'acné rosée que dans l'acné pustuleuse. Il y prend le pas, dans beaucoup de cas, sur
les autres traitements locaux.

Contre les lésions pustuleuses de l'acné rosée,
on peut employer les cautérisations ignées ponctuées, absolument comme dans l'acné simplex. On a
encore proposé l'emploi de l'électrolyse, qui ne nous
paraît pas donner des résultats bien encourageants.

Les scarifications linéaires constituent le véritable
traitement chirurgical de l'acné rosée et s'appliquent
à toutes ses formes vasculaires : couperose, télangiectasies, acné hypertrophique. Lorsque l'acné
rosée s'accompagne du développement de pustules,
on doit toujours, avant de recourir aux scarifications,
obtenir, par l'emploi des topiques appropriés,
savon, soufre, etc., ou des cautérisations ignées, la
disparition des lésions pustuleuses : c'est là d'ailleurs
une règle formelle applicable à toutes les affections
accompagnées de lésions suppuratives du tégument
et qui découle de la nécessité de conserver l'asepsie
des surfaces scarifiées.

L'emploi des scarifications dans l'acné rosée doit
également être précédé du traitement des états
séborrhéiques concomitants et de l'acné comédon :
lorsqu'on aura déjà, par les topiques appropriés,
amendé l'état des glandes sébacées, l'effet utile des
scarifications sur les lésions vasculaires se fera
sentir avec plus de rapidité encore et, dans un temps
souvent court, on verra la congestion et l'infiltration
se réduire dans des proportions considérables. Ce
n'est guère que dans les formes vasculaires pures

en apparence, dans la couperose proprement dite,
que l'on peut d'emblée recourir aux scarifications.

Les scarifications ont pour but, dans l'acné rosée,
de sectionner les vaisseaux, de réduire leur volume
par la rétraction que la cicatrisation fait subir à
leurs parois; accessoirement, elles provoquent au
moment même de l'opération une hémorrhagie
plus ou moins abondante, saignée locale qui décongestionne les parties malades, mais dont les effets
sont passagers.

Les scarifications doivent être faites avec les précautions aseptiques et antiseptiques d'usage et suivant le mode opératoire habituel (voir T. II, p. 334).
Elles doivent être très rapprochées dans les formes
vasculaires pures avec télangiectasies fines; dans
les acnés avec congestion intense et infiltration dermique, les sections peuvent être plus espacées. On
fera d'ordinaire, après une première série de scarifications parallèles, une deuxième série de scarifications coupant obliquement les premières; ces incisions seront faites sur toute l'étendue des parties
malades, plus rapprochées au voisinage de leurs
bords; leur profondeur variera suivant le siège des
vaisseaux malades.

Quoique la saignée locale aide à la décongestion
des régions acnéiques, on ne devra pas chercher
à produire une hémorrhagie trop abondante et
on prendra toujours toutes les précautions d'usage
pour éviter de souiller inutilement les régions adjacentes.

Le pansement consécutif aux scarifications sera
fait suivant les règles habituelles.

C'est seulement après la cicatrisation complète
qu'on pourra recourir à l'emploi des topiques irri-

tants, et encore est-il préférable, au moment des premières séances de scarifications, de suspendre l'emploi des autres topiques et de répéter l'opération dès que les incisions sont cicatrisées, c'est-à-dire au bout de 5 à 6 jours ; on active de la sorte la guérison.

Les scarifications donnent des résultats remarquables dans les différentes formes d'acné rosée ; elles sont surtout efficaces dans l'acné hypertrophique, dont elles réduisent les lésions avec une rapidité d'autant plus grande qu'elles sont plus congestives.

Il est des cas d'acné hypertrophique dans lesquels les topiques précédents et les scarifications sont incapables de provoquer autre chose qu'une réduction du volume des parties : les lésions périglandulaires sont constituées par la production de tissu fibreux sur lequel ces traitements sont sans action ; l'ablation avec le bistouri est alors le seul mode d'intervention thérapeutique applicable ; c'est dans ces cas que la décortication du nez donne des résultats très remarquables, mais nous ne pouvons insister ici sur ce point, qui est exclusivement du ressort de la chirurgie.

Nous ne reviendrons pas, à propos de l'acné rosée, sur l'usage thérapeutique des eaux minérales ; nous renvoyons à ce que nous avons dit sur ce sujet à propos de l'acné pustuleuse.

ACNÉ NÉCROTIQUE

Exposé clinique et étiologique. — On a décrit sous les noms d'acné pilaire (Bazin), d'acné frontale, d'acné varioliforme (les auteurs allemands), d'acné rodens (Vidal), etc., une affection que C. Bœck a proposé avec plus de raison d'appeler acné nécrotique ;

cette forme d'acné se traduit par la nécrose des tissus qu'elle atteint et laisse après elle des cicatrices analogues à celles de la variole.

Elle est caractérisée par le développement de nodosités saillantes rouges ou violacées dont le centre se recouvre d'une sorte de croûte jaunâtre, eschare superficielle très adhérente ; lorsqu'on extirpe cette croûte, on trouve au-dessous d'elle une dépression à peine suintante, régulièrement arrondie et profonde, qui se transforme plus tard en une cicatrice blanche de même forme et persistante.

Les éléments d'acné nécrotique varient de 1 à 5 ou 6 millimètres de largeur ; ils se développent par poussées, comprenant un nombre variable d'éléments et occupent certaines régions d'élection : le front, à la bordure des cheveux, le sommet du crâne lorsqu'il est déjà en partie dénudé, le nez, les sillons naso-géniens, plus rarement les autres parties de la face ou le thorax.

Les récidives se reproduisent pendant des années et parsèment les régions atteintes de cicatrices irrégulières et dépilées.

Cette affection n'a avec la syphilis d'autre rapport qu'une analogie extérieure avec certaines syphilides papuleuses et papulo-croûteuses. Elle est plus fréquente chez l'homme que chez la femme. Elle s'observe particulièrement chez des sujets arthritiques, atteints ou non de troubles dyspeptiques.

La nature microbienne ou toxique de ses lésions n'est pas déterminée et en réalité son étiologie est fort mal connue.

Traitement. — Le *traitement interne* de l'acné nécrotique consiste, en raison du terrain diathésique sur lequel elle se développe, dans l'emploi des alcalins à doses modérées. C'est à tort et par suite de la confusion avec les syphilides qu'on a eu recours au traitement mercuriel, lequel est sans effet sur l'acné nécrotique ; par contre, les iodures, qui exaspèrent la plupart des autres formes d'acné, semblent avoir parfois une influence favorable sur celle-ci.

Les troubles digestifs doivent également être traités et on a souvent à recourir à l'emploi des antiseptiques intestinaux.

Le *traitement local* consiste essentiellement dans l'emploi des émollients et en particulier des pulvérisations tièdes de liquides antiseptiques pour faciliter la chute des eschares, et dans l'emploi des préparations antiseptiques faibles : vaseline boriquée, lotions avec une solution de sublimé au 1/000, de phénosalyl à 1/300 ou à 1/500, etc. Les applications soufrées et en particulier les lotions soufrées et les pommades soufrées à 5 ou 6 0/0 semblent également utiles.

Il faut bien savoir que ces modes de traitement externe ne guérissent pas l'acné, n'empêchent pas le retour de ses poussées : ils font disparaître les lésions développées, facilitent leur réparation, mais n'ont pas d'effet appréciable sur la maladie elle-même. L'usage prolongé des préparations antiseptiques et soufrées, aidé de la médication alcaline et de l'antisepsie intestinale, doit être cependant conseillé à titre préventif.

Les lésions ont tendance à se réparer rapidement après la chute des croûtes ; parfois même avant leur chute l'épiderme recouvre déjà toute la dépression sous-jacente. Sauf dans des cas tout à fait exceptionnels, où il persiste des ulcérations, il n'y a aucun avantage et il peut y avoir inconvénient à faire des cautérisations énergiques avec le nitrate acide de mercure, et en pareil cas nous donnons la préférence aux cautérisations ignées.

ACNÉ CHÉLOÏDIENNE

Exposé clinique et étiologique. — On donne le nom d'acné chéloïdienne, de sycosis chéloïdien ou de chéloïde acnéique à une affection caractérisée par le développement de folliculites suppurées présentant les caractères de l'acné et s'accompagnant de la production de masses de tissu fibreux semblables aux chéloïdes. Cette affection a pour siège la partie supérieure de la nuque, à la limite du cuir chevelu.

Elle débute par une inflammation portant sur plusieurs follicules pileux voisins avec infiltration profonde du derme et pustules peu volumineuses analogues à celles de l'acné simplex, centrées par un poil; l'infiltration dermique, au lieu de rester limitée au pourtour de ces pustules, s'étend à leur voisinage, formant une traînée dure, allongée ou irrégulière qui offre les caractères de la chéloïde.

Cette affection s'observe surtout chez l'homme; la pression du faux-col semble contribuer à lui donner ses caractères spéciaux; son étiologie se confond avec celle de l'acné, dont on trouve d'ailleurs des éléments sur d'autres points des téguments; c'est en réalité une chéloïde de siège particulier succédant à une lésion acnéique. Les causes de la production du tissu chéloïdien sont aussi mal déterminées que celles des chéloïdes d'autres sièges et d'autres origines.

Traitement. — Le traitement de l'acné chéloïdienne

se confond au début avec celui de l'acné et plus tard avec celui des chéloïdes.

Les lésions acnéiques de la nuque doivent être traitées avec soin dès leur apparition, et ainsi on empêchera dans un certain nombre de cas leur transformation chéloïdienne.

Les badigeonnages de teinture d'iode, les lavages avec l'eau chaude et le savon au soufre, à l'ichthyol, au naphthol, les lotions soufrées, les lotions avec une solution de sublimé sont particulièrement à recommander pour ce traitement préventif. Nous avons la conviction d'avoir, par ces applications et par la suppression de toutes les causes d'irritation (faux-cols trop élevés, etc.) empêché la transformation chéloïdienne dans quelques cas d'acné de la nuque.

Lorsque la chéloïde est développée, son traitement ne diffère pas de celui des lésions analogues occupant d'autres régions : nous renvoyons au chapître *Chéloïde* (T. II, p. 70) pour les indications de ce traitement, dans lequel nous recommandons spécialement les scarifications, l'emplâtre de Vigo, les emplâtres résorcinés et salicylés.

APPENDICE

Psorospermose folliculaire végétante.

Exposé clinique. — En raison du siège des lésions, nous rangeons, provisoirement au moins, parmi les acnés l'affection décrite par M. J. Darier sous le nom de psorospermose folliculaire végétante (cette affection est désignée à juste titre par quelques auteurs sous le nom de maladie de Darier), et que les discussions encore pendantes sur la nature et le rôle pathogénique des psorospermies ne nous autorisent pas à classer définitivement dans le groupe des dermatoses parasitaires.

Cette affection, très rare, est caractérisée par des saillies papuleuses, du volume d'une tête d'épingle à leur début, fermes, devenant hémisphériques ou aplaties, se recouvrant d'une croûte ou d'une sorte de petite corne enchâssée dans une dépression en forme d'entonnoir de leur partie centrale. Les lésions s'accompagnent d'un état végétant ou papillo-mateux du derme ; d'abord isolées, elles se réunissent en placards plus ou moins saillants, recouverts de concrétions cornées ou grasses, épaisses, jaunâtres ou brunâtres et, dans les plis, d'une sécrétion puriforme et nauséabonde. Elles ont tendance à se généraliser à la presque totalité du tégument externe.

Traitement. — Leur traitement est encore assez mal déterminé. Il consiste surtout dans les soins de propreté minutieux, l'application de poudres absorbantes sur les régions suintantes ; l'emploi des parasiticides, ou mieux des antiseptiques (solutions de sublimé, etc.), est indiqué par la nature parasitaire possible de la maladie ; les applications de préparations salicylées (pommades, emplâtres, lotions, savons) sont rationnelles en présence de lésions végétantes.

AFFECTIONS DU SYSTÈME PILEUX

Nous avons rangé parmi les affections parasitaires la trichophytie, la pelade, la piedra (Voir T. I, p. 84, 104 et 128).

Il nous reste à étudier dans ce chapitre les atrophies du système pileux, les alopécies non mycotiques, la canitie, l'hypertrichose, les folliculites et les sycosis.

Atrophies du système pileux.

Nous décrivons, sous ce titre général, la trichoptilose, la trichorrhexie noueuse et le monilethrix.

TRICHOPTILOSE

Exposé clinique. — On décrit sous ce nom une lésion caractérisée par la sécheresse et la friabilité des poils qui se fendent à leur extrémité ou sur une partie de leur étendue.

Cette lésion peut accompagner des lésions diverses du cuir chevelu : pelade, eczéma, séborrhée, etc., ou des maladies générales cachectiques, ou être indépendante de tout autre état pathologique.

. Elle peut s'observer aux cheveux ou à la barbe.

. Elle constitue plutôt une curiosité qu'une maladie, et n'est justiciable d'aucun autre **traitement** que la coupe des poils au-dessous de l'extrémité de la fente, afin d'empêcher son extension.

TRICHORRHEXIE NOUEUSE

Exposé clinique. — Cette lésion, assez analogue à la précédente, est caractérisée par la présence, en un ou plusieurs points de la longueur du poil, d'une sorte de gonflement de celui-ci résultant de l'éclatement de ses fibres qui se dissocient comme le ventre d'un écheveau; elle peut aboutir à la rupture du poil, qui se termine alors par une sorte de pinceau de fibrilles.

Elle peut s'observer au niveau des cheveux, de la

barbe et des poils du pubis et occuper un grand nombre de poils.

Son étiologie est inconnue ; elle paraît cependant tenir à un trouble de nutrition du poil.

Le **traitement** de cette lésion est assez peu satisfaisant : celui qui semble préférable est celui que M. Besnier a proposé et qui consiste dans l'avulsion à la pince des poils malades et dans les applications répétées de teinture de cantharides à l'orifice folliculaire.

MONILETHRIX OU NODOSITÉS DES POILS

Exposé clinique et étiologique — Cette lésion du système pileux est caractérisée par l'amincissement du poil en différents poils de son étendue, les portions intermédaires conservant leur diamètre normal ; elle peut être régulière, donnant au poil l'aspect d'un chapelet. Les poils ainsi altérés sont secs, cassants et ordinairement cassés assez court.

Assez souvent héréditaire [ou familiale, cette lésion coïncide [le plus ordinairement avec la xérodermie pilaire et peut atteindre les poils des différentes régions du corps.

On l'observe parfois dans la pelade.

Son **traitement** se confond avec celui des affections qui l'accompagnent et la causent.

Alopécies.

On donne le nom d'alopécie à la chute totale ou localisée des poils, plus spécialement des cheveux.

Les causes des alopécies sont très nombreuses et souvent associées les unes aux autres dans un cas donné.

Nous éliminerons tout d'abord les alopécies dues à des lésions graves du cuir chevelu, dans lesquelles la chute des poils, plus ou moins étendue, n'est qu'un symptôme relativement secondaire et ne mérite pas un traitement spécial, ou plutôt n'est justiciable d'aucun traitement par suite de la destruction irrémédiable du follicule pileux : telles sont les alopécies en plaques du lupus vulgaire, du lupus érythémateux, de la sclérodermie, auxquelles il faut joindre les alopécies cicatricielles consécutives aux traunatismes du cuir chevelu, aux pustules de variole ou d'ecthyma, aux vésico-pustules irritées d'impétigo, et les alopécies cicatricielles innominées que nous étudierons plus loin.

Nous éliminerons également celles qui surviennent à la suite de lésions inflammatoires aiguës et intenses du cuir chevelu, comme l'érysipèle, les eczémas aigus, les psoriasis intenses et inflammatoires, le pityriasis rubra ; dans ces cas, la chute des poils est un symptôme accessoire au cours de la maladie principale ; après sa guérison, le sort du système pileux est très variable : parfois, chez les sujets jeunes principalement, les cheveux reprennent leur poussée normale, souvent peu colorés ou plus grêles ; plus fréquemment, chez des sujets avancés en âge, prédisposés héréditairement à la calvitie, ou présentant des altérations atrophiques du cuir chevelu antérieures ou consécutives à la maladie inflammatoire, les cheveux ne repoussent plus et l'alopécie est définitive : son traitement est alors le même que celui des formes suivantes.

L'alopécie peut être congénitale : elle constitue alors une difformité, encore appelée *atrichie*, rare et sans intérêt au point de vue thérapeutique.

Nous étudierons séparément les alopécies acquises ne rentrant pas dans les formes précédentes.

Ce sont : les alopécies sénile, prématurée, séborrhéique, les alopécies consécutives aux maladies générales, qui présentent entre elles assez de traits communs pour pouvoir être réunies dans une même étude, puis l'alopécie xérodermique, l'alopécie neurotique généralisée, les alopécies innominées de M. Besnier, les pseudo-alopécies par frictions répétées et la trichotillomanie.

ALOPÉCIES SÉNILE, PRÉMATURÉE, SÉBORRHÉIQUE ET ALOPÉCIES CONSÉCUTIVES AUX MALADIES GÉNÉRALES

Exposé clinique et étiologique. — L'alopécie est fréquemment la conséquence de l'âge : débutant suivant les sujets à une période plus ou moins avancée de l'existence, elle résulte de l'involution des bulbes pileux, mais peut être aggravée ou précipitée par la séborrhée du cuir chevelu; cette *alopécie* dite *sénile* est plus fréquente chez l'homme que chez la femme; elle occupe presque constamment le vertex, qu'elle dénude plus ou moins complètement et plus ou moins rapidement.

La forme d'alopécie à laquelle on a donné le nom d'*alopécie prématurée* ou *idiopathique* se confond avec l'alopécie sénile d'une part, avec l'alopécie séborrhéique d'autre part. Débutant généralement vers l'âge de 25 ou 30 ans, parfois plus tôt, elle occupe d'abord le vertex ou la région frontale, et s'étend à toute la partie supérieure du crâne, respectant pendant longtemps la nuque et les parties latérales.

Cette affection s'accompagne généralement de séborrhée sèche du cuir chevelu; celle-ci peut intervenir dans sa production ou être la conséquence simultanée des lésions du cuir chevelu qui aboutissent à l'alopécie. L'alopécie paraît résulter surtout d'une involution prématurée des follicules pileux. Fréquemment héréditaire, elle se développe le plus souvent chez des sujets fortement entachés d'arthritisme, à la suite de surmenage physique ou intellectuel, de troubles génitaux; elle peut survenir rapidement après une maladie infectieuse; l'habitude de tenir la tête couverte et l'abus des lotions du cuir chevelu en favorisent la production. Elle est plus fréquente chez l'homme que chez la femme.

L'alopécie séborrhéique offre les relations les plus intimes avec les formes précédentes, et on pourrait, en poussant la théorie à l'extrême, considérer toutes les alopécies comme liées à la séborrhée : car il est peu de cas où on ne la voie coïncider avec la chute des cheveux.

L'alopécie consécutive aux maladies générales (fièvre typhoïde, scarlatine, variole, cachexies, etc.) *et à la grossesse* est souvent étendue, s'accompagne également de séborrhée qui semble jouer un rôle important dans sa production; mais elle a, sauf chez les sujets qui ont dépassé la quarantaine ou chez ceux qui sont prédisposés à l'alopécie prématurée, une grande tendance à guérir assez facilement sous l'influence de traitements simples.

La syphilis mérite une mention particulière,

L'alopécie syphilitique peut être la conséquence de lésions syphilitiques grossières des régions pilaires. Plus souvent, elle se produit, à la période secondaire de la syphilis, sans lésions du cuir chevelu susceptibles de l'expliquer; disséminée sous forme de plaques, irrégulièrement disposées sur le cuir chevelu et incomplètement glabres (alopécie en clairières), parfois simulant la pelade, elle est remarquable par le peu d'adhérence des poils qui s'arrachent facilement, sont secs et minces; elle coïncide fréquemment avec la syphilide pigmentaire du col, d'où le nom d'alopécie leucodermique que lui a donné Haslund. Il n'est pas rare de voir l'alopécie se produire comme première manifestation apparente de la syphilis secondaire, chez des sujets qui ignorent encore être atteints de cette maladie : d'où la nécessité de rechercher l'existence du chancre dans les alopécies étendues à marche rapide. Comme l'alopécie des autres maladies générales, l'alopécie syphilitique guérit ordinairement avec une grande facilité.

Traitement. — Les diverses alopécies que nous venons d'énumérer sont justiciables de traitements identiques; mais l'efficacité de ceux-ci est très variable suivant la nature de l'alopécie : ce que nous venons de dire suffit à montrer que le médecin ne devra jamais promettre que sous réserves la guérison d'une alopécie donnée et que, dans certains cas même, il pourra tout au plus espérer obtenir un arrêt dans la chute des poils.

Les dispositions constitutionnelles du malade, les lésions et les troubles fonctionnels révélés du côté des viscères par un examen attentif, l'état général du sujet fourniront les indications du *traitement général*. Aux arthritiques on conseillera l'usage des alcalins à doses modérées; aux lymphatiques et aux anémiques, les reconstituants sous les formes appropriées; les préparations arsenicales semblent activer la pousse des cheveux et à ce titre conviennent dans les diverses variétés d'alopécies; chez les syphilitiques, on prescrira le traitement mercuriel.

Dans tous les cas, on recommandera d'éviter le

surmenage physique et intellectuel et on veillera sur le régime alimentaire, d'où on exclura les mets irritants, les viandes altérées, les conserves, les poissons et les fromages fermentés.

En outre on prescrira des *soins hygiéniques locaux* : le malade devra se couvrir la tête le moins possible, se servir de peignes dont les dents ne soient pas trop rapprochées et trop pointues, nettoyer le cuir chevelu soit avec la décoction d'écorce de bois de Panama, soit avec de l'eau chaude et du savon au naphthol, au soufre ou au goudron ; ces lavages seront répétés chaque jour si le malade est traité par les pommades ; en cas contraire, ils seront espacés de 2, 3 ou 4 jours, mais renouvelés assez fréquemment pour débarrasser entièrement le cuir chevelu des poussières extérieures et des produits de sécrétion. Si les lavages ou les lotions alcooliques prescrites rendent les cheveux trop secs, on les enduira légèrement d'huile de ricin pure ou apditionnée de 2 à 3 0/0 de naphthol.

Les cheveux doivent être tenus aussi courts que possible ; cette prescription est de rigueur chez l'homme. Chez la femme, il est plus difficile de l'exiger ; elle est cependant indispensable lorsque l'alopécie est prononcée et à marche rapide, comme dans les alopécies des convalescences ; d'ailleurs la coupe des cheveux facilite les soins locaux et active singulièrement leur repousse, avantages que les malades regrettent rarement d'obtenir par le sacrifice temporaire de leur chevelure.

On doit toujours recommander aux femmes, qui veulent dissimuler la chute ou la coupe de leurs cheveux, de porter des postiches très légers et de les séparer du cuir chevelu par une pièce de linge fin changée fréquemment.

ḗ *traitement local* proprement dit des alopécies consiste, outre les lavages du cuir chevelu avec les savons médicamenteux indiqués plus haut, dans l'emploi des lotions excitantes.

Les lotions excitantes peuvent être composées à base d'alcoolats aromatiques additionnés d'essence de térébenthine, d'ammoniaque, de camphre, de teinture de cantharides, de teinture de noix vomique, de quinquina, de naphthol, etc. On en trouvera plus loin les formules (voir T. II, p. 289).

En outre, lorsque, ainsi que cela est ordinaire, la séborrhée coïncide avec l'alopécie, on devra la traiter par les moyens appropriés : lotions au sublimé, pommades soufrées, etc. (voir pour plus de détails, T. II, p. 120).

ALOPÉCIE XÉRODERMIQUE

Exposé clinique et étiologique. — Nous étudions ici l'alopécie due à la xérodermie pilaire (kératose pilaire de M. Brocq, ulérythème ophryogène de Taenzer).

Cette forme d'alopécie, assez rare, est caractérisée par la chute des poils accompagnée d'une légère desquamation pityriasique et par la présence de petites cicatrices fines, blanches, rosées ou rouges, donnant au tégument l'aspect atrophique ou formant des plaques de forme irrégulière et d'étendue variable ; parfois, autour des poils persistants, lesquels sont souvent moniliformes, on trouve de petites saillies coniques, blanches, analogues à celles qui constituent la xérodermie pilaire (voir T. I, p. 33). En tous cas, la cause de l'alopécie est indiquée par la coexistence de la xérodermie pilaire sur les différentes régions du tégument.

Cette forme d'alopécie, décrite par M. Brocq,

occupe surtout la partie externe du sourcil, plus rarement la barbe et le cuir chevelu, où elle est facilement confondue avec l'alopécie séborrhéique.

Comme pour la xérodermie pilaire en général, il s'agit d'une lésion d'origine congénitale, voisine de l'ichthyose si elle ne se confond pas avec elle, mais évoluant dans le courant de l'existence, de sorte que l'alopécie xérodermique, dernier terme de cette évolution, ne commence à se montrer que vers l'âge de 20 à 25 ans et souvent plus tard.

Traitement. — Le traitement général de l'alopécie xérodermique est celui de la xérodermie pilaire : huile de foie de morue, arsenic et préparations iodurées.

Son traitement local consiste dans l'emploi des pommades soufrées (5 à 10 0/0) et salicylées (1 à 2 0/0), et des lotions excitantes usitées contre les diverses autres formes d'alopécie. (Voir T. II, p.289.)

ALOPÉCIE GÉNÉRALISÉE NEUROTIQUE

Exposé clinique et étiologique. — Les différentes causes que nous avons étudiées précédemment peuvent porter leur action sur les diverses régions pileuses; mais il est une affection qui, par sa tendance à atteindre les poils de plusieurs régions du corps et à déterminer une alopécie totale, mérite d'être séparée des autres formes d'alopécie.

Cette affection, désignée par les auteurs sous le nom de pelade décalvante, ne peut rester confondue dans la description de la pelade parasitaire; son origine nerveuse ne paraît pas contestable et nous proposons de la désigner sous le nom d'alopécie généralisée neurotique ou de pseudo-pelade généralisée nerveuse.

Elle se traduit par la chute des poils sans lésion appréciable des téguments, ou simplement avec décoloration et aspect lisse, éburné de ceux-ci.

L'alopécie se montre souvent sous la forme de plaques arrondies comme celles de la pelade; ces plaques, multiples, symétriques, ou irrégulièrement disposées, s'étendent par leur périphérie, arrivent à se joindre par leurs bords, et occupent une étendue considérable du cuir chevelu; parfois, dans l'espace de quelques jours, la décalvation est complète et il ne reste plus sur le crâne que quelques poils disséminés, grêles et secs.

Des lésions analogues se montrent dans la barbe; les sourcils, les cils peuvent être atteints, les poils du pubis, des aisselles, des membres peuvent également tomber rapidement.

La marche de l'affection est très irrégulière : les poils peuvent repousser par places alors que d'autres régions primitivement indemnes sont atteintes à leur tour; les poils de repousse sont généralement fins, décolorés, tombant facilement au début, prenant plus de solidité plus tard, mais encore exposés à une chute ultérieure.

La guérison peut se produire, souvent d'une façon inopinée, et persister ou être temporaire; souvent aussi l'alopécie est définitive et persiste toute l'existence, malgré les soins les plus assidus.

Cette affection se développe le plus souvent entre vingt et trente ans, parfois à la suite d'une maladie grave, plus souvent à la suite d'émotions morales vives ou de surmenage intellectuel, d'autres fois sans cause appréciable. Elle s'observe chez des sujets à tempérament nerveux ou à prédisposition nerveuse héréditaire, coïncide parfois avec des manifestations nerveuses graves : hystérie, neurasthénie, goitre exophthalmique, etc., et s'accompagne souvent de vitiligo, dermatose dont l'origine nerveuse est indéniable.

Traitement. — Le *traitement général* de cette affection consiste dans l'emploi des médicaments nervins : valériane, bromures, etc., et des modificateurs généraux de la nutrition : arsenic, phosphates, glycéro-phosphates, massage, hydrothérapie, douches tièdes ou froides, bains sulfureux et salés, massage, électrisation, etc. Il demande à être continué pendant longtemps, et les séjours dans les stations thermales sulfureuses rendent en pareil cas de signalés services.

Le *traitement local* est très analogue à celui de la pelade. Il consiste dans l'emploi des lotions excitantes et des liniments excitants à l'acide acétique, à l'acide phénique, à la teinture de cantharides, etc. (Voir T. I, p. 109 et T. II, p. 289.) Ce traitement doit être également continué longtemps, et il y a grand avantage à en varier les agents, leurs effets s'épuisant au bout d'un certain temps ; nous avons l'habitude, pour nous rendre mieux compte des résultats obtenus par les diverses préparations excitantes, d'employer simultanément sur plusieurs segments homologues du cuir chevelu plusieurs d'entre elles, et, lorsque l'essai a été suffisamment prolongé, nous étendons la surface d'action du topique qui a donné les meilleurs résultats.

La faradisation du cuir chevelu, les douches sulfureuses locales nous ont parfois donné de bons résultats, et nous conseillons d'en alterner l'usage avec celui des préparations pharmaceutiques.

Quant aux injections intradermiques et aux scarifications, nous avons assez nettement exprimé notre opinion sur elles à propos de la pelade (T. I, p. 119) pour n'avoir pas à y revenir ici.

Aux agents irritants il convient d'associer les lotions au sublimé, les lavages à l'eau chaude et aux savons au naphthol, au goudron, au soufre, à l'acide salicylique, etc.; les pommades soufrées, les pommades au baume du Pérou, au naphthol, à la résorcine peuvent encore être utilisées dans le traitement de cette affection rebelle.

L'épilation nous semble absolument inutile dès que la nature nerveuse de la maladie est reconnue; nous conseillons uniquement de tenir courts les poils qui persistent, et, si les malades sont obligés de porter des postiches, de les faire aussi légers que possible, de les conserver le moins longtemps possible sur la tête et de les doubler d'une coiffe mince en toile qui sera changée fréquemment.

ALOPÉCIES INNOMINÉES

Exposé clinique et étiologique. — Avec M. Besnier, nous comprenons dans le groupe des alopécies innominées une série d'affections du cuir chevelu, se traduisant par la production de taches alopéciques d'apparence plus ou moins nettement cicatricielle, à la surface ou à la périphérie desquelles se montrent généralement des lésions inflammatoires ou pustuleuses de courte durée.

Ce groupe, encore très imparfaitement connu, a été souvent confondu avec la pelade.

Les affections qui le constituent diffèrent cliniquement de la pelade par la présence de lésions inflammatoires, par la configuration irrégulière, par l'aspect cicatriciel des plaques alopéciques, par la destruction irrémédiable des follicules pileux, entraînant la permanence de l'alopécie.

Il comprend les faits désignés sous les noms de folliculites destructives des régions velues (Quinquand), de folliculites décalvantes (Brocq), de pseudo-pelade (Brocq), de sycosis lupoïde (Brocq), d'acné décalvante (Lailler), d'acné lupoïde (Pr. Morrow et les auteurs américains).

Il n'entre pas dans le plan de cet ouvrage de décrire isolément ces différents types cliniques, qui offrent d'étroites relations les uns avec les autres et dont la définition sommaire du groupe suffit à montrer les principaux caractères extérieurs. Leur thérapeutique est d'ailleurs — et c'est ce qui importe le plus au praticien — identique.

Traitement. — Les indications du traitement sont fournies par la marche extensive de la maladie, dont les plaques tendent à s'accroître irrégulièrement par leur périphérie et à atteindre successivement plusieurs points du cuir chevelu, par la présence de lésions pustuleuses vraisemblablement d'origine microbienne et par l'état général des malades.

Le *traitement interne* sera subordonné aux renseignements fournis par l'examen des fonctions du sujet atteint. Il sera tonique et reconstituant dans certains cas; d'autres fois, il aura à combattre des troubles gastro-intestinaux. Presque toujours, il y aura avantage à soumettre les malades, au moins pendant un certain temps, à l'emploi des antiseptiques du tube digestif : on sait, en effet, que les fermentations dont celui-ci est le siège favorisent singulièrement le développement et la persistance des affections suppuratives du tégument; les travaux du professeur Bouchard et de ses élèves ont suffisamment établi ce fait pour que, dans des affections dont la pathogénie est aussi mal déterminée que celle des alopécies innominées, on ne néglige pas cette indication, si théorique qu'elle soit.

Le régime alimentaire des malades sera également formulé dans ce sens et on supprimera tous les aliments qui peuvent fournir matière à des auto-intoxications et provoquer des irritations cutanées : poissons de mer, mollusques, crustacés, gibier, viandes de conserve, mets trop épicés, etc.

Localement, les cheveux seront tenus courts autant que possible et dans les mêmes conditions que chez les peladiques. Au pourtour des plaques ou des éléments isolés, les cheveux seront coupés courts.

Le cuir chevelu sera soumis, comme dans la pelade, à des savonnages quotidiens avec le savon de toilette ou avec des savons antiseptiques au naphthol, au sublimé, etc., et à des lotions antiseptiques au sublimé (liqueur de van Swieten), au biiodure de mercure, au phéno-salyl, au salol, à la créoline, etc.

L'épilation, recommandée par M. Besnier et par Ducrey et Stanziale (1), est incontestablement indiquée pour arrêter les progrès extensifs de la maladie : on devra enlever à la pince tous les poils qui bordent les plaques alopéciques dans une étendue de 3 à 4 millimètres, et surveiller de près cette bordure, en la reculant si de nouvelles lésions viennent à se produire ; il en sera de même au pourtour des lésions pustuleuses isolées qui peuvent se montrer sur les différentes régions du cuir chevelu. Lorsqu'il persiste

____

(1) *Giornale italiano delle malattie veneree e della pelle,* 1892, p. 239.

à la surface des plaques alopéciques quelques poils isolés ou des traînées de poils formant enclave, ils seront également avulsés afin de tenter de les conserver, et on ne les laissera repousser librement que lorsque le processus semblera éteint.

Les séances d'épilation seront suivies, pendant deux ou trois jours, de l'application de topiques émollients et légèrement antiseptiques (cataplasmes de fécule de pommes de terre préparés à l'eau boriquée ou mieux compresses imbibées d'eau boriquée) pour calmer l'inflammation qui leur succède et qui pourrait risquer d'aboutir à la production de nouveaux éléments pustuleux aggravant la maladie.

Lorsqu'il existe à la surface des plaques alopéciques des pustules ou des traces d'inflammation, la première indication sera d'en obtenir la résolution. Dans ce but, on pourra avoir recours à des pommades à base d'oxyde de zinc, de sous-nitrate de bismuth, de dermatol, à des emplâtres à l'oxyde de zinc ou au dermatol, à l'emplâtre rouge de Vidal, en ayant soin de faire chaque jour, sur les plaques, un lavage avec une solution antiseptique.

Souvent, cependant, ces topiques seront insuffisants à amener la résolution des éléments pustuleux et à entraver leur repullulation. Aussi, après les avoir essayés pendant deux ou trois semaines, — ou même dès le début du traitement si les pustules sont très nombreuses et surtout recouvrent presque toute la surface malade, — devra-t-on tenter l'emploi de la médication substitutive.

Les agents qui ont été proposés dans ce but sont surtout ceux qui sont employés dans le traitement de l'acné.

Quinquaud (1) conseillait de faire tous les dix jours un badigeonnage de teinture d'iode sur les surfaces malades et sur les parties avoisinantes.

Le soufre peut être employé sous forme de pommade au dixième additionnée ou non d'un centième d'acide salicylique, ou sous forme de lotions semblables à celles employées dans l'acné. (Voir T. II, p. 341).

Ces lotions seront faites pendant quatre ou cinq jours consécutifs, puis suspendues pendant un temps égal, pendant lequel on appliquera une pommade à l'oxyde de zinc. De même que dans l'acné, les eaux sulfureuses, celles de Luchon et d'Uriage en particulier, seront souvent utiles.

Ducrey et Stanziale se sont bien trouvés des badigeonnages à l'ichthyol : nous renvoyons, pour le mode d'emploi de cette substance, aux indications que nous avons données à propos de l'acné. (T. II, p. 142.)

Dans des cas rebelles, les applications de savon noir, faites suivant la méthode employée dans l'acné, pourraient être utiles, mais demandent une certaine prudence et une surveillance attentive.

M. Brocq recommande également l'emploi des pommades mercurielles, au turbith ou au précipité jaune par exemple. Lailler employait la pommade au turbith dans l'acné décalvante.

Lorsque les pustules sont très persistantes et les lésions inflammatoires rebelles à tout traitement, les cautérisations ignée ou plus rarement les scarifications linéaires peuvent devenir indiquées.

Les traitements précédents s'appliquent aux cas où les alopécies innominées s'accompagnent ou sont sous la dépendance de lésions inflammatoires des

______
(1) *Société médicale des hôpitaux*, 10 août 1888.

follicules pileux, avec production de pustules. Mais ces lésions peuvent faire défaut ou être peu prononcées, ou elles peuvent avoir disparu, quoique les plaques alopéciques continuent à s'étendre. En pareil cas, les préparations excitantes et antiseptiques tout à la fois pourront s'opposer à l'extension du processus. Ces préparations sont celles qui sont employées dans le traitement de la pelade : alcoolats de lavande et de romarin, teinture de cantharides, teinture de noix vomique, essence de Wintergreen, etc., additionnés de sels mercuriels, d'acide salicylique, etc. (Voir T. II, p. 289). Nous ferons seulement observer ici qu'on ne doit jamais, dans les alopécies innominées, faire usage de préparations trop irritantes, qui risque-raient de réveiller, avec une intensité excessive, une inflammation éteinte. Leur emploi doit donc être prudent, et les résultats doivent être surveillés de près. Lorsque le processus est arrêté depuis long-temps, il y aura parfois avantage à reprendre avec un peu plus d'énergie le traitement excitant, afin d'activer la repousse des quelques poils, toujours rares malheureusement, qui ont persisté au milieu des plaques malades.

Les malades seront prévenus, dès le début du traite-ment, qu'ils ont peu d'espoir à conserver sur la repousse des cheveux et qu'ils seront sans doute condamnés à dissimuler par des artifices les plaques alopéciques, heureux si celles-ci ne s'étendent pas d'une façon désespérante, malgré un traitement rationnel et régulièrement suivi.

PSEUDO-ALOPÉCIE PAR FRICTIONS

Exposé clinique. — On voit parfois, chez les enfants, à la suite de frottements répétés de la partie postérieure du crâne, les cheveux de cette région se casser à une faible distance du cuir chevelu, constituant une sorte de décalvation mécanique, qui diffère des alopécies véritables par la conservation de la portion dermique du poil.

Cette fausse alopécie s'observe surtout chez les enfants faibles, dont le sommeil est entrecoupé ; elle ne demande aucun traitement local, les cheveux reprenant leur développement lorsque la cause mécanique qui les fait tomber cesse de se produire.

On doit en rapprocher la chute des cheveux produite par l'usage excessif du peigne fin et celle qui se montre au vertex chez les femmes à la suite de l'usage du peigne à chignon : celle-ci aussi ne réclame aucun autre traitement que la suppression de sa cause, mais elle est plus irrémédiable, la séborrhée s'étant souvent développée comme conséquence d'une hygiène défectueuse du cuir chevelu.

TRICHOTILLOMANIE

Exposé clinique et étiologique. — Nous rangeons parmi les affections du système pileux, bien qu'en réalité il ne s'agisse pas d'un état pathologique de ce système, les faits singuliers d'arrachement des poils par des sujets atteints de prurit cutané ou de troubles nerveux (trichomanie de M. Besnier, trichotillomanie de M. Hallopeau) : ces sujets arrivent par le grattage répété ou par des tractions plus ou moins violentes à enlever les poils d'une région et à produire une alopécie singulière.

Ces faits rentrent plutôt dans le domaine de la pathologie nerveuse, et leur **traitement** consiste dans l'emploi des médicaments nervins et des antiprurigineux, s'il existe un prurit qui pousse les malades à se gratter; en l'absence d'une cause locale, leur thérapeutique est celle des troubles psychiques désignés sous le nom de manies.

Canitie.

Exposé clinique et étiologique. — La canitie ou décoloration des poils, parfois congénitale, est presque toujours le résultat de l'âge, dont l'influence peut être accrue par des chagrins, des maladies diverses, le surmenage intellectuel. Elle peut être la conséquence de troubles nerveux, comme la migraine, de lésions du cuir chevelu, comme l'érysipèle.

La canitie physiologique débute par les régions temporales et tend à se généraliser.

La canitie partielle peut être d'origine congénitale, constituant une variété de nævus leucopathique, ou survenir à la suite de lésions diverses du cuir chevelu et en particulier de la pelade.

Il n'existe pas de **traitement** de la canitie. On peut seulement, chez les sujets qui tiennent à la dissimuler, recourir à des préparations tinctoriales, que nous indiquerons au chapitre des teintures (Voir T. II, p. 343); les pommades et les cosmétiques ne donnent que des résultats très insuffisants et ne font souvent que rendre plus apparente la décoloration que l'on veut pallier.

Hypertrichose.

Exposé clinique et étiologique. — Les poils peuvent se développer anormalement sur des régions qui n'en sont habituellement pas couvertes.

Les faits d'hypertrichose généralisée sont rares, constituent le plus souvent des difformités curieuses;

ils s'observent souvent chez plusieurs sujets d'une même famille.

L'hypertrichose localisée est beaucoup plus fréquente.

Elle peut être congénitale, au niveau d'un nævus pigmentaire le plus souvent, ou survenir à un âge plus ou moins avancé. Chez la femme, elle peut occuper le tronc, en particulier au niveau de l'aréole mammaire et dans l'espace intermammaire, et surtout le visage, spécialement à la lèvre supérieure et au menton : très fréquente chez les femmes âgées, principalement chez celles dont le système pileux est de coloration foncée, l'hypertrichose du visage peut se développer de bonne heure et constituer une difformité véritable, dont les femmes cherchent à se débarrasser par tous les moyens possibles.

Traitement. — Les procédés employés pour faire disparaître les poils anormaux sont la section avec les ciseaux ou le rasoir, qui exagère la poussée des poils ; le flambage, qui est presque aussi mauvais ; les pâtes dépilatoires (Voir T. II, p. 236), qui ne détruisent pas la racine du poil et peuvent être uniquement employées pour faire disparaître un léger duvet ; enfin la destruction des follicules pileux par l'électrolyse, qui est actuellement le moyen le plus sûr de traitement de l'hypertrichose. Nous en donnerons plus loin (Voir T. II, p. 266) le manuel opératoire et les indications avec tous les détails qu'ils comportent.

Folliculites et périfolliculites.

On donne le nom de folliculites aux inflammations des follicules pileux, de la gaine du poil et des glandes annexes.

Ces lésions confinent aux acnés, et il est des types cliniques qui pourraient aussi bien être désignés sous le nom d'acné que sous celui de folliculite ou réciproquement : telles sont, par exemple, les folliculites décalvantes qui ont été désignées sous le nom d'acné décalvante et que nous avons étudiées parmi les alopécies innominées (Voir T. II, p. 167).

Plusieurs affections que nous avons décrites dans les maladies parasitaires devraient être rangées dans les folliculites, si la notion de cause ne primait la notion de localisation anatomique : tels sont le lichen scrofulosorum et la trichophytie folliculaire.

Nous n'étudierons pas ici les folliculites agminées en placards, décrites par M. Leloir, que nous considérons avec M. Sabouraud comme d'origine trichophytique : si leur nature véritable a pu être méconnue par d'excellents observateurs, la raison en est dans la difficulté d'y déceler la présence du trichophyton sans avoir recours aux cultures sur milieux solides; d'ailleurs, la présence ou l'absence du trichophyton, s'il était prouvé que ces lésions peuvent dépendre de parasites multiples, ne modifierait en rien leur traitement.

Les lésions décrites par M. Barthélemy sous les noms d'acnitis et de folliclis et rangées parfois parmi les folliculites sont en réalité des hidradénites, et ont été étudiées avec les maladies des glandes sudoripares. (Voir T. II, p. 114.)

Ces éliminations successives nous amènent à ne plus ranger dans le chapitre des folliculites qu'un petit nombre de lésions dues à la présence de parasites microbiens dans les follicules pileux. Leur étude aurait dû, logiquement, se placer dans le groupe des dermatoses d'origine microbienne à côté de l'ecthyma; mais leur siège anatomique leur imprime un caractère particulier et justifie à notre sens cette dérogation à la classification étiologique que nous avons adoptée.

Ces lésions sont décrites par la plupart des auteurs sous le nom générique de sycosis; nous pensons qu'il y a intérêt, au point de vue clinique, à décrire séparément les folliculites simples, sans lésion prononcée des tissus périfolliculaires, et le sycosis dans lequel l'inflammation de ces tissus se traduit par des nodosités résistantes et saillantes : les deux lésions se succèdent fréquemment, mais l'affection peut aussi rester à l'état de folliculite simple, de même que le tubercule sycosique peut être la première manifestation de l'affection.]

FOLLICULITE SIMPLE

Exposé clinique et étiologique. — Cette affection se traduit uniquement par la présence de pustules de petites dimensions ne dépassant pas la largeur d'une tête d'épingle, occupant la base d'un poil qui émerge de leur centre. Cette pustule peut être entourée d'une zone rouge, généralement peu étendue et faisant une légère saillie, mais sa base ne présente aucune induration.

Les pustules sont isolées les unes des autres, évoluent avec une grande irrégularité, de sorte qu'on en observe à différents degrés de leur développement sur une même région; elles se multiplient par réinoculations successives.

Lorsqu'elles sont réunies en grand nombre dans une région donnée, elles s'accompagnent souvent d'une rougeur diffuse, avec desquamation épidermique et apparence eczémateuse du tégument.

Elles peuvent guérir sans laisser de traces autres que la disparition d'un certain nombre des poils de la région atteinte; d'autres fois, après avoir duré plus ou moins de temps, elles retentissent sur les tissus périfolliculaires, et deviennent l'origine du sycosis.

Les folliculites simples peuvent s'observer sur toutes les régions recouvertes de poils, sur les membres, principalement chez les sujets dont le système pileux est très développé, comme sur le cuir chevelu; mais leur siège le plus ordinaire est la barbe.

Elles sont dues à la présence d'agents pyogènes qui paraissent être multiples.

A la barbe, l'inoculation en est parfois produite par le rasoir. Aux membres, les folliculites sont fréquemment le résultat du contact de substances irritantes ou altérées et renfermant des agents microbiens : à ce titre, on les observe chez les vétérinaires, les bouchers, les filateurs, etc. Mais, dans bien des cas, elles semblent être causées par les organismes pyogènes existant à la surface du tégument.

Il est assez habituel de voir survenir à la suite de l'épilation, quelle que soit la maladie pour laquelle on l'a pratiquée, une folliculite légère qui disparaît facilement par l'emploi des émollients; l'application des parasiticides énergiques après l'épilation exagère l'intensité de ces lésions.

Traitement. — Le traitement des folliculites simples est, à peu de chose près, celui de l'ecthyma : les enveloppements humides avec des liquides antiseptiques sont préférables aux autres modes de traitement; les solutions faibles de sublimé et de phénosalyl doivent être particulièrement recommandées;

cependant il faut remarquer qu'elles provoquent parfois une irritation assez vive et une exacerbation des lésions; dans ces cas, l'eau bouillie, les décoctions de camomille, de fleurs de sureau, etc., sont souvent mieux supportées et par suite préférables; s'il existe une inflammation vive, on se trouvera quelquefois mieux des cataplasmes de fécule de pommes de terre, dont nous recommandons de ne pas prolonger l'emploi, car ils peuvent favoriser la dissémination des lésions; les pulvérisations tièdes rendent également de grands services dans ces cas.

Lorsque les folliculites sont en voie de décroissance, le meilleur topique est la pâte de zinc additionnée de 1 à 2 0/0 d'acide salicylique ou de résorcine; si la maladie tardait à disparaître, on pourrait recourir aux pommades soufrées, faibles ou fortes (5 à 15 0/0), aux pommades à la résorcine (5 à 10 0/0) ou aux badigeonnages d'ichthyol.

Ce traitement local serait insuffisant si on n'avait soin de débarrasser la région malade des poils qui la recouvrent et qui servent de support aux agents microbiens : lorsque les lésions inflammatoires sont intenses, les poils doivent être extraits à la pince; le plus souvent on peut se contenter de les couper ras aux ciseaux, mais on doit toujours s'abstenir de les raser, la rasure irritant encore les follicules pileux.

SYCOSIS

Exposé clinique et étiologique. — Le nom de sycosis doit être réservé aux inflammations des follicules pileux avec retentissement sur les tissus périfolliculaires et production de nodosités dures et saillantes, de tubercules au sens dermatologique du mot.

Par ce caractère le sycosis diffère à la fois de

l'eczéma et des folliculites simples, auxquels il peut succéder, mais avec lesquels il ne doit pas être confondu.

Le sycosis, précédé ou non de ces lésions, se traduit par le développement de nodosités dures, de coloration rougeâtre, dont le centre est occupé par un poil et souvent par une pustule; la pression sur ces nodosités en fait parfois sourdre une petite quantité de pus par un orifice central.

Les nodosités peuvent être isolées, du volume d'un pois en moyenne, ou réunies en placards plus ou moins larges et le plus souvent irréguliers à leur surface. Elles s'accompagnent souvent de desquamation épidermique d'apparence eczémateuse.

Le siège presque exclusif du sycosis est la barbe, au niveau des joues, du menton ou de la lèvre supérieure. Les lésions sont souvent disséminées, parfois symétriques.

Le sycosis s'observe surtout chez l'adulte, et particulièrement chez les arthritiques.

Des parasites microbiens divers peuvent le produire; mais il ne semble pas encore possible de décrire séparément des types cliniques relevant d'espèces parasitaires déterminées. Rappelons que Bazin décrivait sous la dénomination de sycosis non parasitaire les affections auxquelles on donne aujourd'hui le nom de sycosis et que l'on considère comme d'origine microbienne : il appelait sycosis parasitaires les formes folliculaires de la trichophytie de la barbe.

Traitement. — La nature microbienne du sycosis ne semble pas devoir faire négliger le *traitement interne* dans cette affection, dont la longue durée et les récidives fréquentes doivent être attribuées pour une part au moins à l'état constitutionnel des malades. Les règles du traitement général des eczémas s'appliquent à celui du sycosis et nous n'y reviendrons pas ici, renvoyant le lecteur au chapitre du traitement des eczémas (T. I, p. 379).

Le *traitement local* du sycosis est particulièrement laborieux; cette affection est une des plus désespérantes par sa ténacité et la facilité de ses récidives, et, à ce point de vue, son pronostic est très différent de celui des trichophyties à forme folliculaire.

La première indication du traitement local du sycosis est de nettoyer les surfaces malades; si elles sont recouvertes de croûtes, on fera tomber celles-ci au moyen de pulvérisations tièdes, de cataplasmes de fécule de pommes de terre, d'enveloppements humides avec des compresses imbibées d'eau boriquée, de solution de phénosalyl, etc. Il sera souvent nécessaire, pour faciliter cette opération, de couper les poils aux ciseaux à une petite distance de la peau.

Une fois la propreté des surfaces malades obtenue par ces moyens, il importe de couper les poils de la barbe ras, aux ciseaux, jamais avec le rasoir qui irriterait la peau et faciliterait les réinoculations; cette coupe doit presque toujours porter sur toute la barbe, en respectant seulement la moustache si elle est indemne; elle doit en tous cas mettre à nu la peau sur une certaine étendue autour des lésions sycosiques; afin de faciliter la surveillance et l'application des pansements.

Au niveau même des lésions et sur une étendue d'un centimètre environ autour d'elles, on épilera tous les poils : nous croyons cette opération sans inconvénients, malgré les objections faites par quelques dermatologistes; nous lui trouvons par contre l'avantage de supprimer une cause d'irritation permanente pour les follicules enflammés et d'arrêter l'extension de la maladie, les poils persistants servant de repaire et de conducteurs aux agents pyogènes.

Puis on ouvrira toutes les pustules au moyen d'une lame tranchante étroite, telle qu'une aiguille à scarifier, ou mieux au moyen d'une pointe fine de galvano-cautère.

Ces préliminaires terminés. on recourra aux enveloppements humides avec des compresses imprégnées de solution de sublimé au 2000ᵉ ou, si elle est mal supportée, de solution de phéno-salyl au 300ᵉ ou d'eau boriquée, et on continuera l'emploi de ces topiques jusqu'à ce que l'inflammation ait sensiblement diminué : quand ils sont bien supportés et ne provoquent pas de macération de l'épiderme, leur usage diminue la durée totale de la maladie.

Les enveloppements de caoutchouc nous ont toujours paru moins efficaces que les enveloppements humides avec des liquides antiseptiques et doivent d'ailleurs être réservés aux périodes dans lesquelles la suppuration folliculaire est complètement tarie.

Quand on cesse l'usage des enveloppements humides, il est bon, avant de recourir aux topiques actifs, de faire appliquer pendant quelques jours une pâte à l'oxyde de zinc salicylée, puis on peut arriver à l'emploi des pommades au calomel au 1/30, à l'oxyde de jaune de mercure au 1/30; ou aux pommades soufrées au 1/10 additionnées de 2 0/0 d'acide salicylique. Ces préparations sont les plus recommandables parmi celles qui peuvent être employées dans le traitement du sycosis; leurs effets doivent être surveillés, et, lorsqu'elles déter minent une inflammation trop vive, elles doivent être remplacées par les pommades à l'oxyde de zinc ou au sous-nitrate de bismuth.

La résorcine en pommades à 5 ou 10 0/0, l'acide pyrogallique en pommade à 5 0/0, l'ichthyol en badigeonnages, la teinture d'iode peuvent également être essayés dans les cas rebelles.

Lorsque les lésions sont localisées et résistent à ces topiques, on se trouve parfois bien de l'emploi des emplâtres, soit l'emplâtre de Vigo, soit, s'il est est mal supporté, l'emplâtre rouge de Vidal ou l'emplâtre adhésif boriqué, l'emplâtre à l'oxyde de zinc salicylé; mais l'action de ces préparations doit toujours être surveillée, car elles provoquent parfois des irritations vives et des exacerbations.

Ces divers topiques doivent être associés à des lavages répétés au moins chaque jour avec des solutions antiseptiques : solution de sublimé au 1000e ou au 2000e, solution de phéno-salyl au 300e ou avec de l'eau chaude et du savon au naphthol, au goudron, au soufre, suivant la tolérance des téguments.

Dans les cas rebelles, on pourra, à la condition d'en surveiller de très près les effets, recourir à l'emploi du savon noir, en frictions ou en emplâtres, comme dans le traitement de l'acné. (Voir T. II, p. 139.)

Les scarifications linéaires quadrillées peuvent également être employées dans le traitement du sycosis, à la condition de les réserver aux cas très rebelles et d'y recourir seulement dans les périodes où, la suppuration folliculaire étant tarie, les lésions de périfolliculite persistent seules. Si la suppuration se prolongeait démesurément malgré l'emploi méthodique des antiseptiques, il serait de beaucoup préférable de détruire les follicules enflammés par la

cautérisation ignée. En aucun cas nous ne considérons comme légitime l'emploi de la curettepour
extirper les nodosités sycosiques.

AFFECTIONS DES ONGLES

Les lésions unguéales sont très mal connues et
leur diagnostic est des plus embarrassants; la raison
en est dans la simplicité de structure de ces appen-
dices : les causes les plus diverses ne peuvent produire qu'un nombre très limité de réactions anatomiques, et par suite, que des phénomènes cliniques
peu variés. Il suffit, pour s'en convaincre, de rappeler
que l'eczéma et le psoriasis déterminent des altérations unguéales à peu près identiques.

Les ongles peuvent être lésés dans le cours d'un
grand nombre de dermatoses : dermites de cause
externe, eczéma, psoriasis, pityriasis rubra, éléphantiasis, etc.; leurs altérations se confondent le plus
souvent alors dans la symptomatologie de l'affection
cutanée et ne demandent aucun traitement particulier. Ils peuvent être le siège de lésions parasitaires
(onychomycoses) qui ont été étudiées à propos du
favus et de la trichophytie. (Voir T. I, p. 80 et 103.)

Leurs altérations sont plus importantes et plus
irrémédiables dans les dermatoneuroses consécutives
aux lésions traumatiques des nerfs, dans la sclérodactylie, la syringomyélie; elles peuvent se traduire
par leur chute, suivie ou non de leur reproduction,
dans le tabes et dans quelques autres affections du
système nerveux.

En dehors des onyxis et des périonyxis qui sont
du ressort de la chirurgie et que nous n'avons pas

à étudier ici, des anomalies de coloration qui n'ont aucun intérêt thérapeutique, nous ne devons insister que sur deux ordres de lésions propres aux ongles, leur hypertrophie et leur atrophie.

Hypertrophie des ongles.

Exposé clinique. — L'hypertrophie unguéale peut être régulière et uniforme (*onychauxis*); elle ne présente aucune importance et n'est justiciable d'aucun traitement.

D'autres fois elle est irrégulière, se traduit par l'épaississement de la partie antérieure de l'ongle qui est sillonnée de saillies généralement transversales, se recourbe dans le sens de l'axe du doigt ou se contourne en divers sens, constituant une véritable corne de dimensions variées, pouvant atteindre plusieurs centimètres de long : cette affection a reçu le nom d'*onychogryphose*.

Elle constitue une difformité, qui tend toujours à se reproduire après la chute ou la section de l'ongle. Elle se développe surtout chez les sujets qui ne prennent aucun soin de leur personne, et occupe plus souvent les ongles des orteils que ceux des doigts ; elle peut se limiter à un ou deux ongles ou en atteindre un plus grand nombre.

Traitement. — Le traitement de l'onychogryphose consiste à peu près uniquement dans la section de la corne unguéale, section qui, par suite de la consistance de l'ongle, doit être opérée au moyen d'une scie. Lorsque les lésions sont encore peu développées, on peut parfois se contenter de diminuer l'épaisseur de l'ongle en le limant avec une lime d'acier ou en le ruginant avec une curette. Ces procédés permettent encore de régulariser la portion restante de l'ongle dont on a enlevé avec la scie la partie la plus saillante.

Lorsqu'on a ainsi enlevé mécaniquement l'ongle hypertrophié, on peut essayer, par les applications de pommades salicylées au 20ᵉ ou au 10ᵉ, par les emplâtres salicylés au 20ᵉ, ou par les emplâtres adhésifs ou l'emplâtre de Vidal, de régulariser sa croissance; mais ces moyens échouent le plus souvent et on est obligé de revenir tôt ou tard à l'ablation mécanique. Les divers traitements internes sont sans action sur l'hypertrophie unguéale.

Atrophie des ongles.

Exposé clinique. — L'atrophie des ongles peut se traduire par la production de dépressions linéaires, longitudinales ou transversales, ou ponctuées, avec conservation de la lame superficielle. D'autres fois cette lame fait défaut : au niveau des dépressions l'ongle présente une série de petites cavités irrégulières, au pourtour desquelles son tissu s'écaille, prend l'aspect de la moelle de jonc ou de paillettes de mica; son extrémité libre offre les mêmes altérations et l'ongle peut disparaître plus ou moins complètement par les progrès de ces lésions. En certains points, l'ongle peut être augmenté d'épaisseur, mais feuilleté et friable.

L'atrophie unguéale peut être la conséquence de lésions très diverses de la matrice et du limbe unguéal; elle peut se montrer dans le psoriasis et l'eczéma avec ou sans localisation aux phalanges; elle coïncide fréquemment avec l'hyperhidrose des extrémités et avec les kératodermies; elle se produit parfois seule, sans cause appréciable, et est alors généralement regardée comme d'origine trophoneurotique, bien qu'il soit souvent difficile de démontrer l'existence d'un trouble nerveux.

Ces lésions occupent fréquemment plusieurs ongles, simultanément ou successivement; elles peuvent se limiter aux ongles des doigts ou envahir également ceux des orteils; elles récidivent souvent.

Traitement. — Les lésions atrophiques des ongles sont presque toujours améliorées par l'application continue d'emplâtres non irritants, l'emplâtre adhésif boriqué et l'emplâtre rouge de Vidal de préférence; l'usage des doigtiers de caoutchouc, préconisé par quelques auteurs, nous a toujours paru moins efficace. On a recommandé encore les applications d'huile de foie de morue, d'huile de cade et d'huile de bouleau.

DEUXIÈME PARTIE

AGENTS THÉRAPEUTIQUES USITÉS EN DERMATOLOGIE ET LEUR MODE D'EMPLOI

Nous réunissons dans cette deuxième partie l'étude des agents thérapeutiques, pharmaceutiques, physiques et chirurgicaux qui peuvent être utilisés dans le traitement des affections cutanées. Nous y donnons leurs indications sommaires, leur mode d'emploi, les formules des préparations dans lesquelles entrent les agents pharmaceutiques.

Nous avons pensé faciliter de la sorte les recherches du lecteur, qui trouvera ici tout à la fois un formulaire et un précis de manuel opératoire.

La liste des médicaments qui ont été préconisés contre les affections cutanées est indéfinie : nous n'avons nullement la prétention et nous n'avions d'ailleurs pas le désir de la donner complète ; il aurait fallu passer en revue toute la matière médicale. Nous avons cherché cependant à donner l'indication et le mode d'emploi des agents thérapeutiques réellement utiles et dont l'efficacité nous est démonrée.

Le lecteur trouvera en outre, dans les pages qui suivent, l'énumération d'un certain nombre de substances récemment introduites dans la thérapeutique dermatologique, sur lesquelles l'expérience n'a pas prononcé ou qu'elle a fait rapidement rejeter comme inutiles ou nuisibles. Nous les lui avons cependant signalées, dans le but de lui éviter des recherches bibliographiques souvent laborieuses.

Acétique (Acide),

L'acide acétique pur (acide acétique cristallisable), en nature ou étendu de une à deux parties d'eau, peut être employé comme caustique dans les verrues, le lupus érythémateux et les épithéliomas superficiels d'origine sébacée (Arnozan). A l'état pur, il doit être manié avec précautions (Voir *Caustiques*).

On a cru trouver dans cette substance un parasiticide applicable aux diverses variétés d'affections parasitaires du cuir chevelu.

Il agit utilement comme excitant dans les alopécies, surtout dans la pelade.

Le liniment chloro-acétique de M. Besnier

Acide acétique cristallisable........	1 à 4 gr.
Hydrate de chloral....................	5 gr.
Ether officinal....................:....	25 —

est une des meilleures préparations à employer contre cette affection. La dose d'acide acétique peut être variée suivant l'irritabilité du cuir chevelu, de façon à obtenir la rubéfaction des plaques alopéciques. On l'applique par frictions légères avec un tampon d'ouate hydrophile et on renouvelle les applications tous les jours ou tous les deux jours, suivant le degré de congestion obtenue.

On peut encore, comme M. Besnier l'a conseillé, faire des badigeonnages légers avec un mélange d'une

partie d'acide acétique cristallisable et de une à quatre
parties de chloroforme ; mais ces applications, très
irritantes et souvent douloureuses, doivent être faites
à intervalles espacés et seulement par le médecin,
qui doit en surveiller les effets, tandis que le liniment
chloro-acétique exige moins de précautions.

Dans le favus, M. Besnier recommande les frictions
quotidiennes avec le liniment suivant :

Acide acétique cristallisable.	0,25 à 1 gr.
Acide borique	2 gr.
Chloroforme	5 —
Alcool à 90°	100 —

Alumnol.

L'alumnol est un sulfonaphtholate d'alumine ; c'est
une poudre fine, blanche, très soluble dans l'eau,
soluble dans la glycérine, insoluble dans l'éther, peu
soluble dans l'alcool. Sa réaction est acide.

Il jouit de propriétés réductrices et antiseptiques.

Il a été préconisé dans les ulcérations cutanées,
dans les diverses variétés d'eczémas, dans les acnés,
dans le psoriasis, dans le prurigo, etc.

Heintz et Liebrecht (1) et Chotzen (2) l'ont employé
en pommades de 2 à 20 0/0, en solutions de 10 à 50 0/0,
en vernis, ou mélangé à des poudres inertes.

Il n'a été fait en France, à notre connaissance,
aucun essai suivi de cette substance dans les affections cutanées.

Anthrarobine.

Cette substance, retirée de l'alizarine de la garance,
est une poudre d'un blanc jaunâtre, soluble dans

(1) *Berliner klinische Wochenschrift*, 1892, p. 1158.
(2) *Ibidem*, p. 1219.

l'alcool et la glycérine. Elle jouit de propriétés réductrices très accusées.

Elle répond aux mêmes indications que l'acide chrysophanique et a sur lui l'avantage de ne pas irriter la peau ; cependant, Bronson (1) a vu les pommades à 20 0/0 déterminer une irritation intense ; elle colore la peau en jaune.

Behrend (2), qui l'a surtout mise en honneur, déclare que, dans le traitement du psoriasis, elle est inférieure à l'acide chrysophanique, mais supérieure à l'acide pyrogallique. Il en a obtenu de bons résultats dans les trichophyties circinées et dans l'érythrasma.

Il l'emploie en pommade :

Anthrarobine.........................	10 à 20 gr.
Huile d'olives.......................	30 à 40 —
Lanoline ou axonge...................	Q. S. pour 100 gr.

et en solution :

Anthrarobine.........................	10 à 20 gr.
Alcool...............................	90 à 80 gr.

Antipyrine.

L'action bien connue de l'antipyrine sur le système nerveux a conduit à employer cette substance à l'intérieur dans le traitement d'un certain nombre de dermatoses prurigineuses.

Blaschko (3) l'a préconisée à doses de 0,50 à 1 gramme par jour dans le strophulus, l'urticaire, les diverses variétés de prurit.

Nous en avons généralement obtenu de bons résul-

(1) *Journal of Cutaneous and Genito-Urinary Diseases*, 1888, p. 409.
(2) *Therapeutische Monats.*, 1888, n° 3.
(3) *Société de Dermatologie de Berlin*, juillet 1890.

tats dans ces affections, mais à doses plus élevées que celles indiquées par Blaschko, et, pour obtenir une sédation du prurit, nous avons dû porter la dose quotidienne à 2 et parfois à 3 grammes. L'antipyrine ne saurait être employée, à l'intérieur, dans les affections prurigineuses qu'avec surveillance et d'une façon temporaire; en effet, son usage prolongé détermine parfois des éruptions prurigineuses, elle diminue la sécrétion urinaire, ce qui n'est pas sans inconvénient dans des affections où la diurèse doit être maintenue avec soin.

Les pommades à l'antipyrine (de 2 à 5 et 10 0/0 d'excipient) sont généralement bien supportées, mais ne nous ont pas paru calmer sensiblement le prurit ni avoir d'action sur les dermatoses, les eczémas en particulier, dans lesquelles nous les avons essayées.

Aristol.

L'aristol ou biiodure de dithymol est un corps pulvérulent, rouge brun, obtenu par la réaction du thymol en solution alcaline sur une solution aqueuse d'iode dans l'iodure de potassium. Cette substance, insoluble dans l'eau et la glycérine, peu soluble dans l'alcool, soluble dans l'éther et les huiles grasses, n'a pas d'odeur accentuée.

Elle a été préconisée par Eichhoff (1) dans le psoriasis où elle a eu une période de grande vogue, mais où elle s'est montrée, pour presque tous les observateurs, inférieure à l'acide chrysophanique et à l'acide pyrogallique et où elle est aujourd'hui à peu près complètement abandonnée. Le même

(1) *Monats. f. prakt. Dermat.* 1890, X, p. 85.

auteur l'a vantée dans l'eczéma séborrhéique, dans le lupus, dans la gale, la trichophytie cutanée, etc. Dans ces diverses affections elle était employée sous forme de pommade à 10 ou 20 0/0.

Actuellement l'aristol n'est plus utilisé qu'à l'état de poudre, comme succédané de l'iodoforme, dans les ulcérations de diverses natures ; on ne peut nier qu'il agisse favorablement sur ces lésions. M. Brocq l'a même employé avec succès dans les ulcérations cancéreuses.

Les emplâtres à l'aristol ne nous ont jamais paru présenter d'avantages appréciables sur les emplâtres au dermatol ou sur les emplâtres adhésifs simples.

Axonge.

L'axonge, ou graisse de porc purifiée, entrait dans la composition de presque toutes les pommades avant l'emploi de la vaseline et de la lanoline. Elle tend de plus en plus à être remplacée par ces deux graisses, qui ont sur elle l'avantage de ne pas subir de décomposition chimique. Celles-ci ne peuvent cependant pas toujours lui être substituées : il est des sujets, atteints de dermatoses inflammatoires, qui ne peuvent supporter ni la vaseline ni la lanoline et chez lesquels l'axonge, fraîchement préparée, est le seul topique innocent ; il en est ainsi particulièrement dans les eczémas aigus et dans certains psoriasis très irritables tendant à se généraliser.

L'axonge doit toujours être employée fraîche, préparée par la fusion à température douce de panne de porc tué depuis peu et passée à travers un linge après sa fusion. Elle doit être renouvelée tous les trois à quatre jours.

L'addition de 5 grammes de teinture de benjoin par kilogramme (axonge benzoïnée) permet de la conserver plus longtemps sans altération.

Bains.

Les bains sont fréquemment employés en dermatologie.

Ils peuvent servir à nettoyer les surfaces malades, à les débarrasser des restes de pansements antérieurs ou des sécrétions accumulées à leur surface, à exercer sur les lésions cutanées une action calmante ou substitutive, enfin à agir sur la nutrition générale, à titre de sédatifs ou d'excitants. De ces derniers nous n'avons pas à nous occuper ici.

Les effets des bains dans les affections cutanées varient considérablement suivant leur durée, leur température, leur composition chimique.

La *durée* du bain doit généralement être courte, ne pas dépasser 20 à 25 minutes. Cette règle ne doit surtout pas être enfreinte dans les dermatoses exsudatives et irritables, dans lesquelles un bain trop long provoque souvent des poussées inflammatoires intenses.

Dans les affections squameuses, le psoriasis en particulier, les bains prolongés, durant 5 à 6 ou 8 heures, procurent souvent une amélioration très notable.

Enfin dans les dermatoses généralisées et graves, le pityriasis rubra, la dermatite exfoliatrice, le pemphigus foliacé, les bains continus ont été mis en honneur par l'École de Vienne : les malades séjournent dans le bain pendant plusieurs semaines et plusieurs mois. Il faut bien dire que les essais de bains continus, tentés à plusieurs reprises en France, notamment par Lailler et par M. Besnier, n'ont pas été encourageants : l'installation faite à l'hôpital Saint-Louis d'un appareil à bains continus et à température constante est restée depuis plusieurs années sans emploi.

On sait cependant qu'à Louèche les bains continus de piscine sont parfois utilisés avec succès.

La *température* du bain ne doit pas être trop élevée, sous peine de produire des exacerbations dans les dermatoses irritables : le bain tiède, de 32 à 35°, est le plus convenable.

La *composition chimique* du bain a une influence non moindre.

Les bains simples, à l'eau de source ou à l'eau de pluie, ont peu d'indications dans les dermatoses; ils sont uniquement détersifs et sédatifs et, lorsqu'il n'y a pas à remplir d'indications spéciales, il est préférable de prescrire des bains émollients.

Ceux-ci conviennent dans les dermatoses irritables, dans les eczémas, dans les éruptions artificielles, dans les cas d'urticaire justiciables de la balnéation.

Les bains émollients sont les bains d'amidon, de son, de gélatine.

Les bains d'amidon se préparent en délayant 200 à 500 grammes d'amidon dans de l'eau dégourdie pour le faire gonfler, puis dans de l'eau chaude qu'on verse dans le bain.

Les bains de son se préparent en faisant bouillir 1 à 2 kilogrammes de son dans de l'eau, ou mieux en le renfermant dans un nouet de linge qu'on plonge dans le bain et qu'on malaxe de temps à autre jusqu'à ce que l'eau ait pris un aspect trouble.

Les bains de gélatine se préparent en faisant dissoudre 250 à 500 grammes de colle de Flandre dans 10 litres d'eau bouillante, qu'on verse dans la baignoire. Ces bains sont souvent beaucoup mieux supportés que les précédents dans les dermatoses suintantes.

Les bains calmants, de tilleul, de valériane, de feuilles d'oranger, etc., se préparent en faisant infuser 1 kilogramme de ces substances dans 10 litres d'eau qu'on ajoute au bain. Ils [sont quelquefois utiles dans les dermatoses prurigineuses, chez les sujets nerveux.

Les bains médicamenteux proprement dits sont les bains alcalins, les bains sulfureux, les bains salés, les bains de sublimé et les bains vinaigrés.

Les bains alcalins se préparent en faisant dissoudre 100 à 250 grammes de sous-carbonate de soude dans l'eau du bain. Ils sont souvent irritants et doivent être réservés aux dermatoses sèches.

Les bains au borate de soude (50 à 250 grammes pour un bain) sont souvent employés par M. Besnier et donnent en particulier de bons résultats dans les formes sèches de l'eczéma séborrhéique.

Les bains sulfureux, dits bains de Barèges, renferment 100 grammes de trisulfure de potassium. Pour se rapprocher davantage de la composition des eaux de Barèges il faudrait, d'après M. Dujardin-Beaumetz (1), faire usage du mélange suivant :

Trisulfure de sodium cristallisé............ 60 gr.
Chlorure de sodium cristallisé............ 60 —
Carbonate de soude.................. .... 30 —

On dissout d'abord ces substances dans 1 litre

---

(1) *L'art de formuler*. Paris, 1894, p. 225.

d'eau chaude qu'on verse dans la baignoire après dissolution complète. Les bains sulfureux, très employés dans les dermatoses parasitaires, ne doivent être prescrits qu'avec précaution dans les autres affections cutanées; ils sont à rejeter de la thérapeutique des dermatoses irritables ou suintantes.

Les bains salés (5 kilogrammes de sel gris), comme les bains d'eau de mer et d'eau de salines, sont très utiles dans les dermatoses en relation avec le lymphatisme, mais ne doivent pas être prescrits dans les formes suintantes de ces dermatoses.

Les bains de sublimé nous paraissent avoir plus d'inconvénients que d'avantages. Ils ne doivent jamais être prescrits chez les sujets présentant des effractions épidermiques par lesquelles pourrait se faire une absorption du sel toxique. Quelques auteurs les préconisent encore dans les affections parasitaires de la peau, dans lesquelles nous les proscrivons pour ce motif; on les a vantés également dans le psoriasis. La dose de 15 grammes de sublimé et de sel ammoniac, généralement indiquée par les auteurs, nous paraît trop élevée, et nous conseillons, lorsqu'on croira devoir recourir à ces bains, de ne jamais dépasser 8 à 10 grammes de sublimé.

Les bains vinaigrés, quelquefois utiles dans les dermatoses prurigineuses, se préparent en versant 1 litre de vinaigre simple ou aromatique dans l'eau du bain qui peut être un bain simple ou un bain de son ou d'amidon.

Nous avons, dans le cours de ce chapitre, suffisamment indiqué les inconvénients que les bains peuvent présenter dans diverses affections, pour n'avoir pas à formuler de nouveau des réserves sur leur emploi dans certains cas où ils sont trop souvent prescrits de façon banale au détriment des malades. Nous avons d'ailleurs, à propos des dermatoses en particulier, indiqué, déjà les contre-indications à l'emploi des bains et les inconvénients qu'ils pouvaient présenter.

Nous insisterons une fois de plus ici sur les soins à prendre au sortir du bain. Dans les dermatoses suintantes, les malades ne doivent pas être soumis à des frictions trop vigoureuses : l'assèchement du tégument sera obtenu au moyen de linges fins sans exercer de frottements ; de plus, le pansement sera réappliqué aussitôt que possible, afin d'éviter la dessiccation des sécrétions et la formation des croûtes. Ces deux précautions sont indispensables pour ne pas provoquer une exacerbation que le bain peut déjà produire à lui seul.

Bassorine (Pâte de).

On prépare, en Amérique, avec le mucilage retiré de la gomme Bassora, une pâte dont voici la formule :

        Bassorine........................... 48 gr.
        Dextrine.... .... 25 —
        Glycérine...... .... 10 —
        Eau..... ... . 17 —

Cette pâte est de couleur fauve, inodore, de réaction neutre, se desséchant à l'air. Etendue en couche mince, elle constitue une sorte de vernis très adhérent, qui n'irrite pas la peau.

On peut lui incorporer des goudrons, de l'oxyde de zinc, des poudres inertes, de l'ichthyol, etc.

Elliot (1) vante cette préparation dans les affections

(1) *Journal of Cutaneous and Genito-Urinary Diseases*, 1891, p. 48, et 1892, p. 184.

s'accompagnant d'une faible exsudation cutanée, dans les eczémas, les acnés, le psoriasis, dans les engelures, et la considère comme très supérieure aux collodions, aux traumaticines et aux gélatines médicamenteuses.

Unna s'en sert également comme vernis.

Nous n'en avons aucune expérience.

Baume du Pérou.

Le baume du Pérou provient du Myrolyxon peruiferum et surtout du Myrospernum Pereiræ (Légumineuses). Il est tantôt liquide, tantôt demisolide. Il possède une odeur vanillée très agréable.

Le baume du Pérou est un parasiticide précieux pour le traitement de la gale dans les cas où l'emploi des pommades soufrées fortes est contre-indiqué par l'irritation des téguments.

Il est en outre utile comme agent substitutif dans quelques dermatoses chroniques comme le psoriasis, où son odeur le rend plus acceptable que l'huile de cade, quoique son action soit plus lente, dans les séborrhées sèches, les eczémas séborrhéiques.

Dans la gale, on peut faire des frictions avec le baume du Pérou pur; la pommade suivante est préférable :

Baume du Pérou	10 à 15 gr.
Onguent styrax	15 —
Huile d'amandes douces	60 —

Dans les psoriasis avec squames peu épaisses, nous avons eu souvent recours à la pommade suivante :

Baume du Pérou	10 gr.
Acide salicylique	1 —
Vasiline ou axonge	100 —

Dans les séborrhées du cuir chevelu, M. Besnier prescrit très souvent la pommade suivante, que nous recommandons spécialement :

Baume du Pérou..............................	
Résorcine....................................	ãa 1 gr.
Acide salicylique............................	
Soufre précipité.............................	5 à 10 gr.
Vaseline....................................	
Lanoline....................................	ãa 50 gr.

Lorsque les lésions eczémateuses associées à la séborrhée présentent quelque intensité, il est bon de porter la dose de baume du Pérou à 2, 3 ou 5 grammes.

La pommade ainsi modifiée peut être utilisée avec grand succès contre les eczémas séborrhéiques superficiels du tronc et des membres.

Baume styrax.

Le baume styrax est obtenu par l'ébullition dans l'eau de mer de l'écorce du Liquidambar orientalis (Balsamifluées). C'est une substance molle, d'odeur forte, douée de propriétés irritantes énergiques.

Il entre dans la composition de l'onguent styrax (voir p. 300).

Il est employé comme topique stimulant dans les ulcérations torpides et peut être utilisé pour le traitement mitigé de la gale.

Dans cette dernière affection, chez les sujets à peau irritable et surtout chez les très jeunes enfants, pour lesquels on doit rejeter l'usage des agents toxiques, M. Besnier recommande la préparation suivante :

Baume styrax....................	5 à 25 gr.
Menthol........................	0,25 à 1 gr.
Huile d'amandes douces...........	100 gr.

Bismuth.

Quatre sels de bismuth sont usités comme topiques en dermatologie : l'azotate, le carbonate, le salicylate et le tannate (pour ce dernier, voir *Dermatol*, p. 238).

Tous quatre jouissent de propriétés absorbantes et légèrement antiseptiques. Ils sont employés sous forme de poudres, purs ou mélangés à d'autres poudres inertes, ou en pommades.

Le salicylate de bismuth jouit, en outre, à un léger degré, des propriétés kératolytiques de l'acide salicylique et est employé, à l'état de poudre, contre les hyperhidroses locales.

En raison de leur prix assez élevé, l'emploi des sels de bismuth comme absorbants est réservé aux lésions peu étendues, aux ulcérations suintantes, dont ils amènent souvent la dessiccation avec une grande rapidité et sans provoquer d'accidents inflammatoires ; ils n'entrent qu'en faible proportion dans les poudres absorbantes destinées à être répandues sur de grandes surfaces.

Dans les hyperhidroses locales, on peut employer une poudre contenant :

Salicylate de bismuth .... 5 à 8 gr.
Talc .... ⎱ ãa 50 gr.
Oxyde de zinc .... ⎰

Les pommades à l'azotate et au carbonate de bismuth peuvent être employées] comme succédanées des pommades à l'oxyde de zinc ; dans les dermatoses inflammatoires, elles provoquent plus rapidement que ces dernières la dessiccation des lésions suintantes.

Sous-azotate de bismuth ou carbonate de
bismuth......................... 3 à 8 gr.
Vaseline............ .... 40 gr.

Les sels de bismuth ont l'inconvénient de noircir
sous l'influence de l'acide sulfhydrique. Ils ne doivent
jamais être associés au soufre ou être employés en
même temps qu'une préparation soufrée quelconque.

Borique (Acide).

L'acide borique est très employé en dermatologie,
en raison de ses propriétés antiseptiques et de la
facilité avec laquelle il est supporté par le tégument.

On l'emploie en *solutions* à 4 0/0 pour le lavage des
parties malades, les pulvérisations, les enveloppements humides, la préparation des cataplasmes ; en
pommades :

Acide borique........................ 5 gr.
Vaseline........................ .... 50 gr.

dans l'impétigo, et les lésions cutanées irritatives de
la peau avec desquamation épidermique, en *emplâtres* (emplâtre adhésif boriqué) pour protéger les
solutions de continuité de la peau accidentelles ou
opératoires.

Bouleau (Huile de).

L'huile de bouleau, provenant du Betula alba, peut
être utilisée dans le traitement de quelques dermatoses
à la condition d'être absolument débarrassée de toutes
ses impuretés. Cette huile pure, de couleur paille,
n'a plus aussi nettement l'odeur de cuir de Russie
que l'huile brune et se volatilise plus facilement ;

mais elle est moins irritante et ne colore pas les téguments comme l'huile impure (Besnier).

L'huile de bouleau est un succédané de l'huile de cade. Elle peut être employée dans le traitement du psoriasis, où elle est inférieure à l'huile de cade et aux acides chrysophanique et pyrogallique. M. Besnier l'emploie également dans les affections des ongles.

Elle se prescrit à l'état pur en frictions ou sous forme de pommades.

Pommade :

Huile de bouleau.........................	1 à 4 gr.
Oxyde de zinc..........	15 gr.
Vaseline.............................	100 gr.

Cade (Huile de).

L'huile de cade est un liquide oléagineux, de couleur brun noirâtre, d'odeur empyreumatique spéciale, désagréable et tenace, irritante, provenant de la distillation du Juniperus oxycedrus (conifères), arbrisseau répandu dans le Midi de la France.

Les huiles de cade du commerce provenant d'autres plantes doivent être rejetées.

L'odeur désagréable de l'huile de cade est un obstacle réel à son emploi dans beaucoup de dermatoses.

Cette substance, uniquement réservée à l'usage externe, doit être maniée avec précautions et employée seulement dans les dermatoses rebelles et peu irritatives ; elle est absolument contre-indiquée dans le cours des dermatoses aiguës et au moment des poussées aiguës des dermatoses chroniques.

Appliquée jadis au traitement d'un grand nombre

d'affections cutanées par certains dermatologistes, elle n'est plus guère employée actuellement que dans le psoriasis et les eczémas chroniques, principalement dans les eczémas séborrhéiques.

Elle provoque, surtout à la suite de son usage prolongé, des lésions (acné cadique) dues à l'oblitération de l'orifice des glandes sébacées et à son action sur les éléments sécréteurs de ces glandes.

Elle est employée surtout sous forme de glycérolés, plus rarement en emplâtres renfermant 1/6 d'huile de cade, parfois pure à la fin du traitement.

Glycérolés cadiques.

Huile de cade *vraie*.................... 15 gr.
Extrait fluide de l'anama ou savon noir.... Q. S. pour émulsionner.
Glycérolé d'amidon à la glycérine neutre... 90 gr.

(Glycérolé cadique faible de VIDAL.)

On peut augmenter la dose d'huile de cade suivant la tolérance du tégument jusqu'à la dose suivante :

Huile de cade *vraie*.................... 30 gr.
Extrait fluide de Panama ou savon noir.... 10 —
Glycérolé d'amidon à la glycérine neutre.. 90 —

(Glycérolé cadique fort de VIDAL.)

M. Brocq conseille d'ajouter dans le psoriasis 2 à 5 0/0 d'acide salicylique pour faciliter la chute des squames.

On peut dissimuler, très imparfaitement à la vérité, l'odeur de l'huile de cade par l'addition d'essence de girofle.

Camphre.

Le camphre n'est guère employé en thérapeutique dermatologique que sous la forme d'alcool camphré pour le pansement des ulcérations rebelles ou à tendance gangréneuse.

La pommade camphrée :

Camphre.............................. 3 parties
Cire................................. 1 —
Axonge............................... 9 —
　　　　　　　　　　　　　　　　　　(*Codex*).

ou mieux

Camphre. .... 5 gr.
Vaseline............................. 30 —

et l'huile camphrée

Camphre.............................. 10 gr.
Huile d'amandes douces............... 90 —

peuvent être utilisées dans le traitement des affections prurigineuses et en particulier des engelures.

Caoutchouc.

L'enveloppement avec les tissus imperméables a été introduit dans la thérapeutique dermatologique par Colson (de Beauvais), Hardy, Lailler et M. Besnier et vanté par un grand nombre de dermatologistes dans le traitement des dermatoses suintantes. Il agit à la manière d'un bain local continu (Besnier), en arrêtant l'évaporation des transsudations cutanées normales et pathologiques.

Le caoutchouc peut encore être utilisé, en raison de son élasticité, pour exercer une compression sur les tissus congestionnés.

Ces deux modes d'emploi doivent être examinés séparément.

L'*enveloppement par le caoutchouc* s'applique surtout au traitement des eczémas suintants (voir pour ses

indications le traitement de l'eczéma, T. I, p. 387),
et à celui de quelques formes suintantes de prurigo de Hebra avec lésions eczématiformes. L'application du caoutchouc calme le prurit; de plus, sous
son influence, les sécrétions pathologiques sont
d'abord exagérées, prennent souvent une odeur
nauséeuse, la peau devient rouge vif et est macérée;
au bout de quelques applications, les sécrétions deviennent moins abondantes et moins odorantes, la
peau est d'un rouge moins vif et se recouvre d'une
couche épidermique lisse; plus tard, la sécrétion est
presque nulle, la peau devient rosée, le revêtement
épidermique plus épais. On peut alors cesser les
enveloppements et recourir à d'autres modes de traitement.

Il est indispensable, quand on pratique les enveloppements caoutchoutés, de changer le caoutchouc
dès que le suintement est abondant et que le malade commence à éprouver une sensation de prurit;
au début, le pansement doit être renouvelé plusieurs
fois par jour, suivant l'abondance des sécrétions; au
bout de quelques jours, il suffit de le changer matin
et soir. A chaque changement de pansement, on
doit nettoyer doucement, avec un linge fin ou un
tampon d'ouate hydrophile imprégné d'une solution
antiseptique faible, et sans frotter, les parties malades et réappliquer rapidement le caoutchouc : si
on tardait trop à le faire, on verrait les sécrétions se
concréter en croûtes plus ou moins épaisses, la peau
s'enflammer de nouveau avec intensité et on perdrait
en peu d'heures le bénéfice du traitement antérieur.

A la fin du traitement, il y a au contraire avantage à espacer les applications du caoutchouc de
quelques heures pendant lesquelles on recouvre les

parties malades de pommade ou de poudres inertes, préparant ainsi le changement de traitement.

Chez les sujets à peau fine et irritable, il est quelquefois utile, surtout au début du traitement par le caoutchouc, alors que les sécrétions sont abondantes, d'interposer, entre la peau et le tissu imperméable, des linges fins, toile, mousseline ou tarlatane sans apprêt, imbibés d'eau boriquée faible et bien étanchés (Besnier), qui absorbent ces sécrétions; mais jamais on ne doit appliquer d'autres topiques, poudres ou pommades, sur les surfaces qui doivent être recouvertes de caoutchouc.

On doit avoir soin de ne pas appliquer le caoutchouc au delà des limites de l'affection à traiter; les sécrétions provenant des surfaces malades, retenues par l'enduit imperméable, risqueraient d'irriter les parties saines de la peau et de provoquer une extension de la lésion première.

L'enveloppement de caoutchouc peut être réalisé soit au moyen de caoutchouc pur (feuille anglaise), soit au moyen de toile caoutchoutée : cette dernière est préférable au caoutchouc pur; elle doit être mince, suffisamment souple; lorsqu'elle n'est enduite de caoutchouc que sur un côté, c'est celui-ci qui doit être appliqué sur la peau. Pour éviter qu'il ne prenne de l'odeur, le tissu doit, après chaque application, être lavé à l'eau froide, simple ou boriquée, sans savon (Besnier), et séché à l'air : aussi les malades doivent-ils se pourvoir d'une quantité de tissu caoutchouté suffisante pour permettre la remise en état de propreté de celui qui a été employé aux pansements précédents.

Pour le tronc et la partie supérieure des membres, l'enveloppement peut être fait avec la toile taillée en morceaux de forme appropriée et maintenue au moyen de bandes. Chez les sujets atteints de prurigo de Hebra, que leur maladie n'empêche pas de se lever et de marcher, il est préférable de confectionner, en cousant la toile de caoutchouc, des vêtements à peine collants, dont l'usage est beaucoup moins gênant; ces vêtements ne doivent pas présenter à leur face profonde de coutures saillantes et par suite doivent être cousus en surjet, caoutchouc contre caoutchouc. Lorsque le tronc et les membres doivent être couverts de caoutchouc en totalité, il convient de confectionner le vêtement en deux parties correspondant à la veste et au pantalon.

Pour les mains et les pieds, l'enveloppement doit encore être fait avec la toile de caoutchouc maintenue au moyen de bandes; les gants en feuille anglaise qu'on trouve dans le commerce sont durs, raides, s'adaptent mal aux parties malades; avec Lailler et M. Besnier, nous les considérons comme plus nuisibles qu'utiles. C'est seulement lorsque les lésions sont limitées à l'extrémité des doigts ou aux ongles, qu'on peut utiliser non pas les gants, mais les doigtiers de caoutchouc.

De même, pour le scrotum, les régions inguinales et crurales, ne doit-on se servir que de toile caoutchoutée fine, souple, qu'on peut maintenir en place, comme tous les pansements de cette région, au moyen d'un caleçon de bain en coton.

Pour le cuir chevelu, les calottes de caoutchouc du commerce peuvent être utilisées, elles doivent être choisies un peu larges, la compression par les bords d'une calotte étroite étant très pénible; cet inconvénient est d'ailleurs évité par l'emploi d'un bonnet à trois pièces confectionné avec la toile caoutchoutée.

Les masques de caoutchouc du commerce sont généralement mal proportionnés, le nez étant trop petit, et il est préférable d'en préparer sur mesure en toile caoutchoutée, avec des incisions correspondant aux orifices naturels.

Les oreilles moulées en caoutchouc dévulcanisé peuvent être employées pour les eczémas auriculaires.

La *compression par le caoutchouc* est beaucoup moins usitée que l'enveloppement.

Elle est surtout employée dans les lésions s'accompagnant d'induration et d'hypertrophie du tégument, dans les éléphantiasis, dont elle réduit le volume : elle s'exerce alors au moyen d'une bande de caoutchouc appliquée par-dessus un bandage ouaté et roulé.

Dans les lésions des membres inférieurs d'origine variqueuse, eczémas et ulcères, on a proposé la compression par le caoutchouc sans interposition de pansement ouaté, mais elle doit être employée plutôt pour prévenir les récidives après la guérison d'une poussée eczémateuse que comme moyen de traitement de l'eczéma en activité. Dans les ulcères, elle a été préconisée par Martin (du Massachusets) pour faciliter la circulation veineuse chez les sujets qui ne peuvent être condamnés au repos : son application doit alors être précédée de celle d'un pansement approprié qui protège l'ulcère contre le contact direct du caoutchouc et celui-ci contre la souillure par les sécrétions de l'ulcère.

Dans les eczémas pilaires des lèvres, à la période de déclin, alors que le suintement a disparu, la compression au moyen d'une bandelette de caoutchouc, maintenue par des rubans noués derrière la tête, est un procédé très utile de traitement que M. Besnier a préconisé (Voir T. I, p. 402).

Casse à gousses ailées

Les feuilles de cassia alata (Légumineuse), qui croît dans un grand nombre de nos possessions d'outre-mer, contiennent de l'acide chrysophanique (voir ce mot, p. 226).

A. Porte (1) a préconisé la pommade suivante :

> Extrait acétique de feuilles de cassia alata..   4 gr.
> Lanoline.............................. 16 —

dans le traitement du psoriasis, de certains eczémas et des trichophyties circinées.

Cataplasmes.

Les cataplasmes sont des agents de la médication émolliente.

Quoiqu'ils soient souvent remplacés à l'heure actuelle par les enveloppements humides et les applications de caoutchouc, ils sont encore fréquemment employés dans les affections inflammatoires de la peau et y rendent les plus grands services ; ils sont utilisés pour modérer les processus phlegmasiques et pour faciliter la chute des croûtes et des divers exsudats au niveau des lésions suintantes.

Les seuls cataplasmes usités actuellement en dermatologie sont les cataplasmes de graine de lin et ceux de fécule de pommes de terre ou d'amidon.

Les cataplasmes de graine de lin doivent être préparés non avec l'antique farine de lin dont la graisse

(1) *Archives de médec. navale*, octobre 1890, p. 241.

souvent rance irrite vivement les téguments, mais avec les poudres de graine de lin déshuilées par le sulfure de carbone qu'on trouve couramment dans le commerce, et qui sont presque toujours très bien supportées même par les peaux les plus fines.

La poudre de graine de lin est d'abord délayée dans l'eau froide, puis chauffée à un feu doux jusqu'à ce que le mélange ait pris une consistance pâteuse, et versée sur une mousseline ou une tarlatane neuve.

Les cataplasmes de fécule de pommes de terre ou d'amidon sont préparés de la même façon, en ayant soin de délayer d'abord la fécule dans une petite quantité d'eau, en l'agitant pour qu'elle ne forme pas de grumeaux, puis d'ajouter la quantité d'eau nécessaire, de chauffer jusqu'à ce qu'elle ait pris la consistance et l'aspect d'une gelée homogène et transparente. On peut encore commencer par délayer la fécule dans le double de son poids d'eau froide ou à peine tiède, puis y ajouter la quantité d'eau bouillante nécessaire pour confectionner le cataplasme (la quantité totale d'eau doit être égale à environ 10 fois le poids de la fécule employée), en agitant le mélange et continuant à chauffer pendant 1 ou 2 minutes.

Lorsque cette gelée est préparée, on la verse sur un morceau de mousseline ou de tarlatane étendu de préférence sur un marbre, on l'étale en une couche de 8 à 10 millimètres d'épaisseur et on la laisse refroidir.

Les cataplasmes de fécule de pommes de terre ou d'amidon doivent, contrairement aux cataplasmes de graine de lin, être appliqués presque froids; ils doivent avoir une consistance un peu ferme, mais être cependant souples et malléables.

Pour éviter leur dessiccation, on les recouvre d'une

feuille de taffetas gommé ou de gutta-percha laminée.

Ces préparations fermentent assez rapidement sous l'influence de la chaleur de la peau et des microorganismes de sa surface; ils deviennent alors irritants pour les téguments. On peut retarder cette fermentation en les préparant avec de l'eau boriquée ou avec une solution de phénosalyl au 500°, mais on ne parvient pas à l'empêcher.

Aussi doit-on les changer toutes les 4 à 5 heures au maximum; on peut d'ailleurs en préparer plusieurs à l'avance, la fermentation ne se produisant qu'au bout d'un temps beaucoup plus long lorsqu'ils ne sont pas maintenus à la chaleur.

Quelques-uns des cataplasmes dits instantanés qu'on trouve tout préparés dans le commerce, peuvent remplacer les cataplasmes de fécule de pommes de terre et ont l'avantage de ne pas exiger de manipulations aussi longues que la préparation immédiate de ces topiques; mais encore faut-il qu'ils soient absolument souples, non irritants et n'exhalent pas l'odeur désagréable d'un certain nombre d'entre eux.

L'emploi prolongé des cataplasmes détermine souvent, plus souvent encore que les autres agents de la médication émolliente, une macération trop intense des téguments, et provoque consécutivement l'inflammation de ceux-ci. Aussi leurs effets doivent être surveillés et leurs applications suspendues dès que l'épiderme se macère.

Caustiques.

Les caustiques chimiques ont perdu beaucoup de leur importance en thérapeutique cutanée depuis l'emploi des cautérisations ignées localisées. Ils sont cependant encore utiles dans nombre d'affections.

Ils peuvent être employés sous forme de liquides, de poudres, de pommades, de pâtes, de crayons et d'emplâtres.

Les *caustiques liquides* employés sont en première ligne les acides :

Acide acétique cristallisable pur ou étendu de 1/2 d'eau : dans les cors et les verrues, dans les épithéliomas superficiels (Arnozan), dans le lupus érythémateux ;

Acide azotique mono-hydraté pur : dans les verrues, où il est inférieur au précédent ;

Acide phénique : peu recommandable sauf pour le traitement des végétations des organes génitaux ;

Acide chromique, surtout dans les ulcérations des muqueuses ;

Acide lactique pur ou étendu de 1 à 3 parties d'eau : dans le lupus érythémateux, dans les ulcérations tuberculeuses où il est particulièrement recommandable ;

Puis le nitrate acide de mercure, utile dans certaines ulcérations, surtout dans les ulcérations d'origine syphilitique.

Les solutions de chlorure de zinc à 1/2 et au 10° sont utiles dans le lupus vulgaire ulcéré ou précédemment décapé au moyen des emplâtres, pour détruire rapidement une grande étendue de tissus chez les sujets indociles, et à la suite du raclage pour compléter la destruction des tubercules lupiques.

Les solutions de nitrate d'argent au 1/10 sont des caustiques faibles, utilisables seulement au niveau des ulcérations, et inférieures à l'action du crayon de nitrate d'argent.

Les caustiques liquides sont employés généralement en badigeonnages avec un pinceau de charpie ou d'ouate hydrophile, imprégné du caustique et suffisamment étanché pour que le liquide ne coule pas sur les parties saines; celles-ci peuvent être protégées par l'application d'un emplâtre sur lequel on a ménagé une ouverture de dimensions correspondant à celles de la lésion à cautériser, ou par une couche de collodion.

L'acide chromique, et, lorsqu'il s'agit de verrues, l'acide acétique et l'acide azotique, doivent être maniés avec plus de précaution, et on emploiera de préférence, pour faire les attouchements, une fine tige de bois effilée à son extrémité, qu'on trempera dans le liquide en ayant soin de ne pas laisser se former de goutte à la pointe.

Les *caustiques pulvérulents* sont :

L'azotate de plomb, qui peut être employé dans les épithéliomas;

Le bromure de potassium, qui est très douloureux, et peut être employé dans les lupus et les épithéliomas;

Et surtout le chlorate de potasse, qui est très employé dans les épithéliomas superficiels.

Ces substances réduites en poudre fine sont déposées, avec une spatule, sur la lésion à détruire, puis recouvertes d'une rondelle d'emplâtre adhésif; lorsque la destruction est opérée, on enlève par le lavage l'excès de substance caustique et on panse aseptiquement avec des compresses humides.

Les *pommades caustiques* sont peu recommandables

et doivent être proscrites à cause de leur diffusion inévitable sur les parties saines.

Les *pâtes caustiques* étaient très employées par les anciens dermatologistes contre le lupus et les épithéliomas; on attribuait à quelques-unes d'entre elles des propriétés électives pour les tissus malades; en réalité elles détruisaient presque autant les parties saines que les parties malades et n'atteignaient pas toute l'étendue de ces dernières. Elles ne pourraient être utilisées que chez des malades se refusant absolument à toute intervention sanglante ou ignée. Nous conseillons formellement, en pareil cas, de ne jamais employer les pâtes arsenicales, qui peuvent provoquer des accidents d'intoxication, et de recourir soit à la pâte de Vienne, formée de chaux vive et de potasse caustique qu'on triture avec de l'eau au moment de s'en servir, et surtout à la pâte de Canquoin.

La pâte de Canquoin est formée de :

Chlorure de zinc.....	32 gr.
Oxyde de zinc..........................	8 —
Farine de froment séchée a 100°........ .	24 —
Eau distillée...	4 —

(On dissout à froid le chlorure de zinc dans l'eau; on ajoute l'oxyde de zinc et la farine, et l'on fait une pâte homogène. Cette pâte étendue en plaques de l'épaisseur d'une pièce de 10 centimes environ, est divisée en forme de flèche et mise à sécher en élevant graduellement la température de 50° à 100°. Cette préparation doit être conservée dans un flacon bouché contenant de la chaux vive.)

Cette pâte contient la moitié de son poids de chlorure de zinc; on peut en faire de divers numéros contenant la proportion suivante de chlorure de zinc :

N° 1............ 1/3   N° 3........... 1/5
N° 2..,......... 1/4   N° 4............ 1/6

On applique à la surface de la lésion à détruire une rondelle de cette pâte un peu moins large que la lésion, et on la recouvre d'emplâtre adhésif.

La pâte de Canquoin, taillée en lanières étroites, arrondies à leurs angles, ou en flèches, est un excellent moyen de traitement des ulcérations scrofulo-tuberculeuses avec décollement des bords. Ainsi qu'y insistait Lailler, ces topiques, introduits sous les décollements et dans les trajets fistuleux, permettent d'obtenir des surfaces à ciel ouvert, dans lesquelles les éléments tuberculeux sont détruits et dont la cicatrisation peut être dirigée par les topiques appropriés. Nous ne connaissons aucun procédé supérieur ou égal à celui de Lailler, lorsqu'il est appliqué avec soin, pour obtenir en pareil cas, dans un espace de temps relativement court, la guérison de ces lésions, et cela sans cicatrices trop difformes.

Les fragments de pâte de Canquoin sont maintenus en place par une rondelle d'emplâtre adhésif, e après leur dissolution la partie malade est recouverte d'un pansement antiseptique humide ou d'une poudre antiseptique.

Les *crayons caustiques* les plus employés sont à base de nitrate d'argent. Les crayons d'azotate d'argen mitigés du Codex sont des crayons au nitrate d'argent contenant le 1/10 de leur poids d'azotate de potasse.

Ces crayons sont employés en attouchements sur les ulcérations tuberculeuses et autres pour en régulariser la cicatrisation. M. Besnier a l'habitude de faire suivre l'attouchement avec le crayon de nitrate d'argent du passage, sur les surfaces cautérisées, d'une tige de zinc métallique taillée en forme de crayon : au contact du zinc, l'acide azotique abandonne le composé argentique pour former un nitrate de zinc; au moment de sa combinaison, il agit à l'état naissant comme caustique sur les tissus morbides et renforce l'action du nitrate d'argent.

Köbner (1) a obtenu, dans diverses lésions ulcéreuses, de très remarquables résultats par l'emploi de crayons de chlorure de zinc au nitrate de potasse : il emploie, suivant l'épaisseur de l'eschare à obtenir, des crayons de composition variable :

Nº 1	chlorure de zinc	1 partie;	nitrate de potasse	3 parties
Nº 2	—	1 —	—	1/2 —
Nº 3	—	1 —	—	1 —
Nº 4	—	1 —	—	0,4
Nº 5	—	1 —	—	0,2

Les *emplâtres* renfermant 10 0/0 d'acide salicylique seul ou associé à la créosote, à la résorcine, et les emplâtres à l'acide pyrogallique agissent comme de véritables caustiques.

Les emplâtres à l'acide salicylique au dixième peuvent être employés contre les verrues et les cors.

Les emplâtres que nous venons de rappeler ont été préconisés contre le lupus vulgaire et le lupus érythémateux, dans lesquels ils donnent des cicatrices trop vicieuses pour être recommandables, et dans les chéloïdes où la difficulté du traitement de ces affections justifie leur usage.

Cautérisations ignées.

Le feu a été employé pour détruire les néoplasmes cutanés par un grand nombre de dermatologistes

(1) *Berliner klinische Wochenschrift*, 1893, nº 45, p. 1099.

ét avant les perfectionnements modernes des cautères. Hebra avait fait construire des appareils ingénieux pour le traitement du lupus; le thermocautère de Paquelin avait permis d'étendre les applications de la cautérisation ignée. Mais le véritable progrès dans cette voie a été réalisé en 1883 par M. Besnier (1), qui a introduit la cautérisation interstitielle et fragmentée dans la thérapeutique courante du lupus, et a donné ainsi une méthode de traitement applicable à un nombre assez considérable d'affections cutanées.

La cautérisation ignée est aujourd'hui employée couramment dans le traitement du lupus, où elle constitue, pour le lupus des parties découvertes, la méthode de choix, remplaçant dans la grande majorité des cas les scarifications linéaires.

Elle est encore applicable aux acnés, à un grand nombre d'épithéliomas cutanés, et d'une façon générale à tous les néoplasmes de petites dimensions (molluscum contagiosum, verrues, végétations, etc.) qu'elle permet de détruire rapidement, sans dangers et avec le minimum de délabrement et de cicatrice consécutive. Plus rarement, elle peut être utilisée pour modifier rapidement des lésions chroniques qui ne rentrent pas dans la classe des néoplasmes, et sur lesquelles les divers topiques sont restés sans action suffisante : c'est ainsi que les lichens cornés circonscrits et les prurits localisés sont parfois très améliorés par les cautérisations ponctuées.

Les instruments employés pour la cautérisation ignée sont le thermo-cautère et le galvano-cautère.

Le thermo-cautère a l'avantage de se trouver au-

____

(1) *Annales de Dermatologie*, 1883, p. 377.

jourd'hui dans l'arsenal de tous les médecins. Ses grosses figures peuvent servir à la destruction des néoplasmes d'une certaine étendue, dont la destruction doit être réalisée rapidement, lorsqu'on ne peut éviter la production d'une cicatrice consécutive et que celle-ci ne présente pas d'inconvénients. Les figures de moindres dimensions, dont le meilleur type est la pointe fine et recourbée employée par les oculistes, peuvent servir à la destruction des lésions limitées ou constituées par des nodules isolés comme le lupus. Cependant la radiation thermique intense que dégage la pointe du thermo-cautère a l'inconvénient de produire des pertes de substance trop étendues, plus larges que les lésions initialement cautérisées, et par suite des cicatrices fréquemment difformes.

Pour ces raisons, le galvano-cautère, dont le rayonnement est presque nul, dont l'action se limite à peu près exclusivement aux points qui ont été en contact avec lui, doit être préféré au thermo-cautère toutes les fois qu'il s'agit de détruire des lésions limitées ou formées de nodules de petites dimensions.

On peut d'ailleurs, en multipliant et en rapprochant les applications, s'en servir également à la destruction des néoplasmes plus volumineux.

C'est donc surtout le galvano-cautère dont nous étudierons ici le mode d'emploi et les applications.

Le galvano-cautère usité en dermatologie ne diffère que par ses dimensions plus restreintes de celui qui était employé depuis longtemps en chirurgie générale.

Relié par un fil souple à une source d'électricité (la plus pratique est encore à l'heure actuelle la pile

au bichromate de potasse à éléments larges et nombreux, les accumulateurs présentant des inconvénients multiples qui ne le mettent pas à la portée de

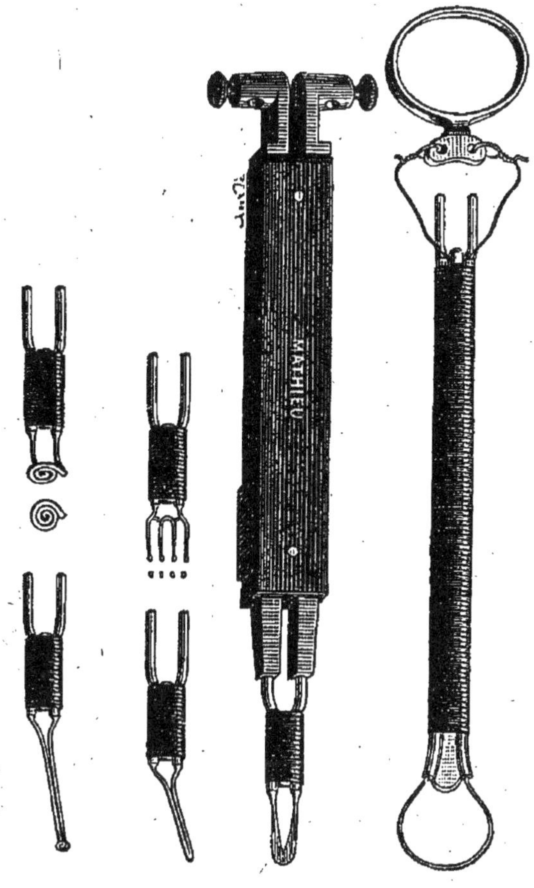

Fig. 2.

tous), il se compose d'un manche isolant et sur lequel
on adapte à frottement des figures mobiles.

Le manche doit être léger, se mettant bien en
main et muni d'un verrou pour pouvoir interrompre
à volonté le courant.

Les figures mobiles sont essentiellement formées

de deux branches parallèles et électriquement isolées sur lesquelles vient se fixer un fil de platine résistant. Ce fil se recourbe de façon à former une ou plusieurs pointes, lesquelles doivent être mousses et non acérées à leur extrémité.

Un des grands avantages du galvano-cautère est la multiplicité des formes que l'on peut donner aux figures mobiles, formes qui, par suite de la malléabilité du platine, peuvent être variées par l'opérateur lui-même. M. Besnier a fait construire une série très complète de figures de galvano-cautère, les unes à pointe unique, les autres à pointes multiples disposées sur une ligne droite (grilles galvanocaustiques) ou suivant des figures géométriques, d'autres terminées par un enroulement du fil de platine en forme de bouton, d'autres encore terminées par une lame de platine à bords presque tranchants (couteaux).

Les figures les plus fréquemment employées sont les pointes uniques, dont on rend le maniement plus facile en les courbant légèrement à concavité inférieure, les grilles à trois ou quatre pointes, et les couteaux.

Le manche du galvano-cautère peut encore recevoir une pièce sur laquelle s'adapte une anse de platine que l'on peut rétrécir à volonté et qui sert à l'ablation des tumeurs pédiculées.

Quelle que soit la figure employée, on doit la porter par là manœuvre de la source d'électricité à la température du rouge sombre (1); si on la portait

---

(1) Le cautère, une fois introduit dans les tissus, se refroidit très rapidement; on doit donc, pour le maintenir à la température convenable, augmenter la prise d'électricité dès qu'on a commencé les cautérisations. Cette manœuvre peut cependant se faire

au rouge blanc, on risquerait de faire fondre le cautère, et, inconvénient plus grave, de déterminer une hémorrhagie d'autant plus abondante que les tissus sur lesquels il agit sont plus mous; parfois, cependant, chez des sujets craintifs qui retiennent leur respiration ou font des efforts violents pendant l'opération, le cautère maintenu à la température du rouge sombre provoque un écoulement de sang plus ou moins notable. Aussi doit-on toujours avoir à portée de la main de l'ouate hydrophile pour arrêter ces hémorrhagies, plus fréquentes dans les opérations d'épithélioma que dans les opérations de lupus.

Nous avons indiqué, à propos du traitement du lupus (voir T. I, p. 165) et de la tuberculose papillomateuse (voir T. I, p. 191), le manuel opératoire des cautérisations ignées dans ces affections. Dans les acnés, la cautérisation ponctuée sert à ouvrir les pustules et à détruire leur paroi. Nous avons peu de chose à ajouter à propos des cautérisations dans les divers néoplasmes : épithéliomas, adénomes, molluscum, végétations, verrues, etc., et dans les diverses télangiectasies, næviques ou autres.

Disons cependant que, dans les néoplasmes, on n'a pas, comme dans le lupus, à conserver des ponts épidermiques qui doivent servir à assurer une cicatrice régulière : il n'y a plus lieu de respecter le derme au niveau de ces lésions qui l'ont presque toujours atteint dans toute leur étendue; l'essentiel est de les détruire le plus complètement possible. Il faut donc rapprocher les applications de cautère de façon à ne laisser persister aucune parcelle du néo-

facilement sans le secours d'un aide, qui est moins indispensable quand on se sert du galvano-cautère que quand on emploie le thermo-cautère.

plasme, qui serait une menace de récidive ; mais il faut s'attacher à ne pas dépasser les limites du néoplasme : on provoquerait ainsi, sans utilité, la formation d'une cicatrice trop étendue.

Dans les télangiectasies limitées de forme stellaire, il suffit, souvent, pour provoquer leur disparition, de détruire les vaisseaux à leur point de convergence, les branches revenant sur elles-mêmes après l'oblitération cicatricielle de leur origine.

Après les cautérisations, quelle que soit l'affection pour laquelle elles ont été pratiquées, le meilleur pansement est l'application de compresses imbibées d'une solution antiseptique, de préférence le sublimé au 2000e ou au 3000e ou le phénosalyl au 500e. Lorsque les malades ne veulent pas ou ne peuvent pas s'astreindre à porter un pansement, on peut se contenter, pour le jour, d'application d'emplâtres (emplâtre de Vigo, emplâtre rouge de Vidal, emplâtre adhésif boriqué) ; mais on devra exiger, pour les premières nuits au moins, un pansement humide. Si l'inflammation consécutive à la cautérisation était intense et provoquait des douleurs, on la calmerait au moyen de cataplasmes de fécule de pommes de terre. Enfin on surveillera la cicatrisation et, au besoin, on la régularisera, au moyen d'attouchements avec le crayon de nitrate d'argent.

Cérats.

Les cérats, préparations à base de cire et d'huile très employées jadis, sont aujourd'hui presque abandonnés en raison de la facilité avec laquelle ils s'altèrent et rancissent. On doit les remplacer toujours, comme excipients des pommades, par des préparations plus stables.

Le cold-cream, qui est en réalité un cérat, peut seul être utilisé chez quelques sujets à peau irritable et dans certaines dermatoses inflammatoires comme l'eczéma, lorsque les autres topiques ne sont pas supportés.

Voici sa formule :

Eau de roses	60 gr.
Teinture de benjoin....................	15 —
Essence de roses......................	X gouttes
Blanc de baleine......................	60 gr.
Cire blanche..........................	30 —
Huile d'amandes douces................	215 —

(CODEX)

Parmi les cérats encore employés aujourd'hui on peut citer le cérat à la rose ou *pommade rosat* pour les lèvres.

Cire blanche......	50 gr.
Huile d'amandes douces................	100 —
Carmin...............................	0,50 centig.
Huile volatile de roses................	X gouttes

(CODEX)

Chaulmoogra (Huile de).

Cette substance, extraite du *gynocardia odorata*, quelquefois administrée à l'intérieur par les médecins américains dans le psoriasis et les eczémas, n'est employée que dans le traitement de la lèpre, à propos de laquelle nous l'avons suffisamment étudiée (T. I, p. 201) pour n'avoir pas à y revenir ici.

Chrysarobine.

La chrysarobine est extraite de la poudre de Goa, laquelle provient de l'Audira araroba (légumineuses) arbre qui croît au Brésil; on la rencontre également dans la racine de rhubarbe. Elle cristallise en petites lamelles jaunes, inodores, insipides.

La chrysarobine est pour certains auteurs un produit de réduction de l'acide chrysophanique; pour d'autres, ces deux substances sont identiques.

Quoi qu'il en soit, elles ont toutes deux des effets semblables et s'emploient de la même façon; la chrysarobine est plus spécialement employée en Allemagne, l'acide chrysophanique en France. Nous renvoyons à l'étude de ce dernier pour leurs indications et leur mode d'emploi.

Chrysophanique (Acide).

L'acide chrysophanique se retire de la rhubarbe; il a l'aspect d'aiguilles d'un jaune doré, peu solubles dans l'eau, solubles dans l'alcool, l'éther et le chloroforme.

C'est un agent puissant de réduction; il jouirait, d'après certains auteurs, des propriétés antiseptiques qui sont contestées par Campana (1).

L'acide chrysophanique a l'inconvénient d'être irritant, de déterminer parfois des érythèmes intenses à la suite de son emploi prolongé, de colorer les linges, les poils et les cheveux en jaune. Il ne doit être manié qu'avec précaution et ne jamais être employé au voisinage de l'œil, le contact d'une parcelle d'acide chrysophanique avec la conjonctive déterminant une inflammation intense de cette muqueuse; de même, il peut provoquer par action locale des balanites intenses.

(1) *Riforma medica*, 21 mai 1890, p. 693.

Malgré ces inconvénients, qu'on peut parer en partie en l'employant avec précautions, l'acide chrysophanique est, au dire de la majorité des auteurs allemands, — et nous partageons de tous points cette opinion, — un merveilleux médicament.

Dans le psoriasis, aucune substance ne peut lui être comparée au point de vue de la rapidité de son action.

Dans les trichophyties des parties glabres, il donne également de bons résultats, mais que nous ne trouvons pas supérieurs à ceux des méthodes plus simples et moins dangereuses.

Dans la lèpre, Unna en a obtenu de bons effets.

Il peut être employé dans les formes cornées du ichen de Wilson pour découper les placards.

L'acide chrysophanique a encore été appliqué au traitement de certains eczémas chroniques, et d'un grand nombre d'autres dermatoses dans lesquelles nous ne saurions le recommander.

Il a été employé en pommades, en emplâtres, en collodions, en traumaticines.

Les *badigeonnages* suivant la méthode de M. Besnier avec la solution suivante :

Acide chrysophanique...................... 5 gr.
Chloroforme.......................... 50 —

suivis, après évaporation du chloroforme, d'un badigeonnage avec la traumaticine ou une colle gélatineuse, nous paraissent le seul mode d'emploi pratique de cette substance. On évite de la sorte l'action de l'acide chrysophanique sur les linges et sur les parties saines de la peau et les inflammations des muqueuses.

Ces badigeonnages doivent être limités exactement

aux points malades et le traitement ne doit être appliqué simultanément qu'à une étendue restreinte du tégument.

S'il survient de l'érythème, on suspend les applications et on recourt aux topiques émollients, corps gras, pommades à l'oxyde de zinc, etc.

Cold-cream.

Voir *Cérats*, p. 224.

Colles ou gélatines médicamenteuses.

Pick a proposé la gélatine comme excipient des substances médicamenteuses dans le traitement des dermatoses et Unna a perfectionné son mode d'emploi.

Les préparations de gélatine que l'on désigne sous le nom de colles, préalablement liquéfiées par la chaleur et appliquées sur la surface de la peau à l'aide d'un pinceau, forment un enduit adhérent continu, auquel on peut donner l'épaisseur voulue en passant successivement plusieurs couches avant leur solidification. Cet enduit n'arrête pas la perspiration cutanée, qui se trouve au contraire accrue : d'où une sensation de refroidissement parfois pénible pour les malades, plus accusée dans les premières heures qui suivent l'application de la colle, mais persistant tant que l'enduit est adhérent. Il protège néanmoins les parties malades contre le contact de l'air et contre les frottements sans gêner les mouvements. En se rétractant, il exerce une certaine compression sur le tégument, ce qui aide à la décongestion dans les affections inflammatoires. Il a, sur les collodions et la plupart des vernis, l'avantage de s'enlever facilement par un lavage à l'eau tiède ou dans un bain.

Les colles ont cependant l'inconvénient de se ramollir facilement par la transpiration : chez les sujets qui transpirent abondamment et surtout dans la saison chaude, elles s'agglutinent aux linges et deviennent d'un usage désagréable pour le patient.

Les colles ne doivent jamais être appliquées sur des lésions suintantes ou simplement excoriées; elles deviennent alors irritantes en raison de l'accumulation des sécrétions sous la couche de colle et provoquent un prurit très pénible.

Un grand nombre de formules de colles ont été proposées; toutes sont à base de gélatine, de glycérine, d'oxyde de zinc et d'eau.

Menahem Hodara (1), qui les a étudiées récemment, sous la direction de Unna, au point de vue de leur température de fusion et de solidification et de leur contraction, a constaté que la glycérine élève les températures de fusion et de solidification et diminue la contraction, que l'oxyde de zinc élève légèrement les températures de fusion et de solidification et augmente beaucoup la contraction, que l'augmentation de la gélatine et la diminution de l'eau élèvent faiblement les températures de fusion et de solidification et augmentent faiblement la contraction.

Il propose les deux formules suivantes :

Gélatine...........................	} āā 12,50 gr.
Glycérine...........................	
Oxyde de zinc......................	20 gr.
Eau...............................	55 —

(1) *Monats. f. prakt. Dermat.*, 1894, XVIII, p. 209.

(Colle molle fondant à 37°75, se solidifiant à 28°, peu contractile.)

Gélatine.................................... 15 gr.
Glycérine.................................. 10 —
Oxyde de zinc.......................... 25 —
Eau... 50 —

(Colle dure, fondant à 38°,75, se solidifiant à 31°, se contractant plus que la précédente.)

La préparation suivante, moins coûteuse, peut encore être employée dans la plupart des cas, d'après le même auteur :

Gélatine..................................... ⎰ ãa 10 gr.
Glycérine.................................... ⎱
Oxyde de zinc............................ 30 —
Eau.. 50 —

Les colles précédentes peuvent servir d'excipients à un certain nombre de substances (Unna) : soufre, iodure de plomb, céruse, iodoforme, chrysarobine, (5 à 10 0/0 dans les colles molles), acide phénique, résorcine, acide salicylique, ichthyol, etc. (2 à 5 0/0 dans les colles dures); on ne doit jamais leur incorporer l'acide pyrogallique, le tanin, l'oxyde de mercure, qui forment avec la gélatine un composé insoluble.

Les colles médicamenteuses ont été préconisées dans les dermatoses artificielles, l'ichthyose, les acnés, etc.

Nous n'avons pas sur leur emploi dans ces dermatoses une expérience suffisante pour pouvoir les juger; elles ne nous ont cependant pas paru donner des résultats bien favorables; et nous savons que M. Besnier, après les avoir expérimentées sur une large échelle, a cessé de les employer.

Par contre, les colles nous ont souvent rendu de

grands services comme vernis pour maintenir des médicaments actifs à la surface de la peau, par exemple l'acide chrysophanique dans le psoriasis; nous les avons employées dans ces cas, comme la traumaticine, en badigeonnages sur les surfaces préalablement recouvertes de la surface active en solution chloroformique.

Mais la véritable indication des colles est, à notre avis, dans les prurits quelle qu'en soit la cause, à la condition qu'il n'y ait pas de lésions suintantes ni d'excoriations; s'il existait quelque lésion de ce genre, on devrait, avant de recourir à l'application de la colle, en obtenir la guérison par les moyens appropriés, enveloppements, pommades à l'oxyde de zinc, etc.

Les colles sont applicables à tous les prurits et, malgré les craintes que pourraient faire naître les expériences des physiologistes sur le vernissage des animaux, nous n'avons jamais observé d'accident à la suite de leur emploi sur les surfaces les plus étendues du tégument. Nous sommes, sur ce point, d'accord avec M. Tenneson, qui a préconisé ce mode de traitement dans le prurigo de Hebra (1). Le seul inconvénient que nous ayons remarqué est la sensation de froid assez pénible chez certains sujets enduits de colle des pieds à la tête, qui les obligeait, surtout dans les premières heures, à rechercher le voisinage d'un foyer de chaleur.

Après divers essais, nous nous sommes arrêté à la formule suivante de colle, que nous devons à M. Milliet, interne en pharmacie à l'hôpital Saint-Louis, et qui est une modification de la colle de M. Tenneson:

(1) *Médecine moderne*, 11 août 1892, p. 505.

Gélatine................................ 150 gr.
Grénétine .... 100 —
Gomme arabique...................... 5 —
Glycérine............................. } ãa 300 gr.
Eau bouillie..........................
Oxyde de zinc........................ 100 gr.
Phénosalyl........................... 2 —

(D'une part, faire fondre à une douce chaleur et au bain-marie la gélatine et la grénétine (gélatine purifiée par un traitement à l'acide chlorhydrique et décolorée complètement par le noir animal) dans la quantité d'eau prescrite.

D'autre part, incorporer peu à peu la gomme et l'oxyde de zinc à la glycérine.

Verser ensuite, après l'avoir passée à travers une étamine peu serrée, la solution gélatineuse dans le mélange de glycérine et d'oxyde de zinc. Ajouter le phénosalyl et, lorsque la masse commencera à perdre de sa fluidité, la couler dans un pot en porcelaine. La conserver à l'abri de l'humidité.)

Après un bain ou un nettoyage complet de la peau à l'eau chaude et au savon pour nettoyer la peau et enlever toute trace de corps gras, nous enduisons la peau, au moyen d'un pinceau plat et souple, que les peintres désignent sous le nom de queue de morue, avec la colle préalablement réchauffée au bain-marie et amenée à consistance fluide (il est nécessaire de ne pas porter la colle à une température de plus de 100°, qui altérerait les gélatines et les empêcherait de se prendre en masse par le refroidissement.)

Deux ou trois couches de colle suffisent pour donner à l'enduit une épaisseur convenable, et avant sa dessiccation nous fustigeons doucement la peau avec de l'ouate hydrophile bien détassée ; quelques débris d'ouate adhèrent à la colle, facilitent sa dessiccation et lui donnent plus de résistance, ainsi que l'a indiqué M. Tenneson.

Au bout de 10 à 15 minutes, la colle est suffisamment sèche pour que le malade puisse se vêtir et se livrer à ses occupations.

Cet enduit, souple, de consistance analogue à celle de la peau de gant de Suède, adhère très bien au tégument et reste en place sans s'écailler pendant plusieurs jours; nous l'avons vu, chez quelques malades, persister sans éraillures pendant 8 et 10 jours. S'il se fissure par places, on peut réparer ces dégâts en appliquant une nouvelle couche de colle sur la première au niveau des points qui ont cédé; mais, pour peu que la colle ait perdu son adhérence au pourtour des fissures, il est préférable de faire tomber entièrement le premier enduit et d'en appliquer un nouveau.

Le badigeonnage de colle calme immédiatement le prurit, et ce calme persiste tant que l'enduit conserve son adhérence. Celle-ci peut être compromise par l'abondance de la transpiration ou par le grattage, souvent instinctif chez les sujets atteints depuis longtemps d'affections prurigineuses.

Ce mode de traitement, qui n'agit évidemment que comme moyen d'occlusion, nous a donné les résultats les plus favorables dans le prurigo de Hebra, où nous le considérons comme supérieur, au point de vue de la rapidité d'action et de la persistance des effets, à tous les autres moyens proposés. Il réussit dans un grand nombre de cas de prurigos diathésiques, mais avec moins de certitude que dans le prurigo de Hebra.

Nous l'avons également employé avec succès dans quelques cas de prurit ictérique, de prurit d'origine rénale, de prurit dit sénile, quoique, dans ces derniers, ses effets n'aient pas été très persistants.

Dans le lichen circonscrit, il réussit encore fort bien ; mais dans le lichen de Wilson ses effets sont également moindres, souvent nuls.

Dans les urticaires chroniques, nous n'en avons jusqu'ici obtenu aucun bénéfice appréciable.

Collodions.

Le collodion est une dissolution de fulmicoton dans un mélange d'éther et d'alcool qui forme, après évaporation de ces dissolvants, une couche pelliculaire adhérente. Il rentre donc dans la classe des vernis.

Le collodion riciné du Codex, dont voici la formule :

Fulmicoton...........................	5 gr.
Alcool à 95°.........................	20 —
Éther rectifié........................	75 —
Huile de ricin.......................	7 —

forme un enduit relativement élastique, mais qui trop souvent encore se rétracte, déterminant des fissures et des excoriations douloureuses facilement irritables.

L'addition d'acétone le rend beaucoup plus pratique. La formule suivante mérite spécialement d'être recommandée .

Fulmicoton...........................	3 gr.
Acétone..............................	20 —
Ether................................	$\widetilde{aa}$ 10 gr.
Alcool...............................	
Huile de ricin.......................	4 gr.

Elle donne une pellicule beaucoup plus souple que le collodion élastique du Codex.

La collodion, comme tous les vernis, peut être employé pour protéger le tégument contre les contacts extérieurs ou pour empêcher la dissémination au dehors de parasites végétant à la surface de la peau.

Son rôle protecteur doit être réservé aux lésions non suintantes ; les sécrétions qui s'accumulent sous une couche de collodion sont toujours irritantes pour la peau : aussi n'est-il applicable qu'à des excoriations peu étendues ou à des érythèmes circonscrits, comme les engelures. Dans le zona, où il a été préconisé, il ne peut être employé qu'aux premières périodes de la lésion, alors qu'il n'existe pas encore de vésicules : lorsque celles-ci se sont formées, il doit être proscrit, car il en provoque l'ulcération.

Dans les affections parasitaires du cuir chevelu, on l'utilise pour empêcher les auto-inoculations et surtout la transmission de la maladie à d'autres sujets ; il peut rendre des services dans quelques cas ; mais le plus souvent les autres moyens prophylactiques que nous avons indiqués à propos des trichophyties et de la pelade le remplacent avantageusement : l'enduit laissé par le collodion a, en effet, l'inconvénient de ne plus permettre l'emploi des procédés habituels de traitement et d'être difficile à enlever.

Le collodion a encore été utilisé comme excipient d'un certain nombre de substances qu'il était destiné à maintenir à la surface du tégument. C'est ainsi que le collodion iodé a été préconisé dans le traitement de la pelade, où il ne nous a jamais donné de résultats avantageux ; on a encore proposé le collodion au sublimé dans les affections parasitaires du cuir chevelu, et dans d'autres affections (pigmentations localisées, verrues, etc.) où il a l'inconvénient d'être très irritant et de provoquer facilement des accidents d'intoxication hydrargyrique ; les collodions à l'acide chrysophanique et à l'acide pyrogallique ont été employés dans le traitement du psoriasis et du lupus érythémateux : ils ont des inconvénients analogues à ceux du collodion au sublimé et doivent, à notre avis, être complètement proscrits.

Les vernis produits par les collodions médicamenteux ont tous le défaut capital d'être irritants et d'être difficiles à enlever si, pour une raison quelconque, on est obligé de suspendre l'action du médicament.

Nous ne pouvons guère recommander parmi eux que le collodion salicylé :

> Acide salicylique........................   1 à 2 gr.
> Collodion élastique à l'acétone. ....   10 gr.

qui donne de très bons résultats dans les verrues et les diverses productions épidermiques localisées, mais dont l'application est souvent douloureuse, et le collodion salolé :

> Salol...................................   1 gr.
> Collodion élastique à l'acétone...........   10 —

qui peut remplacer le collodion simple dans toutes ses applications et a l'avantage d'être légèrement antiseptique sans être irritant.

Curettage.

Voir *Raclage*, p. 319.

Dépilatoires (Pâtes et poudres).

Nous donnons ici l'indication de dépilatoires ; nous renvoyons le lecteur à l'article *Épilation* (voir p. 262), pour l'exposé des inconvénients de ces préparations et des conditions exceptionnelles dans lesquelles on peut recourir à leur emploi.

Le *Rusma des Indiens*, composé de

Chaux éteinte.......................... 150 gr.
Orpiment (sulfure jaune d'arsenic) purifié.. 25 —

(mêlez et passez à travers un tamis très fin, et gardez en flacons bien bouchés) s'emploie de la façon suivante :

On mêle la poudre avec assez d'eau pour lui donner la consistance d'une crème; on étend cette crème sur la partie velue pendant 5 minutes, jusqu'à ce qu'elle produise une légère sensation de cuisson; puis, on procède comme lorsqu'on se rase, mais en employant en guise de rasoir un couteau à papier en os ou en ivoire; on lave ensuite la place à grande eau, et on applique du glycérolé d'amidon.

Des accidents graves pouvant suivre l'application de pâtes arsenicales employées comme dépilatoires, il vaut mieux les proscrire absolument et se borner à employer les dépilatoires au sulfure de calcium, dont voici deux des formules les plus usitées.

Dépilatoire de Boudet.

Chaux vive pulvérisée.................... 10 gr.
Sulfhydrate de soude.................... 3 —
Amidon................................ 10 —

On délaie cette poudre dans un peu d'eau, et on l'applique sur les parties à épiler. L'effet se produit en quelques minutes (20 à 30).

Dépilatoire de Boettger.

On fait passer un courant d'acide sulfhydrique dans un lait de chaux épais jusqu'à saturation. On en prend 20 grammes ; on y ajoute glycérolé d'amidon et amidon, 10 grammes de chaque ; essence de citron, 10 gouttes.

On l'applique sans addition d'eau, et on lave après 20 minutes de contact.

Dermatol.

On désigne sous le nom de dermatol le gallate basique de bismuth chimiquement pur. Ce corps se présente sous l'aspect d'une poudre jaune safran, extrêmement fine, non hygroscopique, dépourvue d'odeur.

Cette substance jouit de propriétés antiseptiques et astringentes. Elle peut être considérée comme un succédané de l'iodoforme et a sur lui l'avantage de n'être ni toxique ni irritante.

Elle peut être employée dans toutes les dermatoses suintantes, et dans les ulcérations de toute nature, dont elle favorise la réparation ; elle est également utile dans les dermatoses irritatives superficielles, à titre de résolutif.

Le dermatol peut être utilisé à l'état pur dans les diverses ulcérations, ou mélangé à d'autres poudres inertes, oxyde de zinc, talc, etc., toutes les fois qu'il y a lieu de recouvrir d'un enduit des surfaces légèrement suintantes (dans les intertrigos spécialement), ou érythémateuses.

Les *pommades* au dermatol peuvent remplacer les pommades à l'oxyde de zinc et au sous-nitrate de bismuth :

Dermatol.................................... 1 à 5 gr.
Vaseline................................... 30 gr.

ou

Dermatol..........................	1 à 5 gr.
Oxyde de zinc.....................	10 à 20 gr.
Vaseline,.........................	40 gr.

Les *emplâtres* au dermatol remplacent les emplâtres adhésifs, lorsque les emplâtres simples ou à base de plomb ne sont pas supportés.

Diiodoforme.

Le diiodoforme (éthylène periodé) est un iodure de carbone, renfermant à peu près la même proportion d'iode que l'iodoforme.

Il se présente sous la forme d'aiguilles ou de poudre de coloration jaune, inodores, qui doivent être conservées à l'abri de la lumière.

Le diiodoforme peut être employé comme succédané de l'iodoforme, sur lequel il a l'avantage de ne pas avoir d'odeur, dans les ulcérations cutanées diverses. Son usage en thérapeutique est encore de date trop récente pour qu'on puisse formuler sur sa valeur des conclusions définitives.

Douches.

Ce mode d'usage de l'hydrothérapie ne convient qu'à un petit nombre de dermatoses d'origine nerveuse. Il s'adresse en effet plus encore à l'état général et constitutionnel des sujets qu'à l'affection cutanée elle-même.

Les douches peuvent être données froides, tempérées ou chaudes.

Les douches froides sont peu employées : elles agissent, à la vérité, sur le système nerveux, mais en déterminant une excitation qui est précisément l'action inverse de celle qu'on doit rechercher dans la plupart des dermatoneuroses ; leur effet, également excitant, sur la peau provoque souvent une exacerbation dans les dermatoses tant soit peu irritables.

Les douches tempérées, employées déjà par E. Vidal, ont été remises en honneur dans ces derniers temps par M. Jacquet et par M. Beni Barde (1) : elles doivent être données à une température voisine de 35°, et produire une sensation agréable ; la percussion doit être légère, de façon à ne pas provoquer un traumatisme cutané qui déterminerait une exacerbation des lésions ou du prurit, et la douche doit avoir une durée de 3 à 6 minutes environ.

Les douches chaudes proprement dites et les douches écossaises ont peu d'emploi dans les dermatoses.

L'action des douches s'exerçant sur le système nerveux et non directement sur les lésions cutanées, la douche doit être donnée sur les côtés du rachis et sur le tronc, sans se préoccuper de la localisation de la dermatose.

Les affections qui sont le plus favorablement modifiées par les douches sont : le lichen de Wilson en première ligne, plus rarement le lichen circonscrit, rarement aussi le prurigo de Hebra, les prurigos diathésiques ou les urticaires chroniques.

Certains prurits nerveux sont également très amendés par les douches tempérées.

La sclérodermie, les alopécies neurotiques pseudo-péladiques, contre lesquelles les douches ont égale-

______
(1) *Gazette hebdomad. de méd. et de chir.*, 2 sept. 1893, p. 413.

ment été préconisées, ne semblent pas en bénéficier
réellement.

Électricité.

Les relations d'un grand nombre de dermatoses
avec les troubles du système nerveux ont conduit
à employer l'électricité sous ses diverses formes dans
leur traitement. En réalité, les applications de cet
agent sont assez restreintes.

L'*électrisation faradique* n'a donné dans les diverses
dermatoses que des résultats insignifiants, parfois
même mauvais. Nous ne ferions guère d'exception
que pour quelques cas de pelade. (Voir T. I, p. 118.)

L'*électrisation galvanique* a donné parfois des résultats appréciables dans l'éléphantiasis, dans la sclérodermie diffuse et surtout dans la sclérodermie en
plaques. Nous croyons que là se bornent ses effets
favorables. On l'a cependant vantée dans les prurits
nerveux et dans le prurigo de Hebra; mais nous n'en
avons pas observé de résultats appréciables. Les deux
pôles peuvent être appliqués sur la peau au moyen
d'électrodes métalliques recouvertes de peau de chamois imbibée d'eau salée, en plaçant au pôle négatif
une électrode large pour éviter son action caustique.

Les *bains électriques* constituent encore un très bon
mode d'emploi du galvanisme dans la sclérodermie
et les asphyxies des extrémités.

La *franklinisation* a été préconisée dans le traitement des prurits rebelles. M. Leloir (1) en a obtenu
de bons résultats dans les prurits localisés (prurit
anal, prurit vulvaire, prurit des extrémités) plutôt
que dans les prurits généralisés. Nous manquons

(1) *Société de biologie*, 1893.

d'expérience suffisante pour formuler sur cette méthode des conclusions personnelles ; nous croyons cependant qu'il faut faire, dans les résultats de la franklinisation en pareils cas, une grande part à la suggestion, qui trouve un terrain tout préparé chez les sujets nerveux atteints de ces variétés de prurit.

En raison de l'importance de l'*électrolyse* dans la thérapeutique cutanée, nous l'étudions à part.

Électrolyse.

Les courants électriques produisent, en traversant l'économie, la décomposition de ses tissus et des liquides qu'ils renferment : les acides et l'oxygène se portent au pôle positif, les alcalis et l'hydrogène au pôle négatif. Si le pôle positif est représenté par une aiguille introduite dans un vaisseau, le sang se coagule autour d'elle en un caillot petit, mais solide, résistant et adhérent, tandis qu'une aiguille reliée au pôle négatif provoque la formation d'un caillot peu consistant ou plus souvent ne produit pas de caillot et peut déterminer une hémorrhagie. Si l'aiguille négative est introduite dans les tissus solides, elle provoque, par l'intermédiaire des acides mis en liberté, une cautérisation localisée, la destruction des tissus qui sont en contact avec elle et des modifications (inflammation, puis résorption) des tissus voisins.

Tels sont les principes sur lesquels se base l'emploi de l'électrolyse dans les affections cutanées.

L'électrolyse peut donc être employée au traitement des lésions vasculaires de la peau, et à la destruction d'un certain nombre d'affections néoplasiques ou inflammatoires. Elle est encore utilisée pour la destruction des poils dans les hypertrichoses : en raison de son mode particulier d'exécution, nous décrirons à part l'épilation électrolytique (Voir p. 266).

Lorsqu'il s'agit de lésions vasculaires, comme les nævi, on utilisera les propriétés coagulantes du pôle positif. Dans les autres cas, on introduira dans les lésions le pôle négatif en raison de son action chimique spéciale.

Les *instruments* nécessaires pour pratiquer l'électrolyse sont :

1° Une source d'électricité fournissant un courant aussi constant que possible et d'une tension suffisante pour surmonter la résistance assez considérable des tissus. En pratique, la pile au bichlorure de mercure à éléments multiples (12 à 24) est celle qui remplit le mieux ces conditions, à moins qu'on ne dispose d'une distribution électrique sur laquelle on dispose des transformateurs donnant un courant de quelques milliampères. Cette pile doit être munie d'un interrupteur, d'un collecteur permettant de faire varier l'intensité du courant, et d'un galvanomètre pour mesurer celle-ci.

2° D'électrodes de formes variées (plaques métalliques souples de large étendue, arrondies ou perforées à leur centre pour être placées au voisinage de la région à opérer lorsqu'il s'agit de nævi vasculaires ; poignées cylindriques destinées à être placées dans la main de l'opéré dans les autres cas), recouvertes de peau de chamois, que l'on imbibe d'eau salée à saturation et qui sont mises en relation par un fil métallique souple avec le pôle indifférent de la pile.

3° D'aiguilles métalliques fines et résistantes qui peuvent être mises en relation par un fil métallique souple avec le pôle utilisé.

Ces aiguilles doivent être en métal inoxydable (platine iridié, or) lorsqu'on se sert du pôle positif; lorsqu'on se sert du pôle négatif, on peut employer des aiguilles en acier : ce métal, plus résistant que le platine iridié, permet de fabriquer des aiguilles plus

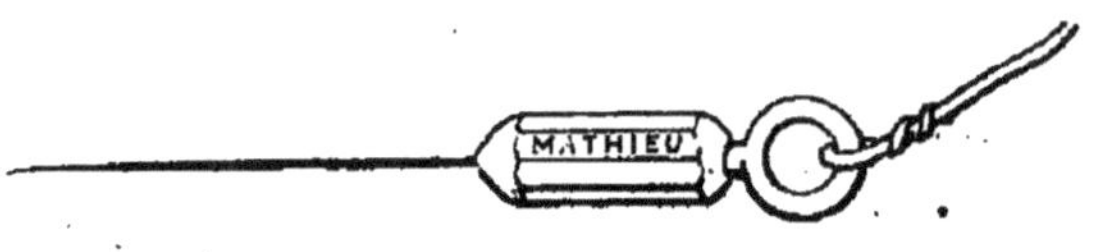

Fig. 3.

fines, nécessaires pour certaines opérations électrolytiques.

Les aiguilles (fig. 3) peuvent être employées isolément : elles sont alors montées sur une tige résistante, de petit volume, terminée par un anneau sur lequel vient se fixer le conducteur métallique, ou par un ajutage creux dans lequel on introduit la tige à frottement fixée à l'extrémité du conducteur.

On peut, lorsqu'il s'agit de lésions étendues, qui

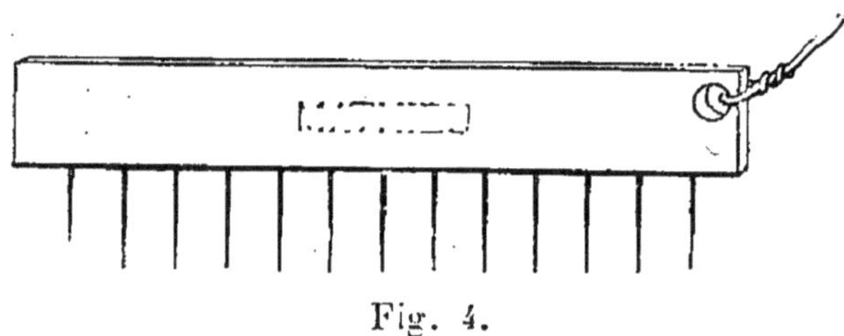

Fig. 4.

peuvent être attaquées simultanément en plusieurs points, ce qui abrège la durée du traitement, les monter au nombre de trois, quatre ou cinq sur une tige métallique rigide (*fourches électrolytiques*) reliée à un manche conducteur. Nous avons, dans le même but, fait construire un *peigne électrolytique* (fig. 4), composé d'une lame de plomb dans laquelle sont fixées, à 5 millimètres de distance, des aiguilles d'acier en nombre aussi considérable qu'il est nécessaire ; la lame de plomb se prête à toutes les déformations et permet d'attaquer sur un très grand nombre de points des lésions étendues, telles que des chéloïdes ou des cicatrices vicieuses : ce dispositif est surtout utile lorsque la lésion ne présente pas une surface uniforme et une disposition régulière permettant d'enfoncer simultanément des aiguilles maintenues par un support rigide et fixe.

On peut encore, surtout dans les nævi, relier plusieurs aiguilles simples à un fil conducteur terminé par plusieurs bifurcations.

Manuel opératoire. — Le sujet tenant dans la main la poignée-électrode ou l'électrode indifférente ayant été placée en un point convenable, on introduit l'aiguille ou les aiguilles — lorsqu'on emploie plusieurs aiguilles simultanément, elles doivent être parallèles et espacées de 3 à 4 millimètres au moins — dans la lésion à attaquer : l'aiguille est enfoncée perpendiculairement s'il s'agit de lésions très superficielles, obliquement ou presque parallèlement à la peau lorsque les lésions ont une certaine épaisseur. Si les tissus sont résistants, on facilite l'introduction des aiguilles en leur imprimant un mouvement de rotation sur leur axe.

Les aiguilles mises en place, on fait mouvoir la manette du collecteur jusqu'à ce qu'on ait obtenu un courant de 5 à 7 milliampères : cette intensité pourrait être dépassée sans inconvénient lorsqu'il s'agit de détruire des néoplasmes ou de traiter des nævi, et quelques auteurs recommandent d'employer des courants de 12, de 20 et même de 25 milliampères; mais nous n'avons pu faire tolérer dans aucun cas des courants supérieurs à 7 milliampères, et nous croyons qu'ils sont suffisants dans la plupart des applications de l'électrolyse.

La durée du passage du courant varie de 10 à 50 secondes : lorsqu'on se sert du pôle négatif, on doit considérer son effet comme suffisant quand on voit apparaître autour de l'aiguille une mousse nette, due au dégagement de bulles d'hydrogène, et une zone blanchâtre périphérique de 3 à 5 millimètres de rayon. On interrompt alors le courant en ramenant le collecteur au 0, puis on enlève l'aiguille.

Dans l'électrolyse des nævi au moyen du pôle positif, on devra, avant de retirer l'aiguille, et après avoir ramené le collecteur au 0, renverser le courant et faire passer pendant quelques secondes un courant inverse de 3 à 4 milliampères : l'aiguille s'enlève alors plus facilement et il ne se produit pas d'hémorrhagie.

On peut recommencer l'opération sur d'autres parties de la tumeur, en introduisant l'aiguille à une distance de 7 à 8 millimètres du point attaqué, distance que l'on doit conserver entre les aiguilles lorsqu'on en introduit simultanément plusieurs.

La douleur provoquée par le passage du courant cesse après son interruption.

Il se forme au niveau des piqûres une saillie papuleuse rouge, passagère, souvent avec une petite vésicule centrale, à laquelle succède une croûtelle brunâtre remplacée ensuite par une minime cicatrice.

Indications. — L'électrolyse a été employée dans le traitement des nævi vasculaires sanguins (Voir T. I, p. 22); on l'a encore préconisée dans le traitement des nævi pigmentaires, où elle ne doit être mise en usage qu'avec précaution, en raison des complications graves qui peuvent succéder aux traumatismes de ces lésions.

Quelques auteurs l'ont appliquée au traitement du lupus vulgaire, — la lenteur de cette méthode a découragé tous les malades que nous y avons soumis, — au lupus érythémateux, aux épithéliomas et à quelques néoplasmes bénins, où elle nous paraît inférieure aux interventions chirurgicales immédiates.

Elle peut rendre des services dans le traitement de la chéloïde, affection contre laquelle les autres traitements échouent le plus souvent, dans les cicatrices vicieuses et vascularisées, dans les télangiectasies, dont la guérison par tous les procédés est toujours très lente.

Dans les sclérodermies, elle nous paraît ne présenter aucun avantage marqué sur l'électrisation galvanique extra-dermique.

Dans les acnés, elle est de beaucoup inférieure aux cautérisations ignées.

Le grand écueil de l'électrolyse est la lenteur extrême de son action, qui oblige à renouveler son emploi pendant des semaines et des mois.

Émol.

Cette substance est un produit naturel qui abonde dans le Perthshire (Écosse) et qui a été purifié par des procédés assez compliqués. Elle contient de la silice, de l'alumine, des traces de chaux et de la stéatite et est assez analogue à la terre à foulon.

C'est une poudre impalpable qui, mélangée à

l'eau, forme uné sorte de pâte ou de savon naturel et adoucit la peau.

Jamieson (1) recommande cette pâte, employée en onctions et recouverte d'un enduit imperméable, dans les callosités épidermiques, dans les kératoses et les eczémas cornés plantaires et palmaires.

Emplâtres.

On donne le nom d'emplâtres à des topiques solides qui, sous l'influence de la chaleur du tégument, se ramollissent légèrement et deviennent adhérents.

En pharmaceutique, ce nom « s'applique à la substance agissante, réunie dans une pâte plus ou moins ferme se présentant sous forme de boule ou de petit cylindre auxquels on donne le nom de magdaléon. Lorsqu'on étend ce magdaléon sur un support comme la peau on fait un écusson, lorsqu'on l'étend au contraire sur une toile de fil ou de coton on fait un sparadrap (2) ».

Dans le langage médical courant, on confond les mots emplâtre et sparadrap, et le premier désigne comme le second la préparation obtenue par l'application sur un tissu de fil, de coton, de soie ou de gutta percha laminée de la masse emplastique active.

L'usage des emplâtres en dermatologie s'est beaucoup répandu depuis quelques années, à la suite des travaux de Unna et des perfectionnements apportés dans leur préparation. Nous croyons même que le but a été quelque peu dépassé et que les emplâtres

(1) *British medical Journal*, 26 août 1893, p. 473.
(2) DUJARDIN-BEAUMETZ. *Art de formuler*, p. 232.

ne conserveront pas la place qu'ils occupent aujourd'hui dans la dermatothérapie.

Les emplâtres ont l'avantage de couvrir les parties sur lesquelles on les applique, d'en assurer l'occlusion, de les mettre à l'abri des contaminations par les germes extérieurs, en même temps que d'empêcher la dissémination de ceux qui pullulent sur les lésions infectées ; ils peuvent, contrairement aux vernis, être appliqués sur des surfaces suppurantes et sécrétantes. Dans certaines affections, ils constituent, en raison de la continuité de leur surface, une couche imperméable qui empêche l'évaporation des sécrétions et facilite par macération l'exfoliation épidermique. De plus, ils forment un moyen de pansement très propre, qui n'expose pas comme les pommades à souiller les linges par les substances médicamenteuses.

D'autre part, leur imperméabilité est dans certains cas un inconvénient : la sueur et les produits des sécrétions épidermiques retenus par l'emplâtre dissolvent les matières qui entrent dans leur constitution, en font des solutions concentrées souvent très irritantes, qui aggravent parfois la lésion initiale, ou simplement macèrent à l'excès les couches épidermiques. On a tenté de parer à ces inconvénients en perforant l'emplâtre à intervalles plus ou moins rapprochés ; mais cet artifice est souvent insuffisant pour remplir ce but et fait perdre à l'emplâtre plusieurs de ses avantages, en premier lieu sa propreté.

Les emplâtres sont donc souvent irritants ; de plus, ils s'opposent très imparfaitement à la germination des parasites cutanés, et il suffit pour le constater d'examiner une surface de peau recouverte depuis plusieurs jours d'un emplâtre aussi parfait que possible : on y verra, même et surtout s'il s'agit d'emplâtres mercuriels, des lésions pustuleuses qui sont loin d'être amicrobiennes. Ces suppurations ne doivent pas être attribuées à une importation microbienne : des recherches que mon ancien et regretté interne, Danseux, avait bien voulu faire sur ma demande, ont démontré l'asepticité — due sans doute aux essences qui entrent dans leur composition — parfaite d'emplâtres de provenances très diverses, ayant séjourné un temps assez long dans des salles d'hôpital. Il faut chercher la cause de ces suppurations sous-emplastiques dans les microbes résidant normalement ou accidentellement à la surface de la peau et auxquels l'humidité et la chaleur entretenues par l'emplâtre fournissent des conditions propices à leur développement.

A ces inconvénients il faut ajouter le prix élevé des préparations emplastiques, qui ne permet pas d'en généraliser l'emploi.

Un emplâtre, quel qu'il soit, doit satisfaire à deux conditions : être souple et adhérer facilement à la peau sous l'influence d'une pression douce.

On doit proscrire absolument l'emploi de certains emplâtres durs, reposant sur des tissus apprêtés et résistants, qui ressemblent à un morceau de gomme laque et que la pharmacie livre encore trop souvent; ils ne peuvent à aucun titre être employés comme pansements occlusifs.

L'application d'un emplâtre doit toujours être précédée du nettoyage antiseptique de la partie qu'il est destiné à recouvrir : c'est là le meilleur moyen, mais non le moyen infaillible, de s'opposer aux pullulations microbiennes sous-emplastiques et de diminuer les phénomènes inflammatoires consécutifs.

En outre, la couche de matière emplastique ne doit pas être trop épaisse, et l'emplâtre doit être fraîchement préparé.

Les emplâtres doivent être renouvelés fréquemment, tous les deux ou trois jours au plus, plus souvent même sur les surfaces suppurantes ou lorsqu'il s'agit d'emplâtres irritants dont il faut surveiller l'action.

Lorsqu'il reste quelques fragments de la masse emplastique à la surface de la peau, on peut les enlever facilement par des frictions douces avec un tampon d'ouate hydrophile, imprégnée d'huile ou de vaseline.

Les emplâtres peuvent être étendus sur des tissus rès divers. Le plus ordinairement on se sert de toile de lin ou de coton ; les tissus souples de soie (taffetas) donnent des emplâtres plus propres, qui peuvent avoir une couleur se rapprochant davantage de celle de la peau ; Unna a recommandé l'emploi de la mousseline à laquelle on incorpore une dissolution de gutta-percha, ce qui en fait un tissu très mince, très souple et imperméable ; cette préparation peut être employée pour rendre les autres tissus imperméables et leur conserver leur coloration.

La composition de la masse emplastique est des plus variables. Elle comprend un excipient, auquel on ajoute des substances actives variées. Aussi la liste des emplâtres, très courte il y a quelques années, tend-elle à s'accroître de plus en plus, même à l'excès. Nous ne donnerons ici que l'indication des emplâtres les plus usités et les plus recommandables.

L'ancienne pharmacopée ne comprenait guère que

quelques emplâtres réellement utiles : l'emplâtre simple, l'emplâtre diachylon et l'emplâtre de Vigo; ils sont encore employés et servent souvent de base à des emplâtres plus complexes.

L'*emplâtre simple* se compose de :

Litharge pulvérisée......................	
Axonge.	$\widetilde{aa}$ 50 gr.
Huile d'olives........................	
Eau...............................	100 gr.

(Voir pour sa préparation les traités de pharmacie et le Codex).

Il est peu usité, ne doit être employé que comme enduit protecteur sur des surfaces non dénudées : car il est loin d'être aseptique, mais il entre dans la composition d'autres masses emplastiques.

L'*emplâtre diachylon* est composé de :

Emplâtre simple.........................	48 gr.
Cire jaune............................	
Poix blanche...........................	$\widetilde{aa}$ 3 gr.
Térébenthine du mélèze.................	
Gomme ammoniaque....................	
Galbanum	$\widetilde{aa}$ 15 gr.
Sagapenum.....................	

(PHARMACOPÉE DES HOPITAUX DE PARIS)

Cette formule donne un emplâtre plus adhésif que celles indiquées par les auteurs.

Il doit être réservé aux surfaces non suppurantes ou aux ulcères de jambes; il entretient souvent la suppuration des lésions superficielles.

L'*emplâtre de Vigo* contenant (1) :

(1) L'emplâtre de Vigo du *Codex* contient 173 gr, 91 de mercure métallique par kilogramme.

Emplâtre simple......................	2000 gr.
Cire jaune.............................	} .100 —
Colophane.............................	
Gomme ammoniaque.................	}
Bdellium..............................	
Oliban................................	30 —
Myrrhe................................	
Safran................................	20 —
Mercure...............................	600 —
Styrax liquide purifié.................	300 —
Térébenthine du mélèze..............	100 —
Essence de lavande...................	10 —

Le sparadrap de Vigo préparé avec cet emplâtre contient exactement 1 gr. 16 de mercure par centimètre carré.

est fréquemment employé comme occlusif dans les lésions syphilitiques ou non syphilitiques : il est supérieur à l'emplâtre diachylon, mais est souvent mal supporté par le tégument qui s'irrite à son contact, de sorte que ses effets doivent être surveillés. En raison de sa teneur en mercure, il ne doit jamais être appliqué sur des surfaces étendues; on ne doit jamais, à moins qu'on ait à rechercher l'action générale du mercure, appliquer simultanément sur le tégument plus de 100 centimètres carrés de cet emplâtre.

L'*emplâtre de poix* composé de :

Vinaigre blanc......................	16 gr.
Farine de froment...................	}
Poix blanche........................	ãã 25 —
Poix noire..........................	

et qu'il vaut mieux remplacer par la formule suivante :

Résine de pin........................	30 gr.
Poix noire...........................	8 —
Térébenthine de Venise..............	2 —
Graisse de porc......................	1 —

(BERTARELLI)

peut être utilisé pour le traitement des affections parasitaires du cuir chevelu. Nous avons indiqué à propos du favus et de la trichophytie comment et dans quels cas exceptionnels nous admettions son usage, qui, à notre avis, a été trop sévèrement jugé par la plupart [des dermatologistes contemporains. Nous renvoyons le lecteur à ces chapitres (T. I, p. 76 et 91).

L'*emplâtre rouge de Vidal* composé de :

Emplâtre diachylon	52 gr.
Minium	3 —
Cinabre	3 —

remplace avantageusement l'emplâtre diachylon et souvent l'emplâtre de Vigo comme occlusif. C'est à lui que nous conseillons principalement de recourir quand on ne veut obtenir que l'occlusion d'une surface légèrement suintante ou d'une lésion prurigineuse circonscrite (lichens, eczémas cornés, etc.) ou la macération simple d'une lésion squameuse (lichens cornés, eczémas cornés); il est également très recommandable dans les eczémas palmaires et plantaires et dans les lésions des ongles.

Les masses emplastiques du Codex peuvent servir à incorporer des substances actives; mais la plupart des emplâtres employés actuellement en dermatologie sont préparés à base de gutta-percha ou de lanoline caoutchoutée.

La lanoline caoutchoutée contient 150 grammes de caoutchouc pour 1,800 grammes de lanoline et s'obtient en distillant sur la lanoline une solution chloroformique de caoutchouc.

Voici, à titre de renseignements, la composition de quelques-uns des emplâtres les plus employés à l'hôpital Saint-Louis, d'après les formules publiées par M. Portes, pharmacien de cet hôpital (1).

Emplâtre à l'oxyde de zinc.

Emplâtre simple	720 gr.
Cire jaune	400 —
Lanoline caoutchoutée	1800 —
Oxyde de zinc	600 —

(Dans les eczémas secs ou humides.)

Emplâtre à l'acide pyrogallique.

Gomme ammoniaque	20 gr.
Cire jaune	aa 50 gr.
Lanoline caoutchoutée	
Colophane	20 —
Térébenthine de Venise	50 —
Acide pyrogallique	120 —

(Dans le psoriasis, les eczémas secs.)

Emplâtre à l'huile de cade.

Emplâtre simple	1000 gr.
Cire jaune	500 —
Huile de cade	300 —

(Dans le psoriasis.)

Nous ne pouvons entrer dans le détail de la composition des autres emplâtres. Signalons cependant les emplâtres suivants qui se trouvent désormais dans le commerce, préparés dans d'excellentes conditions (2) :

Emplâtres à l'acide salicylique au dixième (cors, verrues, kératoses localisées), au vingtième (psoriasis, lichen circonscrit).

(1) *Union pharmaceutique*, 1893, p. 489.

(2) Les emplâtres français sont dosés suivant la proportion centésimale de substance active contenue dans la masse emplastique. Les emplâtres de Unna dans lesquels l'excipient n'entre que pour une très faible proportion sont dosés à tant de substance active par 5^{mc} de mètre carré. Il y a dans ces modes d'évaluation une différence que le lecteur doit se rappeler lorsqu'il veut comparer ces deux ordres de produits.

Emplâtres à l'acide borique au dixième (cellent emplâtre adhésif dans toutes les lésions superficielles, dans l'impétigo, pour le pansement immédiat des plaies de scarifications, de grattage, etc., pour lesquelles il est préférable à l'emplâtre de Vigo et à l'emplâtre rouge de Vidal).

Emplâtres au dermatol au dixième (dans les eczémas et les lésions irritatives du tégument).

Emplâtres à l'oxyde de zinc au dixième, à l'oxyde de zinc au dixième et à l'acide borique au dixième, à l'oxyde de zinc au dixième et à l'acide salicylique au vingtième (dans les eczémas localisés et les dermatoses irritatives).

Emplâtres à l'oxyde de zinc au dixième et à l'essence de menthe au cinquantième (dans les eczémas localisés et prurigineux et dans les lichens).

Emplâtres à la résorcine et à la créosote, à la créosote et à l'acide salicylique (dans les lupus, avec les réserves que nous avons faites au chapitre du traitement du lupus).

Emplâtres à l'huile de foie de morue (préparations préconisées dans les lichens, les prurigos, mais dont l'utilité nous paraît des plus contestables).

Emplâtres à l'huile de chaulmoogra (dans la lèpre, d'utilité également contestable), etc., etc.

Rappelons, en terminant, que le savon noir peut servir à préparer extemporanément des emplâtres (Voir *Savons*, p. 327) très utiles dans le traitement des acnés et des diverses kératoses.

Enveloppements.

Toute application permanente d'un tissu quelconque sur la peau constitue en réalité un enveloppement. On réserve cependant plus spécialement ce terme aux pansements humides appliqués sur les surfaces malades et aux applications de tissus imperméables, destinés à empêcher l'évaporation des diverses sécrétions cutanées et dont le caoutchouc est le type (voir ce mot, p. 206).

Les enveloppements humides sont employés dans les dermatoses suintantes et dans les dermatoses irritatives à la période inflammatoire.

Ils peuvent avoir pour but de mettre au contact des parties malades des substances antiseptiques, d'absorber leurs sécrétions, et de maintenir les surfaces malades dans des conditions de chaleur et d'humidité qui favorisent la résolution des phénomènes inflammatoires.

La première indication est remplie par les solutions de sublimé à 1 pour 1000, 2000 ou 4000, par les solutions de phéno-salyl à 1 pour 300 ou pour 500, par l'eau boriquée, par la solution de salicylate de soude à 2 0/0 additionnée de 1 0/0 de bicarbonate de soude (Besnier).

Pour remplir les deux autres, on peut employer à peu près indifféremment l'eau bouillie, les décoctions de camomille, de fleurs de sureau. Dans les eczémas aigus de l'enfance, M. Besnier emploie fréquemment l'eau amidonnée et boriquée (une cuillerée à bouche d'amidon et une cuillerée à café d'acide borique pour deux verres d'eau tiède).

Des compresses de toile fine, ou mieux encore des doubles de tarlatane sans apprêt, ou un morceau de lint sont trempés dans le liquide choisi, puis exprimés de façon à enlever l'excès du liquide et posés à plat sur les surfaces à recouvrir. Par-dessus, on applique, pour empêcher l'évaporation, soit une feuille de gutta-percha laminée, soit un morceau de taffetas gommé souple ou de makintosch, qu'on maintient au moyen d'une bande ou de tout autre pansement approprié à la forme de la région.

Les enveloppements humides doivent être renouvelés au moins une fois par jour, plus souvent si les sécrétions sont abondantes.

Ils doivent être supprimés lorsque l'épiderme prend une teinte blanche, qui dénote sa macération, et perd de son adhérence; si les téguments s'irritent au contact des enveloppements humides, on doit chercher si l'irritation provient des substances en solution dans les liquides employés ou simplement du contact prolongé de corps humides, et, dans ce dernier cas, changer le mode de traitement.

Épidermine.

H. V. Hebra et S. Kohn (1) donnent ce nom à un mélange de :

$$
\left.
\begin{array}{l}
\text{Cire.} \dots \dots \dots \dots \dots \dots \dots \dots \dots \dots \dots \dots \\
\text{Gomme arabique.} \dots \dots \dots \dots \dots \dots \dots \\
\text{Glycérine.} \dots \dots \dots \dots \dots \dots \dots \dots \dots \\
\text{Eau distillée.} \dots \dots \dots \dots \dots \dots \dots \dots
\end{array}
\right\} \ \tilde{aa}
$$

préparé à chaud. Ce mélange forme une masse demi-fluide, d'aspect laiteux, à laquelle on peut incorporer divers médicaments et qui, appliquée sur la peau en couche fine, s'y dessèche rapidement sous forme d'une pellicule très adhérente. Cette préparation peut être employée comme vernis médicamenteux dans diverses affections. (Voir *Vernis*, p. 352.)

(1) *Internation. klin. Rundschau*, 1892, n° 15.

Épilation.

L'ablation des poils peut être pratiquée par des procédés multiples : extraction mécanique sans altération préalable de la papille pilaire, agents chimiques et physiques amenant la chute du poil par suite des modifications qu'ils provoquent dans la papille pilaire.

Chacun de ces procédés répond à des indications différentes.

L'*extraction mécanique* est applicable aux affections dans lesquelles la vitalité du poil n'est pas compromise, ou ne l'est pas assez profondément pour qu'on ne puisse espérer sa repousse normale après la guérison de la maladie du poil ou du follicule pilaire. C'est le procédé usuel.

Il est surtout employé dans les affections parasitaires du cuir chevelu.

L'épilation a été surtout mise en honneur dans ces affections par Bazin. Elle permet d'enlever les poils envahis ou entourés par le parasite, d'extraire avec eux un grand nombre d'éléments parasitaires que les agents chimiques du traitement ne pourraient détruire ou stériliser. Mais ce rôle d'élimination du parasite est très incomplètement rempli par l'épilation pour deux raisons : les poils parasités sont souvent plus friables que les poils normaux, ils se brisent sous les efforts de traction et la portion du poil qui persiste dans le fond du follicule pilaire renferme encore un nombre considérable de parasites ; en outre ceux-ci n'habitent pas toujours exclusivement le poil, ils occupent souvent encore ses gaines qui viennent très incomplètement à l'épilation et la papille pilaire qui n'est pas extraite avec le poil. Malgré ses avantages incontestables, l'épilation des poils malades est donc une méthode très insuffisante de traitement des trichomycoses et ne saurait être mise seule en usage dans ces affections.

Dans le traitement de ces affections, l'épilation n'est pas seulement employée pour avulser les poils malades et les parasites qu'ils renferment. M. Besnier a insisté avec beaucoup de raison sur la nécessité d'enlever non seulement ceux-ci, mais encore les poils sains qui les entourent, de façon à établir autour des parties malades une zone de calvitie artificielle, qui empêche l'envahissement des poils encore respectés, une *zone de protection et de surveillance*, comme il l'appelle à juste titre. Cette zone doit comprendre une étendue de 5 à 6 millimètres au pourtour de toutes les lésions reconnues par un examen attentif. Les lésions ainsi circonscrites cessent presque toujours de s'étendre; l'affection est limitée et il ne reste plus qu'à traiter les lésions existantes.

L'épilation mécanique peut encore être pratiquée dans les affections inflammatoires des follicules pilaires : dans les folliculites pilaires, le sycosis, les eczémas des régions velues et surtout de la barbe. Le poil, qui joue le rôle de corps étranger, irrite par sa présence seule le follicule dans lequel il persiste, sert de protection à une foule de microorganismes pyogènes et son extirpation facilite la guérison de ces lésions.

Enfin, dans les lésions diverses de la barbe et du cuir chevelu nécessitant l'emploi de topiques irritants ou des pansements rigoureusement antiseptiques (lupus vulgaire ou érythémateux, épithéliomas, chancre syphilitique, etc.), l'épilation pratiquée sur la bordure des lésions, en mettant celles-ci complètement à jour et en permettant de mieux apprécier leurs limites, facilitera les applications locales.

On a parfois reproché à l'épilation de faciliter l'inoculation de lésions suppuratives de voisinage, de provoquer l'éclosion de folliculites au niveau des poils extirpés. Nous croyons cette crainte vaine, ou du moins nous croyons que la pratique rigoureuse des précautions antiseptiques empêche toujours l'apparition de lésions secondaires de quelque importance : la preuve en est dans la limitation des foyers inflammatoires à la suite de l'épilation de voisinage. L'emploi du rasoir pour faire tomber les poils qui entourent un de ces foyers est autrement à redouter que l'épilation.

L'*épilation par les agents chimiques et physiques* qui modifient l'état de la papille pilaire est destinée, non plus à faire tomber les poils sans compromettre leur repousse ultérieure, mais à provoquer la chute de poils développés en des régions normalement glabres; c'est essentiellement le traitement des hypertrichoses, c'est-à-dire de lésions disgracieuses plutôt que de maladies à proprement parler; accessoirement, et dans des circonstances rares, elle peut servir à détruire définitivement des poils que leur situation rend gênante (trichiasis) ou dont les lésions ne peuvent guérir qu'avec une lenteur excessive par des procédés moins radicaux (par exemple, certains eczémas de la barbe indéfiniment récidivants ou des poils trichophytiques disséminés et rebelles au traitement. (Voir T. I, p. 94.)

Cette méthode comprend deux procédés : l'emploi

des agents chimiques et l'emploi de l'électricité (électrolyse).

Des agents chimiques divers ont été préconisés
sous forme de pâtes et de poudres dépilatoires (Voir
ce mot, T. II, p. 236) pour faire tomber les poils anormaux : on a espéré qu'ils détermineraient la chute du
poil et que, détruisant définitivement la papille pilaire, ils la mettraient dans l'impossibilité de reproduire ultérieurement un nouveau poil. En réalité, ces
agents semblent plutôt compromettre l'adhérence du
poil à la papille que détruire celle-ci; le poil tombe,
mais la papille reste le plus souvent vivante; modifiée
dans sa nutrition, elle reproduit encore un poil, et
ce poil est souvent plus volumineux et plus résistant que le poil primitif. En outre, ces pâtes ont
l'inconvénient d'irriter les téguments, de les rendre
rugueux et de substituer souvent à l'hypertrichose
d'autres altérations non moins disgracieuses. Elles
peuvent, à la rigueur, servir à faire tomber des poils
follets. Mais leur emploi est, somme toute, très
limité par leurs inconvénients.

L'épilation par l'électrolyse, qui mériterait mieux
le nom de tricholyse électrique que celui d'épilation,
puisqu'elle consiste dans la destruction des moyens
d'adhérence et de reproduction du poil, a remplacé
les pâtes épilatoires dans le traitement des hypertrichoses. Elle a sur ces pâtes l'avantage d'agir directement et réellement sur les papilles, de les détruire. Lorsqu'elle est pratiquée avec la prudence
nécessaire, elle ne laisse pas à la suite de lésions
appréciables de la peau. Son action est donc à la fois
plus sûre et plus inoffensive que celle des pâtes dépilatoires. Ses inconvénients sont la longue durée du
traitement et les sensations pénibles qu'elle provoque.

Procédés mécaniques d'épilation. — Les poils peuvent être extirpés avec les doigts, avec une pince ou au moyen d'emplâtres agglutinatifs.

L'*épilation avec le doigt* est un procédé rudimentaire et très insuffisant, qui expose à rompre facilement les poils et surtout à ne débarrasser que très incomplètemnt les parties malades.

Les *emplâtres agglutinatifs* ont été très employés dans le traitement des affections parasitaires du cuir chevelu, pour extirper les cheveux malades : l'antique calotte de poix, dont on recouvrait la tête des teigneux et qu'on enlevait d'un seul coup, était un procédé brutal, justement abandonné. Les bandelettes d'emplâtres agglutinatifs à la poix (voir T. II, p. 253) appliquées sur les parties malades peuvent être employées à titre exceptionnel pour pratiquer une épilation grossière dans les trichomycoses : comme nous l'avons dit à propos de la trichophytie et du favus (voir T. I, p. 76 et 91), c'est un pis-aller, préférable à l'abstention complète quand on ne dispose pas d'un aide assez intelligent pour faire fonction d'épileur ; mais toutes les fois qu'on peut pratiquer ou faire pratiquer l'épilation à la pince, c'est à elle qu'on doit avoir recours. Les emplâtres, même en bandelettes, sont toujours d'un emploi plus douloureux que la pince, et surtout ne permettent pas de pratiquer au pourtour des lésions une zone de protection indispensable dans le traitement de ces affections.

L'*épilation à la pince* est donc le véritable moyen d'épilation mécanique.

Les pinces à épiler sont des pinces à mors plats, mesurant environ 3 millimètres de long sur 5 de large ; les mors doivent s'adosser exactement l'un à l'autre sur toute leur étendue et non pas seulement sur leurs bords, qui risqueraient alors de sectionner le poil.

La pince peut être articulée ou à ressort; ce dernier modèle nous paraît préférable.

M. Ehlers a imaginé, pour la pince à épiler, une

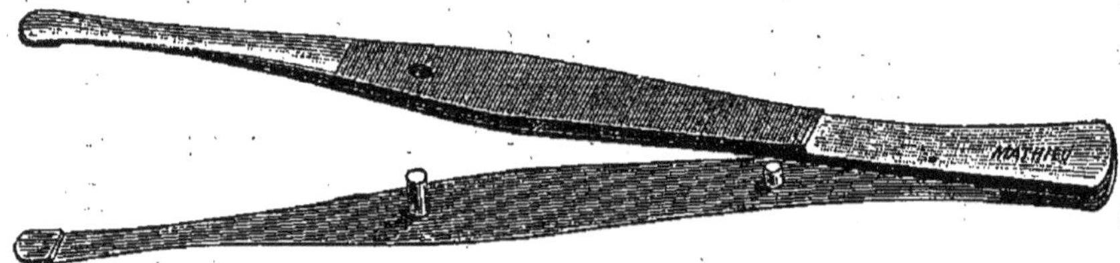

Fig. 5. — Pince à épiler à ressort.

monture spéciale, constituée par un épais manche métallique en forme de poire, à l'extrémité de laquelle la pince est articulée en genou de façon à se mouvoir en tous sens : cette pince est surtout destinée à empêcher les crampes qui se produisent chez certains sujets après une séance pro-

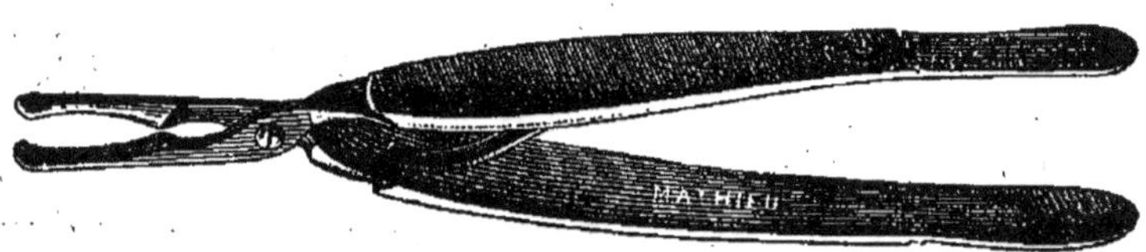

Fig. 6. — Pince à épiler articulée.

longée d'épilation; elle a l'avantage de se placer automatiquement en main, et nous a paru utile pour extirper les poils attaqués par l'électrolyse, la durée des séances devenant une cause de fatigue pour les doigts de la main gauche qui tiennent la pince.

Le manuel opératoire de l'épilation est assez

simple pour n'avoir pas besoin d'être décrit. Il faut cependant faire remarquer que cette petite opération demande une certaine souplesse de main, qu'elle doit, surtout dans les trichomycoses, se faire sans à-coup, mais bien par une traction lente sur le poil dans la direction même de celui-ci, qui, sans cette précaution, se romprait souvent.

L'avulsion du poil détermine une sensation assez analogue à celle d'une piqûre, plus agaçante que douloureuse : elle ne mérite pas la qualification de torture qu'on lui a parfois donnée. Cependant, surtout chez les enfants, et lorsqu'il s'agit d'établir une bordure d'épilation autour de plaques étendues de trichomycose, elle peut devenir assez pénible pour ne pas pouvoir être pratiquée entièrement en une seule séance; il convient alors de la fractionner à intervalles convenables. Les anesthésiques locaux ne sont pas applicables à l'épilation : la cocaïne ne pénètre pas ou ne pénètre que difficilement et en petite quantité à travers l'épiderme sain, et la durée de l'opération ne permet pas d'utiliser ses propriétés anesthésiques; les goudrons (huile de cade, etc.), l'huile phéniquée, peuvent modérer la douleur de l'épilation; mais il ne faut pas trop compter sur cet effet et ils ont parfois l'inconvénient d'être irritants.

L'épilation provoque ordinairement, surtout lorsqu'on la pratique pour la première fois, un certain degré d'inflammation des follicules pilaires, se traduisant par l'apparition de très petites pustules à leur niveau (miliaire d'épilation). Cette éruption disparaît en l'espace de quelques jours, sous l'influence d'applications humides.

Bazin faisait suivre l'épilation de l'application de parasiticides, et spécialement de pommade au turbith. Cette pratique est à peu près abandonnée : elle a l'inconvénient d'exagérer l'intensité de la miliaire d'épilation. Il est préférable de laver la surface épilée avec une solution de sublimé, ou de l'eau boriquée, ou mieux encore avec de l'alcool boriqué ou salolé ; après les premières séances d'épilation, il est souvent utile d'appliquer pendant quelques heures un pansement humide au sublimé ou à l'acide borique et même, si l'inflammation atteint une certaine intensité, de faire mettre quelques cataplasmes de fécule de pommes de terre ; après quoi, on panse pendant un jour ou deux avec la vaseline boriquée.

Lorsque l'inflammation fait défaut, ou après sa disparition, on fait exécuter le traitement nécessité par la maladie qui a fait recourir à l'épilation.

Épilation par l'électrolyse.

L'électrolyse a été appliquée pour la première fois à la destruction des follicules pileux par L. Le Fort, qui s'en servait pour le traitement du trichiasis. Elle a été utilisée, dans ces dernières années, pour le traitement des diverses hypertrichoses par les dermatologistes américains. L'épilation électrolytique a été vulgarisée en France par M. Brocq (1), qui a fixé les règles de son emploi.

Les **instruments** nécessaires pour l'épilation électrolytique sont ceux employés pour l'électrolyse en général. Il faut cependant mentionner spécialement les aiguilles. La plupart des dermatologistes se servent d'aiguilles en platine iridié. Avec M. Dubreuilh (2),

(1) *Bulletin de la Société médicale des hôpitaux*, 1886, p. 248, et 1888, p. 147. — *Bulletin de la Société de dermatologie*, 1891, p. 198.
(2) *Journal de médecine de Bordeaux*. 14 juin 1891.

nous trouvons les aiguilles en acier de beaucoup préférables : on obtient ainsi des instruments beaucoup plus fins, et la finesse de l'aiguille est indispensable pour pénétrer dans le conduit folliculaire de certains poils très minces, comme ceux de la lèvre supérieure. On n'a pas à craindre une détérioration rapide des aiguilles d'acier, celles-ci étant toujours reliées au pôle négatif, et d'ailleurs leur bas prix permet de les remplacer dès qu'elles sont altérées; la seule difficulté est d'obtenir une bonne trempe des aiguilles qui, lorsqu'elles sont flexibles, se laissent courber pendant l'opération, et lorsqu'elles sont trop dures, risquent de se briser.

On a proposé des aiguilles munies d'un index qui permet de reconnaître la profondeur à laquelle elles sont enfoncées : cette disposition augmente le prix des aiguilles. Elle est d'ailleurs inutile si on se sert d'aiguilles coudées à un centimètre de leur pointe, comme l'a proposé avec raison M. Brocq : la coudure à angle obtus ou mieux à angle droit facilite beaucoup l'introduction de l'aiguille.

Quant aux porte-aiguilles métalliques et volumineux qui sont employés par quelques opérateurs, nous en rejetons absolument l'emploi : ils sont toujours pesants et gênants dans une opération qui exige de la dextérité et une grande sûreté de main. L'aiguille doit donc être montée simplement sur une pièce métallique aussi légère que possible, cylindrique ou à pans coupés, de 3 à 4 millimètres de diamètre sur 1 1/2 à 2 centimètres de longueur, percée d'une embouchure centrale dans laquelle s'engage la barrette terminale du fil conducteur. L'aiguille elle-même doit mesurer environ 4 centimètres. (Voir p. 244.)

Le courant électrique traversant presque exclusivement la pointe de l'aiguille, en vertu de la loi bien connue d'électricité et en raison de la résistance moindre au niveau de la papille pilaire qu'au pourtour du conduit pilaire, il est inutile de l'isoler électriquement dans son trajet intra-épidermique au moyen d'un vernis ou de toute autre substance qui augmenterait son volume sans aucun profit.

A l'instrumentation ordinaire il faut ajouter une pince à épiler pour extraire les poils opérés, et, pour cette opération, nous donnons la préférence à la pince à manche de Ehlers qui tient très bien en main.

Manuel opératoire. — Le sujet étant placé bien en face du jour, de préférence étendu lorsqu'il s'agit d'une hypertrichose de la face, et tenant en main le cylindre-électrode, on introduit l'aiguille le long du poil, comme pour cathétériser le conduit pilaire, suivant la très juste comparaison de M. Brocq ; lorsqu'elle est exactement conduite, elle glisse le long du poil, et la main n'éprouve de résistance qu'au moment où la pointe de l'aiguille arrive au fond du follicule, au niveau de la papille ; il faut alors s'arrêter, pour ne pas pénétrer dans le derme sur lequel il est inutile et dangereux de faire agir le courant; si on éprouvait une résistance insolite avant d'avoir atteint le niveau présumé de la papille, — ce dont la coudure de l'aiguille servant de repère permet de s'assurer, — c'est qu'on aurait fait une fausse route à travers le derme ; il faudrait retirer l'aiguille et l'introduire à nouveau. Lorsqu'on a atteint le fond du follicule et que le courant est établi, on doit bien se garder d'exercer une pression sur l'aiguille : elle dépasserait le niveau du follicule, pénétrerait plus facilement qu'avant le passage du courant et on risquerait de provoquer des lésions du derme.

L'aiguille étant en place, on manœuvre — ou on fait manœuvrer par un aide — le collecteur de la pile, de façon à obtenir un courant de 2 à 4 milliampères. Il est inutile de dépasser ce dernier chiffre, et il peut être dangereux de le faire, les courants trop intenses ayant le grave inconvénient de provoquer une désorganisation trop violente des tissus avoisinants et de produire des cicatrices.

La manœuvre du collecteur exige toujours un certain temps ; elle réclame presque nécessairement la présence d'un aide, et cet aide doit à chaque manœuvre prendre soin de ne pas dépasser l'intensité voulue. Son seul avantage est de fournir un courant d'intensité progressivement croissante, déterminant une sensation moins pénible qu'un courant maximum d'emblée. Cette dernière considération peut avoir quelque importance chez les sujets très nerveux et surtout pendant les premières séances d'électrolyse. Sauf dans ces cas, on peut remplacer la manœuvre du collecteur par d'autres procédés de fermeture et d'ouverture du courant : M. Brocq a proposé dans ce but de faire établir et interrompre le courant par le malade lui-même qui, sur l'ordre de l'opérateur, saisit le cylindre-électrode au moment où l'aiguille est en place, et le fait progressivement et lentement pour éviter les secousses brusques, et le lâche alors que le poil est détruit. Cet expédient ne nous a pas paru mettre à l'abri des secousses brusques et réclame de la part des malades une attention et une obéissance parfois difficiles à obtenir. Nous préférons de beaucoup l'interruption faite par le médecin lui-même, et, pour ne pas entraver la liberté des mains, nous nous servons d'un interrupteur à ressort placé sur le trajet du fil négatif, que nous manœuvrons avec le pied : cet appareil, extrêmement simple et facile à construire, dispense de l'intervention de la volonté du malade.

Quelle que soit la manœuvre adoptée, on n'enlèvera l'aiguille qu'après avoir interrompu le courant.

L'électrolyse déterminant toujours une certaine douleur, on a cherché à atténuer celle-ci par des applications de pommades à la cocaïne, qui n'ont pas d'effets bien sensibles sur elle, ou par des injections hypodermiques de cocaïne (Dubreuilh), que nous rejetons en raison des dangers inhérents à l'emploi de cette substance. Nous nous contentons de calmer l'irritabilité de certains sujets par l'emploi de la valériane à l'intérieur, la veille et le jour de l'opération.

Le temps pendant lequel on doit faire passer le courant, varie suivant le volume des poils : pour les poils fins, il est environ de 10 à 15 secondes; pour les poils volumineux, que les malades avaient soumis à des épilations répétées à la pince, il peut atteindre 30 à 40 secondes. En général, au bout de ce temps, le poil vient facilement sous une traction légère de la pince. S'il résiste encore, il suffit d'attendre quelques minutes pour l'enlever sans effort. L'appréciation du temps nécessaire pour obtenir la destruction de la papille pilaire et par suite la chute du poil exige une certaine expérience de la méthode: car il varie, comme le fait remarquer M. Brocq, suivant les qualités de la peau, suivant la région opérée, suivant la profondeur et le volume du poil. Il est certain que l'apparition de la mousse autour de l'aiguille précède d'un temps fort appréciable la destruction de la papille; d'un autre côté, si le courant agit trop longtemps, il désorganise les tissus et peut laisser des cicatrices apparentes et le médecin doit surtout chercher à éviter cet écueil.

L'épilation peut être répétée sur un nombre de poils variant en moyenne de 35 à 80 dans l'espace d'une demi-heure, durée que sauf exceptions on doit considérer comme le maximum que peuvent atteindre le patient et l'opérateur.

Elle ne doit pas porter sur des poils trop rapprochés les uns des autres et M. Brocq a fort justement posé ce principe que l'on ne doit pas attaquer dans une même séance deux poils assez voisins pour que les vésicules succédant à leur électrolyse se confondent.

Suites de l'opération. —A la tache blanche produite par le passage du courant, succède une légère saillie d'apparence ortiée, centrée par une vésicule qui se rompt et laisse à sa place une croûtelle brunâtre, puis une cicatrice. La cicatrice blanche est très minime et à peine appréciable à la loupe, lorsque l'opération a été faite avec la prudence nécessaire. Si au contraire on a employé des courants trop intenses, trop prolongés et attaqué des poils trop rapprochés, il peut se produire des ulcérations véritables, suivies de cicatrices très apparentes, souvent chéloïdiennes, qui sont indélébiles et plus difformes que l'hypertrichose elle-même. Il est tout à fait exceptionnel de voir ces accidents se produire à la suite d'opérations électrolytiques conduites avec soin et modération. Cependant ils peuvent survenir chez certains sujets prédisposés au développement des chéloïdes. Aussi, cette prédisposition ne pouvant être prévue, croyons-nous avec M. Brocq qu'il est bon, avant de tenter la destruction des poils, de commencer par en attaquer un petit nombre sur différents points de la surface hypertrichosique, et d'attendre une quinzaine de jours pour observer les effets obtenus.

Les inconvénients de l'épilation électrolytique sont : la repousse d'un certain nombre, un dixième au moins, des poils opérés, qu'il faut attaquer à nouveau ; l'impulsion donnée par l'irritation électrique à la poussée des poils peu volumineux, à peine apparents, poils follets qui deviennent adultes et qu'il faut détruire après ablation de la première couche de poils, quelquefois même la pousse successive de deux et trois couches nouvelles ; enfin la longue durée du traitement, qui demande des séances très multipliées, en raison du nombre relativement faible de poils qu'on peut opérer à chaque séance.

Malgré ces inconvénients, l'épilation électrolytique est actuellement le seul moyen radical de destruction des poils. Elle doit, chez les sujets qui veulent être sûrement débarrassés d'une hypertrichose, être préférée de beaucoup à l'emploi des pâtes dépilatoires, qui altèrent le tégument, ne détruisent qu'une infime proportion de poils, et exagèrent la croissance des autres, à l'épilation par la pince et à la rasure qui activent d'une façon prodigieuse la pousse des poils et leur font acquérir rapidement des dimensions considérables.

Indications. — L'épilation électrolytique peut être appliquée aux diverses variétés d'hypertrichose. Elle est surtout indiquée dans les hypertrichoses localisées, dans les cas où un petit nombre de poils volumineux se sont développés sur le visage d'une femme jeune ou aux régions mammaire et intermammaire, ou sur un nævus pigmentaire. Lorsque les poils exis-

tent en grand nombre sur le visage, elle peut encore
être proposée aux femmes qui veulent à tout prix
s'en débarrasser, mais le médecin doit les prévenir
explicitement de la durée extrêmement longue du
traitement.

Euphorine.

L'euphorine ou phényluréthane s'obtient par l'action de l'éther chloroxycarbonique sur l'aniline.
C'est une poudre blanche, d'odeur aromatique rappelant celle du clou de girofle, assez soluble dans un
mélange d'eau et d'alcool. Elle a été préconisée par
Peroni et Bovero (1) et par Cao (2) dans les ulcérations vénériennes et syphilitiques, comme succédané
de l'iodoforme, dans les eczémas aigus et chroniques,
dans la tuberculose cutanée, la trichophytie, le zona,
etc. Elle a été employée sous forme de poudre, de
solution alcoolique de 10 à 50 0/0, de pommades à
doses de 10 à 20 0/0.

Nous n'avons aucune expérience de cette substance.

Europhène.

Cette substance, résultant de l'action de l'iode sur
l'isobutylorthocrésol, est une poudre amorphe, de
couleur jaune, d'odeur aromatique rappelant un peu
celle du safran. Elle a été surtout préconisée comme
succédané de l'iodoforme dans le traitement des
ulcérations vénériennes et syphilitiques. Elle a été
employée avec plus ou moins de succès dans les

(1) *Giornale della R. Accad. di medic. di Torino*, 1891, p. 305.
(2) *Riforma medica*, 18, 19 et 21 novembre 1892.

ulcérations tuberculeuses, le pityriasis versicolore, la trichophytie des parties glabres de la peau, la lèpre. Eichhoff (1) lui dénie toute influence dans les eczémas parasitaires, le psoriasis et le favus. Elle a été utilisée sous la forme de poudre pure, de pommades à 2 ou 5 0/0, etc.

Nous ne croyons pas que cette substance ait été expérimentée en France.

Gallacétophénone.

Le gallacétophénone est un trioxybenzol se rapprochant de l'acide pyrogallique, mais moins oxydable que ce dernier, se présentant sous l'aspect d'une poudre légèrement jaune qui cristallise facilement en aiguilles, à peine soluble dans l'eau froide, facilement soluble dans l'eau chaude, l'alcool, l'éther et la glycérine. Il a l'avantage de ne pas tacher le linge.

Rekowski (2) et Goldenberg (3) en ont obtenu de bons résultats dans le psoriasis et dans l'eczéma séborrhéique, en pommade à 10 0/0.

Nous n'avons aucune expérience de cette substance.

Gallanol.

On a donné ce nom à l'anilide de l'acide gallique, connu à l'état impur dans l'industrie sous le nom de gallol, et purifié pour l'usage médicinal.

(1) *Therapeutische Monatshefte*, 1891, p. 379 et *Monatsh. f. prakt. Dermat.* 1893, XVII, p. 312.
(2) *Therapeutische Monatsh.*, 1891, p. 487.
(3) *New-York medic. Journal*, 6 février 1892, p. 153.

Ce corps, cristallin, blanc, très peu soluble dans l'eau froide, est soluble dans l'alcool et l'éther.

Il jouit de propriétés réductrices et a été vanté, en pommades à 10 0/0 et à 25 0/0, dans le psoriasis et dans l'eczéma, par MM. Cazeneuve et Rollet (1). Ses effets nous ont paru des plus médiocres.

Glycérine.

La glycérine est fréquemment employée pour lubréfier le tégument chez les sujets à peau sèche. Elle peut être mêlée à l'eau de toilette ou servir en onctions, étendue de 1/2 ou 3/4 d'eau, après la toilette, dans les cas de séborrhée légère du visage (dartres farineuses, dartres sèches). Dans l'ichthyose et la xérodermie pilaire, les onctions de glycérine servent encore à maintenir la souplesse du tégument et à empêcher la reproduction des squames après le traitement de ces maladies (Lailler); mais les onctions de glycérolé d'amidon sont préférables.

On doit avoir soin de ne se servir que de glycérine rigoureusement neutre, cette substance s'altérant avec une grande facilité et devenant alors irritante pour la peau.

Glycérolés ou glycérés.

On donne le nom de glycérolés ou glycérés à des pommades à base de glycérine; ces préparations, un peu trop fluides pour beaucoup d'applications, adoucissent le tégument comme la glycérine, à la condition de n'être pas altérées.

(1) *Lyon médical*, 9 avril 1893, p. 507.

Elles peuvent être préparées à base d'amidon ou d'argile.

      Glycérine *neutre* .... 75 gr.
      Amidon en poudre........................... 5 —
                                    (CODEX)

      Glycérine *neutre* .... 25 gr.
      Terre glaise des statuaires............... 5 —
                                    (F. VIGIER)

On peut, lorsqu'on se sert de glycérolés en onctions sur des surfaces étendues, dans l'ichthyose par exemple, dissimuler l'odeur un peu fade de la glycérine par l'adjonction d'eau de laurier-cerise (Lailler), qui calme les démangeaisons :

      Glycérolé d'amidon à la glycérine *neutre*.. 90 gr.
      Eau de laurier-cerise...................... 10 —

Il importe de ne pas employer, dans ces cas, une trop grande quantité de glycérolé, qui graisserait les vêtements sans agir plus efficacement sur la peau.

Le glycérolé tartrique :

      Glycérolé d'amidon à la glycérine *neutre*.. 30 à 40 gr.
      Acide tartrique .... 1 gr.
                                    (E. VIDAL)

est un très bon antiprurigineux, dans les lichens, les eczémas avec infiltration cutanée, l'urticaire, les divers prurits.

Ce sont là les seuls glycérolés que nous croyions devoir conseiller.

Goa (Poudre de)

Cette poudre, provenant d'un arbre du Brésil, contient de l'acide chrysophanique. (Voir ce mot, p. 226.)

Elle a été employée dans le traitement de la trichophytie, et spécialement de la forme de trichophytie exotique connue sous le nom d'herpès imbriqué ou de tokelau.

On peut l'incorporer à la vaseline ou à l'axonge, ou plus simplement en saupoudrer les parties malades après les avoir humectées d'eau.

Goudrons.

Divers goudrons ont été employés en dermatologie, pour le traitement substitutif des affections inflammatoires chroniques, dans le psoriasis et les eczémas en particulier.

La pommade au goudron de l'ancienne pharmacopée est aujourd'hui presque abandonnée. L'impureté et la variabilité de composition des goudrons qui servent à la préparer en font une préparation d'effets assez variables; elle provoque souvent une irritation parfois violente et une exacerbation de lésions eczémateuses aiguës ou chroniques dans lesquelles on l'emploie ordinairement et nous ne saurions la conseiller.

Les goudrons les plus employés actuellement sont l'huile de cade vraie, l'huile de bouleau et l'huile de hêtre. (Voir ces mots.)

Gynocardique (Acide).

Cet acide, extrait de l'huile de chaulmoogra, ne s'emploie que dans le traitement de la lèpre; nous renvoyons à ce chapitre qui traite de cette dernière affection (T. I, p. 202) pour l'indication de son action et son mode d'emploi.

Hoang-nan.

L'écorce de cette plante (strychnos gaultheriana) a été employée sous forme de poudre dans le traitement de la lèpre, où elle ne semble avoir aucune action curative; son administration provoque souvent des accidents d'intoxication strychnique et elle doit être abandonnée.

Hydrothérapie.

La thérapeutique dermatologique emprunte à l'hydrothérapie un certain nombre de ses procédés, les bains en première ligne, les enveloppements humides et les douches. (Voir ces mots.)

Hydroxylamine.

Le chlorhydrate d'hydroxylamine (cette substance est une base analogue à l'ammoniaque obtenue par réduction de l'acide nitrique) est un agent de réduction qui a joui pendant quelque temps en Allemagne d'une certaine vogue dans le traitement du psoriasis, du lupus, de la trichophytie. Il paraît à peu près abandonné, en raison des douleurs et de l'irritation qu'il provoque et des accidents toxiques auxquels il donne lieu.

Eichhoff (1) et Fabry (2) l'ont préconisé en solutions au 1000°, au 500°, au 200° dans l'alcool pur ou étendu de son poids de glycérine, pour badigeonnages ou en

---

(1) *Monatsh. f. prakt Dermat.* 1889, VIII, p. 12.
(2) *Archiv f. Dermatologie,* 1889, n. 2.

solution aqueuse au 1000ᵉ ou pour enveloppements. On l'a également employé en pommades et en savon.

Ichthyol.

Cette substance, introduite dans la thérapeutique dermatologique par Unna, est de consistance demi-fluide, de coloration brun noirâtre, d'odeur rappelant celle du goudron, mais plus désagréable. C'est un produit de composition assez complexe, extrait par distillation de roches bitumineuses du Tyrol dans lesquelles on trouve des poissons fossiles décomposés, d'où le nom qui lui a été donné.

L'ichthyol est soluble dans l'éther, dans l'alcool et dans l'eau pure.

Très riche en soufre, auquel elle doit peut-être une grande partie de ses propriétés, cette substance, traitée par l'acide sulfurique, donne un acide (acid. sulfo-ichthyolique) qui peut se combiner avec les bases. Le plus employé de ces sels est le sulfo-ichthyolate d'ammoniaque.

L'ichthyol est un agent réducteur (Unna), c'est-à-dire qu'il soustrait l'oxygène aux tissus ; il provoque la rétraction des vaisseaux sanguins, d'où son emploi comme décongestionnant, et jouit de propriétés analgésiques et antiseptiques. Il est parfois irritant, de sorte que ses effets doivent être surveillés de près.

Son odeur en rend l'emploi pénible à certains malades ; elle peut être en partie masquée par l'addition d'essence de mirbane.

L'ichthyol est considéré par quelques dermatologistes comme une sorte de panacée et a été appliqué au traitement de presque toutes les affections cutanées, surtout de celles où le soufre est habituellement employé.

Il est surtout utile dans les acnés pustuleuses et dans l'acné rosacée, dans certaines formes d'eczéma chronique avec infiltration lichénoïde, dans les alopécies. Unna le vante particulièrement dans la lèpre.

L'ichthyol peut être employé à l'intérieur, à la dose de 50 centigrammes à **3** grammes par jour, sous forme de pilules de 10 centigrammes ou de capsules contenant 25 centigrammes d'ichthyol, administrées au moment des repas. Peu de malades peuvent le supporter à la dose de **1** gramme par jour (Besnier), quoique certains auteurs l'aient employé à des doses plus élevées. Il ne nous a jamais paru préférable à d'autres préparations soufrées, et nous ne saurions, jusqu'à plus ample informé, en recommander l'emploi dans l'acné, où il a été surtout préconisé.

Localement, l'ichthyol peut être employé sous forme de pommades, d'emplâtres, de vernis, de savon, de solutions alcooliques et éthérées ou de solutions aqueuses.

Pommades :

Ichthyol...............................	10 à 15 gr.
Vaseline ou lanoline....................	100 —

(Dans les eczémas avec prurit et surtout dans les eczémas séborrhéiques.)

Ichthyol...............................	8 à 15 gr.
Oxyde de zinc.........................	20 —
Vaseline ou lanoline....................	40 —

(Idem).

Emplâtres à 5 ou 10 0/0 dans les mêmes affections.
Savons à 5 ou 10 0/0.

(Dans les acnés, pour laver les parties ou pour faire mousser sur la peau et laisser la mousse sécher pendant 3 à 6 heures suivant la tolérance de la peau ; pour lavages dans les alopécies séborrhéiques, la pelade, etc.)

Solutions :

Sulfo-ichthyolate d'ammoniaque........	5 à 30 gr.
Alcool...............................	} $\tilde{aa}$ 30 gr.
Éther................................	

(En badigeonnages le soir dans l'acné pustuleuse et l'acné rosée.)

Ichthyol.............................	1 à 2 gr.
Eau distillée........................	100 —

(Pour enveloppements humides dans les dermatoses prurigineuses étendues.)

Vernis :

Ichthyol.............................	} $\tilde{aa}$
Traumaticine.........................	

(En badigeonnages dans l'érysipèle (Juhel-Rénoy.)

Ichthyol.............................	} $\tilde{aa}$ 40 gr.
Amidon en poudre.....................	
Solution concentrée d'albumine..........	1 —
Eau..................................	20 —

(Dans les acnés, les eczémas localisés. (Unna.)

Iode.

L'iode est employé dans le traitement des dermatophyties en raison de ses propriétés parasiticides ; en réalité, il agit plutôt comme agent d'exfoliation épidermique, et entraîne les parasites en même temps que les couches épidermiques dans lesquelles ils sont contenus.

La teinture d'iode est la préparation la plus usitée
dans le traitement des trichophyties du cuir chevelu
et des parties glabres, du favus des parties glabres,
des formes peu étendues du pityriasis versicolore
et de l'érythrasma.

Dans les trichophyties des parties glables, on ne
doit pas se contenter d'un simple badigeonnage,
mais faire avec le pinceau une friction un peu énergique (Besnier).

Les badigeonnages répétés de teinture d'iode
peuvent servir à faire avorter les furoncles et les
pustules d'acné.

Les pommades iodées peuvent encore être utilisées
dans le traitement de la trichophytie du cuir chevelu :

> Iode métallique............................ 1 gr.
> Vaseline................................... 50 —
> (LAILLER)

On a préconisé dans le traitement de la pelade le
collodion renfermant 1/50 d'iode métallique : nous
n'avons jamais vu cette préparation donner des
résultats satisfaisants.

Hardy préconisait dans le traitement d'un certain
nombre de dermatoses rebelles, en particulier les
scrofulides, les badigeonnages avec la solution d'iode
caustique, dont voici la formule :

> Iode pur.................................. 1 gr.
> Iodure de potassium....................... 3 —
> Eau distillée............................. 30 —

Iodoforme.

L'iodoforme n'est guère employé en dermatologie
que comme topique dans les diverses ulcérations. Si
ses propriétés antiseptiques ont été parfois discutées,

il n'en constitue pas moins un des agents les plus
utiles pour obtenir la cicatrisation des ulcérations
tuberculeuses et des ulcères torpides de toute nature.
Il a de plus des propriétés analgésiques qui le rendent
utile dans les ulcérations douloureuses, situées au
voisinage des orifices naturels.

On peut, dans ces cas, l'employer en pommade :

        Iodoforme............................... 1 à 2 gr.
        Vaseline ou lanoline.....................   30 —

Les inconvénients bien connus de l'iodoforme
(odeur pénétrante et persistante, éruptions érythémato-vésiculeuses plus ou moins étendues) lui ont
fait substituer un grand nombre de succédanés plus
ou moins heureusement trouvés : iodol, aristol, dermatol, salol, etc., dont l'un des derniers venus est le
diiodoforme. (Voir ces mots.)

Iodol.

L'iodol, ou tétraiodure de pyrrol, est une poudre
brune, se fonçant à la lumière, composée de prismes
brillants et doux au toucher, d'odeur faible rappelant celle du thymol, presque insoluble dans l'eau,
soluble dans l'alcool absolu, l'éther et le chloroforme,
assez caustique.

On l'a préconisée dans les ulcérations vénériennes
et dans les ulcérations atoniques.

On l'emploie en poudre, en solution au cinquantième dans un mélange de 1 partie d'alcool et de
2 parties de glycérine, en pommade à 2 0/0.

Cette substance est assez irritante, son emploi doit
être surveillé et nous paraît des plus restreints.

Lanoline.

On donne le nom de lanoline à une graisse formée par l'union d'acides gras et de cholestérine, que l'on trouve dans un certain nombre de tissus cornés et que l'on extrait du suint de laine de mouton.

La lanoline est une substance glutineuse, visqueuse, de coloration jaunâtre, faiblement odorante, de réaction neutre, s'altérant à peine au bout de plusieurs mois.

Elle absorbe facilement son poids d'eau et une très forte proportion de glycérine, et se mêle facilement aux autres graisses.

D'après la plupart des auteurs, elle est absorbée par la peau, grâce à sa composition chimique qui se rapproche de celle de certaines parties du tégument, et son absorption entraîne celle des substances qui sont incorporées. Cependant cette propriété est mise en doute par M. Aubert (de Lyon).

La consistance un peu trop ferme de la lanoline ne permet guère de l'employer comme seul excipient d'une pommade ; mais son mélange à la vaseline donne des pommades de consistance variable, préférables pour certains usages à la vaseline pure qui devient souvent trop fluide à la température du corps.

Son mélange à l'axonge est moins recommandable, celle-ci étant susceptible de s'altérer.

La lanoline entre dans la composition de quelques emplâtres et de quelques savons.

La lanoline est, plus souvent encore que la vaseline, mal supportée par la peau qu'elle irrite : dans les dermatoses inflammatoires on ne devra la prescrire qu'avec précaution et sous bénéfice de l'observation de ses effets.

Liniments.

Les liniments sont des préparations dont on se sert pour oindre ou frictionner la peau.

Leur composition est extrêmement variée : on emploie des liquides alcooliques, de l'huile chargée de différents principes médicamenteux, des mélanges de matières grasses ou de liquides spiritueux. Les liniments sont le plus souvent liquides, mais quelquefois aussi leur consistance est la même que celle des pommades.

Les liniments employés en dermatologie sont émollients, antiprurigineux, excitants ou siccatifs.

Les LINIMENTS ÉMOLLIENTS sont presque exclusivement représentés par le liniment oléo-calcaire, vieille préparation très décriée à l'heure actuelle et qui cependant rend encore de très grands services dans les dermatoses inflammatoires. M. Besnier l'emploie couramment dans les eczémas aigus, dans les pemphigus et les éruptions pemphigoïdes et, quoi qu'on en ait pu dire, il est des sujets qui, ne supportant ni les enveloppements humides ni les préparations de vaseline ou autres, se trouvent soulagés par le liniment oléo-calcaire.

Il se compose de :

Huile d'amandes douces................... } ãã
Eau de chaux saturée...................... }

Le liniment oléo-calcaire ne doit être employé que fraîchement préparé ; aussi ne doit-on jamais le prescrire que par petites quantités à la fois.

On peut l'additionner de 1 à 2 0/0 d'acide phénique ou de menthol, pour en faire un excellent antiprurigineux dans les dermatoses inflammatoires qui s'accompagnent de prurit.

Les LINIMENTS ANTIPRURIGINEUX sont employés dans les prurits d'origine parasitaire, et surtout dans la phthiriase, dans l'urticaire.

Acide phénique cristallisé................	2 gr.
Huile d'amandes douces................	100 —
Menthol................................	2 à 4 gr.
Huile d'amandes douces................	100 gr.

Les LINIMENTS EXCITANTS peuvent être employés dans le traitement de la pelade et des alopécies séborrhéiques; ils ne diffèrent des lotions excitantes que par l'addition d'huile ou de glycérine qui, empêchant leur évaporation, prolonge l'action des substances incorporées.

Les liminents suivants peuvent être prescrits dans ce but :

Acide salicylique....................	2 gr.
Naphthol β.........................	10 —
Acide acétique cristallisable............	15 —
Huile de ricin	100 —

(P. RAYMOND)

Teinture de cantharides...............	5 à 20 gr.
Naphthol β.........................	4 —
Alcool camphré......................	40 —
Alcoolat de romarin..................	25 —
Glycérine	35 —

M. P. Raymond (1) recommande avec raison d'exercer sur les plaques de pelade une friction un peu énergique, qui peut se faire à l'aide d'un pinceau en crin comme la brosse des peintres ou avec une brosse douce.

(1) *Annales de Dermatologie*, 1892, p. 794.

Les LINIMENTS SICCATIFS ont été préconisés par Pick (1) dans le traitement de quelques dermatoses. Ces liniments, composés de :

Gomme adragante.....................	5 gr.
Glycérine	2 —
Eau distillée.........................	100 —

et auxquels on peut ajouter des substances médicamenteuses diverses, rentrent plutôt dans la classe des vernis, car, en se desséchant, ils forment un enduit pelliculaire adhérent. Nous croyons que leur emploi est assez restreint, comme celui des vernis en général.

Losophane.

Le losophane est un triiodure de crésol, soluble dans l'éther, le benzol, le chloroforme et difficilement dans l'alcool.

Il est très irritant, même à doses faibles, dans les dermatoses inflammatoires, où il est contre-indiqué.

Saalfeld (2) l'a employé en poudre, en solution à 1 ou 2 0/0 dans l'alcool additionné d'un 1/4 d'eau, en pommade à 1 et 2 0/0, dans les trichophyties et le pityriasis versicolore, dans les eczémas chroniques avec infiltration de la peau, dans les acnés, les prurits, et en a obtenu des résultats satisfaisants ; il l'a employé sans utilité manifeste dans l'urticaire ; les pommades à 5 et 10 0/0 auraient quelque action dans le psoriasis.

Nous n'avons aucune expérience de cette substance.

(1) *Prager med. Wochenschr.*, 1891, n° 21.
(2) *Thrapeutische Monatsh.*, 1892, p. 544.

Lotions.

Les lotions sont fréquemment employées en dermatologie et répondent à des indications diverses.

Elles peuvent être détersives et antiseptiques, émollientes, astringentes, antiprurigineuses, excitantes.

Les LOTIONS DÉTERSIVES ET ANTISEPTIQUES s'appliquent au traitement de toutes les dermatoses suintantes. Elles doivent être faites avec douceur, au moyen de fragments d'ouate hydrophile imprégnés d'une solution antiseptique : solution de sublimé de 2 pour 1000 à 1 pour 2000, eau boriquée à 3 0/0, eau phéniquée au centième, solution de phénosalyl à 1 pour 300 ou pour 500, etc.

Les LOTIONS ÉMOLLIENTES s'appliquent aux dermatoses inflammatoires et se font avec de la décoction de guimauve, de graine de lin, de feuilles de sureau, de tête de pavot, de l'eau de son, de l'eau d'amidon, etc., additionnées ou non d'acide borique. Ces liquides doivent être employés tièdes.

Les LOTIONS ASTRINGENTES, qui s'appliquent aux mêmes dermatoses accompagnées ou non de suintement, se font avec de la décoction de têtes de camomille (très utile dans les dermatoses suintantes qui sont loin de toujours bien supporter les lotions émollientes), de la décoction de racines d'aunée, de feuilles de noyer, de feuilles de ronce, d'écorce de chêne, avec des solutions de tanin à 4 pour 1000, avec de l'eau blanche (une cuillerée à bouche de sous-acétate de plomb liquide ou extrait de Saturne pour un verre d'eau, dans les intertrigos en particu-

lier), avec une solution de borate de soude de 1 à
3 0/0 ou d'alun à 2 0/0.

Les LOTIONS ANTIPRURIGINEUSES se font avec des solutions alcalines, des solutions de sublimé à 0,30 pour
1000, des solutions de cyanure de potassium à
0,50 pour 1000 ou d'acide cyanhydrique :

> Solution officinale au 1/100..   0.50 centigr. à 1 gr.
> Eau distillée ....   1000 gr.

avec l'eau de laurier-cerise, mais surtout avec de
l'eau phéniquée à 1 pour 200 ou 1 pour 100, des
alcools aromatiques (eau de Cologne, alcool de
menthe, alcoolat de romarin, étendus de deux à
quatre fois leur volume d'eau), avec de l'alcool men-
tholé à 2 ou 5 0/0, des vinaigres (vinaigre pur ou
vinaigre aromatique) étendus de huit à dix parties
d'eau.

Les lotions antiprurigineuses doivent être faites
chaudes.

Les LOTIONS EXCITANTES sont destinées à produire un
certain degré d'irritation du tégument ; elles doivent
déterminer la rubéfaction de la peau et non la vésication. Elles sont presque uniquement employées
dans le traitement de la pelade et des alopécies. L'essence de térébenthine, les alcoolés, la teinture de
cantharides, l'acide acétique sont les principales
substances qui entrent dans leur constitution.

Voici quelques formules de lotions excitantes em-
pruntées à divers auteurs :

> Alcool camphré.....................   100 gr.
> Essence de térébenthine.................   25 —
> Ammoniaque......................   5 —

(Pharmacopée de l'hôpital Saint-Louis ; lotion excitante n° 1.)

.Alcool camphré...................... ...... 100 gr.
 Essence de térébenthine................ 10 —
 Ammoniaque .... 4 —

(Pharmacopée de l'hôpital Saint-Louis ; lotion excitante n° 2.)

Alcoolat de Fioravanti.................. } ~aa 100 gr.
 Alcool camphré........................ }
 Teinture de cantharides................. } ~aa 10 à 30 gr.
 Teinture de romarin.................... }

(E. VIDAL.)

Teinture de cantharides.... .. .. 10 gr.
 Chlorhydrate de pilocarpine........... 0,25 centigr.
 Alcoolat de Fioravanti................. } ~aa 50 gr.
 Alcoolat de romarin................... }

(E. BESNIER.)

Salicylate de mercure........... ...... 0,05 à 0,25 c.
 Salol.................................. 1 à 5 gr.
 Alcoolat de romarin ou de lavande....... 250 gr.

(BROCQ.)

Acide acétique cristallisable............. 5 gr.
 Teinture de cantharides...... .. .. }
 Teinture de romarin.................... } ~aa 15 gr.
 Teinture de jaborandi.................. }
 Alcoolat de Fioravanti................. } ~aa 50 gr.
 Alcool camphré........................ }

(Voir en outre *Liniments excitants*, p. 286 et *Acide acétique*, p. 190.)

Menthol

Le menthol est le stéaroptène ou camphre de l'essence de menthe. Il se dépose en cristaux pendant la rectification lente de cette essence. Son odeur rappelle celle de l'essence, mais est moins intense, moins aromatique et moins agréable. Il est soluble dans l'alcool et les huiles, insoluble dans l'eau.

Il jouit de propriétés anesthésiques et surtout antiprurigineuses, qui le rendent précieux dans les prurits, quelle qu'en soit la cause.

Son contact avec les téguments produit une sensation de froid assez intense, qui peut devenir pénible lorsqu'on applique des préparations mentholées sur une portion étendue du tégument.

Cette sensation est précédée d'une sensation de chaleur très désagréable lorsqu'il existe une dénudation épidermique; sur la muqueuse vaginale et la muqueuse anale, les préparations mentholées déterminent également des sensations pénibles chez beaucoup de sujets, tandis qu'elles sont très bien supportées par les muqueuses des voies respiratoires. Aussi conseillons-nous de ne pas employer le menthol dans les eczémas avec excoriations du tégument, ni dans les prurits anaux et vaginaux.

Le menthol peut être prescrit sous forme de solutions alcooliques, d'huile mentholée ou de pommades et de pâtes.

Solution alcoolique à 10 0/0 (dans l'urticaire et les prurits sans lésion.)

Huile mentholée :

Menthol..........................	5 à 10 gr.
Huile d'amandes douces..............	100 —

(Dans l'urticaire, les prurits, les eczémas secs.)

Pommade :

Menthol..........................	1 à 5 gr.
Oxyde de zinc.....................	10 —
Vaseline..........................	ãã 25 gr.
Axonge...........................	

Cette pommade, formulée par **MM.** Dubreuilh et Archambault (1), peut être employée dans les mêmes cas.

(1) *Journal de médecine de Bordeaux*, 17 août 1890.

Nous préférons de beaucoup, et pour les divers cas où le menthol est indiqué, la *pâte* suivante qu'emploie M. Besnier :

Menthol .... 2 gr.
Oxyde de zinc....................... } ãa 50 —
Vaseline liquéfiée au bain marie.......

Le menthol peut être associé à des préparations plus actives dans les eczémas secs accompagnés de prurit. La pommade suivante :

Menthol .... 2 gr.
Résorcine................................ 1 —
Soufre précipité........................ 10 —
Oxyde de zinc........................... 15 —
Vaseline................................. 30 —

convient fréquemment à la fin d'une poussée eczémateuse, lorsque le prurit persiste avec une certaine intensité.

M. Besnier associe le menthol à la dose de 0,25 à 1 gramme 0/0 aux pommades qui servent dans le traitement de la gale, afin d'atténuer les sensations pénibles provoquées par leur application.

Mercure et ses composés.

Le *mercure métallique* n'est guère employé en dermatologie que sous forme d'emplâtres, dont l'emplâtre de Vigo (voir l'article *Emplâtres*) est actuellement le seul usité.

Le *sublimé* est employé comme antiseptique, plus rarement comme caustique, sous forme de solutions de pommade, de collodion.

Les solutions de sublimé sont d'excellents antiseptiques, préférables à tous les autres lorsqu'elles ne déterminent pas d'irritation de la peau. Elles servent en lotions (au 500ᵉ) dans les affections parasitaires du cuir chevelu, dans les dermatoses primitivement microbiennes ou infectées secondairement; en applications permanentes (enveloppements humides, au 2000ᵉ, au 3000ᵉ ou au 4000ᵉ,) dans les mêmes cas, surtout dans l'ecthyma, les furoncles, les eczémas infectés. Pour ce dernier usage, il est préférable de se servir de solutions dans l'eau non alcoolisée ou dans l'eau additionnée de 1 0/0 de chlorure de sodium, plutôt que de liqueur de Van Swieten qui est plus irritante pour la peau.

Les pommades au sublimé à 2 ou 3 0/0 sont souvent irritantes et peu employées.

Le collodion au sublimé :

> Sublimé corrosif...................... 4 gr.
> Collodion élastique.................... 30 —

préconisé dans les verrues et dans les dermatomycoses, est très irritant, provoque des excoriations douloureuses et parfois des accidents d'intoxication. Nous ne saurions le recommander.

Le *calomel* est employé en pommades

> Calomel à la vapeur........ .... 2 gr.
> Vaseline.............................. 100 —

(Pharmacopée de l'hôpital Saint-Louis)

dans les eczémas, dans le psoriasis.

Cette préparation, qui donne quelquefois des succès remarquables dans certaines formes d'éczémas, ne saurait être employée avec assez de réserve. Outre les phénomènes toxiques qu'elle provoque avec la plus grande facilité, elle détermine souvent une irritation locale fort vive qui vient se surajouter à la lésion primitive et l'aggraver sans aucun bénéfice.

Elle doit être réservée à quelques cas d'eczémas circonscrits et peu étendus.

L'emplâtre au calomel, proposé par quelques auteurs comme succédané de l'emplâtre de Vigo pour le pansement des ulcérations et des lésions circonscrites, ne présente aucun avantage particulier et, comme toutes les préparations de calomel, expose particulièrement à la salivation mercurielle. Il nous semble devoir être abandonné.

Le *biiodure de mercure* a été proposé comme succédané du sublimé et peut s'employer sous les mêmes formes et dans les mêmes cas, mais à doses de moitié moins élevées. Il ne nous semble pas sensiblement préférable au sublimé.

Oxydes de mercure. — Les oxydes de mercure (précipité rouge et surtout précipité jaune) peuvent être employés en pommades dans les eczémas circonscrits, particulièrement dans les eczémas localisés au voisinage des orifices de la face.

> Oxyde jaune de mercure................ 0,50 à 1 gr.
> Vaseline.................................. 25 —

Vidal l'associait à l'huile de cade dans les eczémas impétiginiformes du visage et des oreilles.

> Oxyde jaune de mercure.................. 1 gr.
> Huile de cade vraie..................... 5 —
> Glycérolé d'amidon...................... 30 —

On a encore vanté le précipité jaune dans l'impétigo vrai, qui peut être tout aussi facilement guéri par des topiques plus simples et moins dangereux.

Le turbith minéral (*sous-sulfate de bioxyde de mercure*), très employé autrefois dans le traitement des affections parasitaires du cuir chevelu, sous la forme de pommade :

Turbith minéral.........................   1 à 2 gr.
Axonge ou vaseline......................   40 gr.

est d'un usage beaucoup moins courant actuellement.

Les fumigations de cinabre (*bisulfure de mercure*), que l'on faisait en projetant de la poudre de cinabre sur une pelle chauffée ou sur des charbons ardents dans une boîte fumigatoire, ont été très employées dans le traitement de la phthiriase du corps ; les accidents d'intoxication mercurielle qui peuvent leur succéder et le siège du parasite, qui habite les vêtements et non le tégument, doivent les faire rejeter et remplacer par des moyens de traitement moins dangereux (Besnier).

Molline.

Voir *Savons*, p. 330.

Mousselines.

Outre leur emploi comme moyen d'application des pansements humides, les mousselines sont utilisées en dermatologie comme support des pommades ou onguents et des emplâtres. Nous renvoyons à l'article *Emplâtres* pour cette dernière application qu'on doit à Unna. Quant aux *onguents mousselines* du même auteur, ils consistent simplement dans la substitution de cette étoffe aux classiques compresses de toile pour étendre les pommades qu'on ne peut, en raison de leur trop grande viscosité, étaler directement sur la peau.

Naphthol.

Le naphthol β est seul employé en dermatologie. Il jouit de propriétés antiseptiques, antiparasitaire et antiprurigineuses ; de plus, il semble agir comme agent substitutif dans certaines dermatoses.

Aussi ses indications, que Kaposi (1) a surtout contribué à faire connaître, sont-elles très nombreuses. Il a été employé avec succès dans la gale, dans la phthiriase du pubis, dans le psoriasis, dans l'ichthyose, dans les eczémas secs et suintants, dans les séborrhées, dans les acnés et d'une façon générale dans toutes les affections sèches ou suintantes réclamant l'usage de préparations antiseptiques faibles.

On le prescrit sous forme de pommade, de liniment, de savon.

Pommades.

β naphthol....................	10 à 15 gr.
Éther sulfurique...............	Q. S. pour dissoudre
Vaseline ou axonge.............	100 gr.

(Contre le psoriasis, où on peut renforcer l'action de cette pommade par l'addition de 1 0/0 d'acide salicylique.)

β naphthol....................	5 à 10 gr.
Éther sulfurique...............	Q. S. pour dissoudre
Vaseline ou axonge.............	100 gr.

(Pour le traitement de la gale, en onctions répétées chaque jour chez les sujets qui ne peuvent supporter la cure rapide de la gale — sujets à peau irritable, femmes enceintes, etc. — ; pour le traitement de la phthiriase du pubis, et dans les affections prurigineuses sans excoriation.)

β naphthol....................	15 gr.
Craie blanche pulvérisée.......	10 —
Savon vert....................	50 —
Axonge.......................	100 —

(1) *Wiener medicinische Wochenschrift*, 1881 et 1882.

(Pour le traitement rapide de la gale, une seule friction énergique avec cette pommade, suivie de saupoudrage à l'amidon suffit à guérir la gale (Kaposi); la pommade doit être conservée jusqu'au lendemain.

β naphthol...............................	3 à 5 gr.
Oxyde de zinc...........................	10 à 20 gr.
Vaseline................................	40 gr.

(Dans les eczémas secs et suintants, prurigineux, dans les acnés irritables.)

β naphthol...............................	5 gr.
Soufre précipité.........................	10 à 15 gr.
Vaseline......	
Lanoline.................................	āā 25 gr.

(Dans les acnés peu irritables.)

Liniments :

β naphthol	10 gr.
Huile d'amandes douces..................	100 —

(Dans la phthiriase du pubis.)

β naphthol...............................	4 gr.
Teinture de cantharides.................	5 à 10 gr.
Alcoolat de romarin.....................	20 gr.
Alcool camphré..........................	40 —
Glycérine................................	25 —

(Pour frictions excitantes dans la pelade et les séborrhées non irritables.)

Savons à 5 et à 10 0/0 pour lavages dans la pelade, les séborrhées du cuir chevelu ou des parties glabres du tégument.

Savon au naphthol et au soufre dans les mêmes affections.

Naphthol camphré.

Cette préparation, qui a l'avantage d'être liquide,

quoique ces deux composants soient des corps solides, se formule de la façon suivante :

β naphthol........................ 1 partie
Camphre pulvérise.................. 2 parties

Pulvérisez dans un mortier légèrement chauffé jusqu'à liquéfaction.

Le mélange a une couleur rouge brunâtre, est onctueux et peut être employé en badigeonnages dans les furoncles, l'ecthyma, les ulcérations tuberculeuses de la peau, les ulcères torpides ; les badigeonnages doivent être répétés plusieurs fois par jour et la partie malade recouverte d'une couche d'ouate ou d'un linge aseptique.

Le naphthol camphré est un antiseptique puissant, non irritant à l'état pur.

On l'emploie parfois en pommades à 4 ou 5 0/0 ; mais, sous cette forme, il nous a souvent paru irritant.

Oléates.

Les composés de l'acide oléique avec les bases ont été employés en thérapeutique par les médecins américains, qui leur trouvent pour avantage une pénétration facile dans les glandes cutanées.

L'oléate de mercure, sorte de pommade de coloration jaunâtre, de consistance adhésive, a été préconisé additionné d'axonge, comme succédané du précipité rouge et du calomel, dans les affections parasitaires.

L'oléate de zinc, poudre blanche, sèche, impalpable, analogue à du savon en poudre, a été recommandé dans les eczémas humides, les intertrigos, etc., sous forme de pommades ou de poudre.

L'oléate de plomb, de consistance savonneuse, de couleur blanc jaunâtre, a été proposé en pommades pour remplacer les différentes pommades plombiques, surtout dans les eczémas.

L'oléate de bismuth, de consistance de pommade, de couleur gris perle, a été employé comme calmant dans les érythèmes.

L'oléate de cuivre, solide ou granuleux, de couleur vert sombre, mélangé à la vaseline, forme une pommade astringente qui a été employée comme agent antiparasitaire dans la phthiriase et dans les trichophyties.

L'oléate de quinine, de consistance emplastique et de couleur brune, a été employé en lotions dans les alopécies et la séborrhée du cuir chevelu.

M. Besnier, après avoir expérimenté ces diverses substances, en a complètement abandonné l'emploi.

Le sulfoléate de soude (l'acide sulfoléique est le résultat de l'action de l'acide sulfurique sur les graisses), substance de consistance crémeuse, miscible à l'eau, a été employé par G.-H. Fox (1) en pommades, en solutions et en emplâtres dans diverses dermatoses. Nous n'avons aucune expérience de cette substance.

Onguents.

Les onguents sont des topiques renfermant à la fois des corps gras et des matières résineuses; ils occupaient une large place dans les anciennes pharmacopées, mais sont peu usités actuellement.

Les seuls onguents employés actuellement en der-

(1) *Journal of Cutaneous and Genito-Urinary Diseases*, 1890, p. 169.

matologie sont, outre l'onguent vésicatoire, l'onguent styrax et l'onguent de plomb de Hebra.

L'*onguent styrax*, composé de

Styrax liquide..........	50 gr.
Huile d'olive..............	75 —
Colophane...........................	90 —
Résine élémi..........	
Cire jaune...........................	$\widetilde{aa}$ 50 gr,

est employé pour le pansement des ulcères rebelles dans certains eczémas rebelles.

L'*onguent de plomb de Hebra* composé de

Huile d'olive pure....................	240 gr,
Litharge................... ..	60 —
Huile de lavande................	4 —

est employé par les médecins viennois dans le traitement d'un grand nombre de dermatoses (eczémas, etc.); il est peu usité en France.

Pâtes.

Les pâtes employées en dermatologie sont des préparations à base de corps gras, ayant une consistance plus ferme que les pommades.

Elles doivent dans bon nombre de cas, surtout dans les dermatoses inflammatoires à leur période d'état et de déclin et dans les dermatoses étendues, être préférées aux pommades.

Leur consistance les rend plus adhérentes que celles-ci et leur emploi est plus propre.

Elles sont appliquées, après lavage et assèchement, en couche mince, et étendues avec une pression suffisante pour égaliser la couche. Les applications sont renouvelées suivant les indications particulières à chaque cas, mais au moins toutes les 24 heures.

Les pâtes sont ordinairement préparées avec l'oxyde de zinc. Le kaolin, mélangé à parties égales de vaseline et glycérine, forme également une bonne pâte (Unna).

Unna a encore préconisé des pâtes siccatives à base de litharge et de dextrine, qui ont été peu employées en France.

La pâte de Lassar est une des plus employées :

> Acide salicylique.......................... 2 gr.
> Oxyde de zinc............................ $\tilde{aa}$ 25 gr.
> Poudre d'amidon.........................
> Vaseline liquéfiée par une chaleur modérée. 50 gr.

(Dans les eczémas secs ou modérément suintants et dans les dermatoses inflammatoires à leur période de déclin.)

Elle peut être modifiée de la façon suivante :

> Acide salicylique.......................... 2 gr.
> Oxyde de zinc............................ $\tilde{aa}$ 20 gr.
> Amidon...................................
> Lanoline .... $\tilde{aa}$ 30 gr.
> Vaseline..................................

M. Besnier emploie très fréquemment une pâte composée de :

> Oxyde de zinc............................ $\tilde{aa}$ 50 gr.
> Vaseline..................................

à laquelle il ajoute 2 grammes d'acide phénique ou de menthol dans les affections prurigineuses (urticaire, strophulus, prurits divers).

On peut encore additionner cette pâte de 1 à 5 grammes de résorcine, de 5 à 10 grammes de soufre, dans les eczémas à leur période de déclin.

Pétrole.

Le pétrole a été préconisé comme agent antiparasitaire dans le traitement de la gale et de la phthiriase du cuir chevelu.

La facilité avec laquelle il s'enflamme, même lorsqu'il est mélangé de substances grasses, doivent le faire rejeter.

Kaposi recommande dans la phthiriase le mélange suivant :

Pétrole............................	100 gr.
Huile d'olive...................	50 —
Baume du Pérou........................	20 —

Phénique (Acide).

L'acide phénique est employé, dans le traitement des dermatoses, à l'intérieur et comme topique.

Comme médicament interne, il est utilisé pour calmer le prurit, dans un grand nombre d'affections : urticaire, prurigo de Hebra, lichens, prurits nerveux, etc.

On le prescrit sous forme de pilules :

Acide phénique cristallisé.................	10 centigr.
Réglisse pulvérisée et gomme arabique P.E.	Q. S.

pour une pilule.

De 4 à 10 pilules semblables, à prendre à la fin des repas.

A l'extérieur, on utilise ses propriétés antiseptiques et antiprurigineuses.

Il peut être employé en solution dans l'eau, dans l'huile qui atténue ses propriétés irritantes ou en pommade.

La solution aqueuse à 1 ou 2 0/0 additionnée de 50/0 de glycérine peut être employée en pansements et en enveloppements dans les dermatoses exsudatives, ou suppuratives (eczémas, pemphigus, ecthyma, etc.); nous lui préférons de beaucoup les solutions de phéno-salyl au 500ᵉ et au 300ᵉ qui sont tout aussi antiseptiques et beaucoup moins irritantes en même temps que beaucoup moins toxiques. Les enveloppements dans les solutions phéniquées doivent être proscrits chez les jeunes enfants, qui sont très facilement intoxiqués par l'acide phénique.

La même solution peut être employée en lotions dans les divers prurits, dans l'urticaire, dans le strophulus, dans les affections prurigineuses provoquées par les divers parasites animaux.

L'huile phéniquée à 2 0/0 est un excellent anti-prurigineux, surtout recommandable dans la phthiriase des vêtements.

Pommades et pâtes.

Acide phénique cristallisé	1 gr.
Oxyde de zinc	15 —
Vaseline ou axonge	45 —

ou mieux :

Acide phénique cristallisé	2 gr.
Oxyde de zinc	
Vaseline	} āā 50 gr.

(BESNIER)

(Dans les diverses affections prurigineuses, urticaire, strophulus, lichens, prurits parasitaires, etc.)

Phéno-salyl.

M. de Christmas a donné ce nom à un mélange assez complexe d'antiseptiques, formulé de la façon suivante :

Phénol cristallisé.......................... 90 gr.
Acide lactique............................ 20 —
Acide salicylique......................... 10 —
Menthol .... 1 —
Essence d'eucalyptus..................... 5 —

Le phéno-salyl est une substance onctueuse, semi-liquide, incolore, soluble dans l'eau et surtout dans l'alcool et la glycérine, d'odeur aromatique assez agréable, doué de propriétés antiseptiques puissantes et supérieures à celle de ses composants.

Le pouvoir antiseptique d'une solution de phéno-salyl à 1 0/0 équivaut à celui d'une solution de sublimé à 1/2000. A pouvoir antiseptique égal, il est moins irritant que ce dernier et surtout que l'acide phénique.

Nous avons employé le phéno-salyl sur une très large échelle, en solutions aqueuses à 1 pour 300 et pour 500 pour enveloppements humides dans les dermatoses suppuratives, suintantes et prurigineuses (ecthyma, eczémas aigus et chroniques, dermites professionnelles, etc.), dans les psoriasis irritables, la dermatite herpétiforme de Duhring, les pemphigus vrais, et nous en avons obtenu des effets très satisfaisants.

Cette substance peut donc être employée en pareil cas comme succédané de l'acide phénique, du sublimé, de l'ichthyol, etc., ou alterner avec ceux-ci lorsqu'ils sont mal supportés ou insuffisants.

Picrique (Acide).

Les propriétés astringentes de l'acide picrique ont été parfois employées en dermatologie, pour combattre les affections inflammatoires de la peau; il aurait aussi l'avantage de faciliter la reproduction de l'épiderme à la surface des diverses ulcérations cutanées et de rendre l'épiderme déjà formé plus épais et plus résistant.

On l'emploie en poudre ou en solution aqueuse saturée.

Plomb.

Divers composés plombiques entrent, en raison de leurs propriétés résolutives, dans la composition des onguents et des emplâtres. (Voir ces mots.)

Les pommades à base de sels plombiques sont à peu près abandonnées.

Le sous-acétate de plomb liquide (extrait de Saturne) est employé en lotions antiprurigineuses, à la dose de 1 à 3 cuillerées à café par verre d'eau dans les divers prurits et en particulier dans le prurit vulvaire.

Pommades.

On désigne sous le nom de pommades des topiques à base de corps gras, de consistance molle, ne contenant pas de substances résineuses comme les onguents.

Les pommades peuvent être à base d'axonge, de vaseline, de lanoline (voir ces mots) isolées ou associées, plus rarement de glycérolé d'amidon, d'huiles, exceptionnellement de cérat.

Elles se distinguent par leur moindre consistance des pâtes, qui doivent leur être préférées dans nombre de cas.

Il y a, selon nous, avantage à prescrire des pommades de consistance un peu ferme, plutôt que des pommades liquides. Celles-ci tiennent mal sur la peau, coulent sur les parties déclives et adhèrent aux vêtements qu'elles salissent. Lorsqu'on fait usage, sur les parties couvertes, de pommades peu consistantes, on doit le plus souvent saupoudrer d'amidon ou d'une poudre inerte les surfaces enduites de pommades et *toujours* appliquer un linge de toile fine qui est maintenue par une bande souple ou par la pression des vêtements.

Les pommades ne doivent, sauf contre-indication, être appliquées qu'après lavage des parties malades; celles-ci doivent, en outre, être asséchées avec les précautions voulues, les corps gras n'adhérant pas aux surfaces humides.

Les pommades doivent surtout leur action aux substances qu'on leur incorpore.

Cependant l'excipient est loin d'être toujours indifférent : l'axonge rance devient irritante, la vaseline et la lanoline ne sont pas toujours supportées par les téguments même lorsqu'elles sont additionnées de substances émollientes ou résolutives. Aussi faut-il tenir compte de ces susceptibilités dans la prescription des pommades.

La lanoline, en raison de son absorption réelle ou supposée, est plus spécialement employée lorsque les substances qui entrent dans la composition de la pommade doivent agir sur les couches profondes du tégument ; la vaseline, qui n'est jamais absorbée, est réservée aux pommades qui doivent agir directement et uniquement sur les couches superficielles.

L'association de la vaseline et de la lanoline en proportions variables suivant la teneur en substance active permet de modifier suivant les besoins la consistance de la pommade.

L'addition d'essence de violettes, de roses, de

mille-fleurs, de teinture de benjoin, etc., permet de donner aux pommades une odeur qui convienne au malade : c'est là un point qui ne doit pas être négligé avec certains sujets, surtout lorsque la pommade doit être appliquée sur les parties découvertes et qu'elle renferme des substances pourvues d'une certaine odeur.

Pour les pommades à appliquer sur la face, Brooke (1) conseille l'addition d'une matière colorante (rouge d'Arménie et ambre naturel) non irritante en proportions convenables pour imiter le teint du sujet.

Poudres.

Les poudres sont surtout utilisées en dermatologie comme absorbants et comme isolants ; elles peuvent aussi servir à modifier l'état des lésions sur lesquelles on les applique.

Les poudres usitées sont nombreuses.

Les unes sont des POUDRES INERTES, d'origine végétale ou minérale. Aux premières (amidon, lycopode, arrow-root, etc.) on doit presque toujours préférer les secondes (talc, oxyde de zinc, sous-nitrate et carbonate de bismuth, craie, kaolin, carbonate de magnésie, etc.), qui ont l'avantage de ne pas fermenter sous l'influence des sécrétions cutanées. Les poudres à base de sels plombiques doivent être rejetées, en raison des phénomènes d'intoxication dont elles peuvent être la cause.

L'oxyde de zinc, le carbonate de magnésie donnent des poudres douces, très absorbantes, le talc est

(1) *British Journal of Dermatology*, 1890, p. 186.

moins doux et ne doit être employé chez les enfants que mélangé à d'autres poudres. Ces mélanges peuvent être variés à l'infini.

Il est souvent utile d'associer aux poudres inertes et isolantes une faible dose de substances antiseptiques non irritantes, telles que le salol, l'acide salicylique.

Voici des types de poudres isolantes :

Talc....................................	} ãa 20 gr.
Carbonate de magnésie.............	
Salol.................................	10 —
	(PINARD)

(Dans les lésions intertrigineuses et les érythèmes des enfants ; conserver en boîtes de fer-blanc pour empêcher l'hydratation de la magnésie.)

Talc....................................	40 gr.
Oxyde de zinc.......................	60 —
Salicylate de bismuth...............	5 —

(Dans les intertrigos.)

Talc....................................	
Oxyde de zinc.......................	} ãa 35 gr.
Amidon................................	
Acide salicylique....................	1 à 2 gr.

(Dans les hyperhidroses généralisées.)

La poudre d'iris de Florence (5 à 10 grammes 0/0) permet de parfumer ces poudres.

Talc....................................	25 gr.
Oxyde de zinc.......................	60 —
Dermatol ou aristol.................	10 —

Les POUDRES ASTRINGENTES, usitées dans les eczémas intertrigineux avec suintement sont formées par l'addition de tanin aux poudres précédentes.

Tannin.................................	5 gr.
Talc....................................	} ãa 40 gr.
Oxyde de zinc.......................	

La poudre de sabine peut être utilisée contre les verrues et les végétations.

Contre ces affections, l'acide salicylique est également utile :

Acide salicylique....................... 5 à 10 gr.
Talc............. .... ⎫ ãa 45 gr.
Amidon.......................... ⎭

LES **POUDRES DESSICCANTES** peuvent être utilisées dans les ulcères de diverses natures : ce sont le sous-carbonate de fer, le dermatol, l'aristol, etc.

Pulvérisations.

Les pulvérisations sont fréquemment employées comme moyens émollients, dans les dermatoses in-flammatoires et surtout pour faciliter la chute des croûtes ou des reliquats des pansements précédents dans les eczémas suintants, l'impétigo, l'ecthyma, les ulcérations lupiques ou autres.

Elles doivent être faites avec des pulvérisateurs à vapeur d'eau analogues à ceux employés en chirurgie dans les opérations suivant la méthode de Lister (pulvérisateur de Lucas-Championnière) ou avec des appareils de plus petit modèle (fig. 7).

Le liquide employé pour les pulvérisations peut être une solution émolliente (eau de guimauve, etc.), ou mieux une solution légèrement antiseptique (eau boriquée faible, eau phéniquée à 2 0/0, solution de phénosalyl au 500ᵉ, etc.).

La partie qui doit être exposée aux pulvérisations est placée à une distance de 15 à 20 centimètres de l'orifice de l'appareil, de façon à recevoir la vapeur tiède et non chaude, les régions avoisinantes étant protégées par un morceau de taffetas gommé de forme appropriée.

La pulvérisation doit avoir une durée de 10 à 15

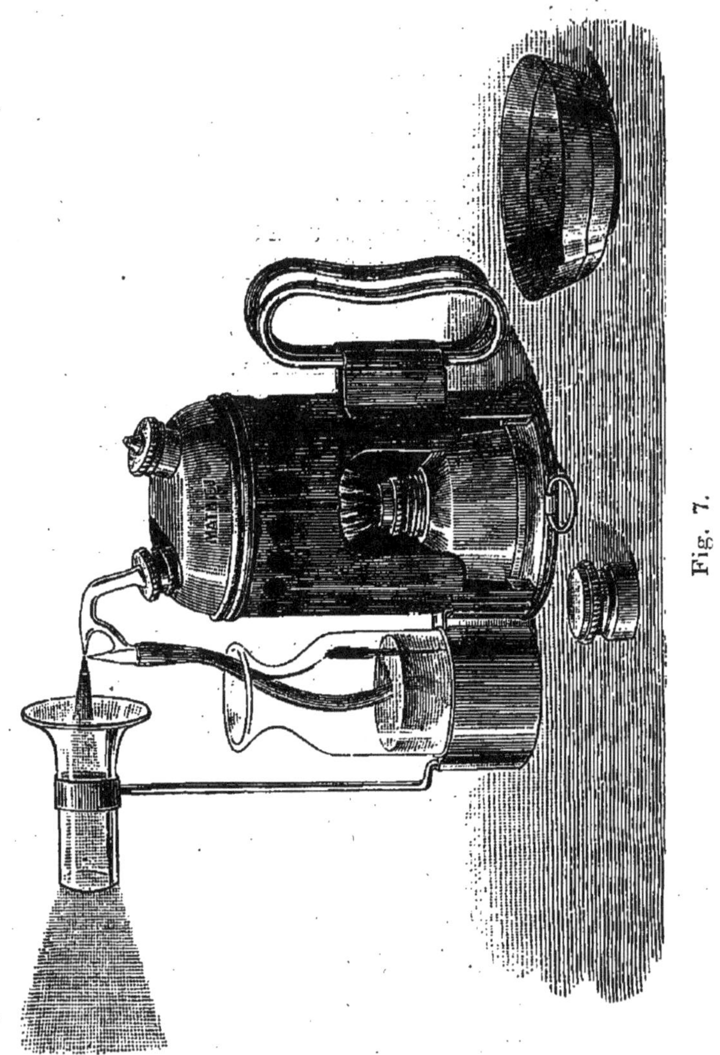

Fig. 7.

minutes; ce temps est suffisant pour ramollir les croûtes, et permettre leur ablation facile; une pulvérisation plus prolongée risquerait de ramollir l'épiderme.

Après avoir essuyé doucement la région soumise aux pulvérisations, au moyen de linges fins ou de tampons d'ouate hydrophile, on applique de suite les topiques convenables, sans laisser à la peau le temps de se dessécher. Cette dernière prescription est surtout indispensable dans les dermatoses suintantes.

Pyoktanines.

On donne le nom de pyoktanines, en raison de leur action sur les microbes pyogènes, à deux matières colorantes dérivées de la houille, le bleu de méthylène, ou pyoktanine bleue, et l'auramine, ou pyoktanine jaune.

La pyoktanine bleue est soluble également dans l'alcool et dans l'eau.

La pyoktanine jaune est soluble également dans l'alcool et dans l'eau.

La solution de bleu de méthylène a été employée pour le pansement des ulcérations de diverse nature. Elle donne quelques résultats favorables dans le lupus.

M. A. Darier l'a appliquée au traitement de l'épithélioma cutané et a obtenu des effets très utiles dans des épithéliomas inopérables. Après cautérisation à l'acide chromique, il fait badigeonner les surfaces malades avec la solution suivante :

Bleu de méthylène		1 gr.
Alcool	$\tilde{a}\tilde{a}$ 5 —	
Glycérine		

Nous avons également constaté dans quelques cas la cicatrisation facile des lésions épithéliomateuses sous l'influence des cautérisations ignées et des badigeonnages avec une solution de bleu de méthylène à 5 0/0. Nous ne saurions cependant encore assurer que ce traitement prévienne les récidives.

L'inconvénient majeur des solutions de pyoktanine est la coloration qu'elles donnent aux tissus et l'enduit opaque qu'elles forment à la surface des ulcérations, empêchant de juger de leur état réel.

Pyrogallique (Acide).

L'acide pyrogallique, ou pyrogallol, est un triphénol obtenu par la distillation sèche de l'acide gallique.

Il se présente sous l'aspect de cristaux incolores, brillants, inodores, très solubles dans l'eau, l'alcool et l'éther; il ne présente pas la réaction acide.

C'est un agent de réduction très énergique en raison de son avidité pour l'oxygène; ses propriétés antiseptiques sont contestables.

L'acide pyrogallique est très toxique; son absorption, à la suite d'applications de préparations fortes sur une grande étendue du tégument, peut provoquer des frissons, des vomissements incoercibles, de la diarrhée sanguinolente avec ténesme, de l'hémoglobinurie, des vertiges, du collapsus avec accélération du pouls et de la respiration.

Ces accidents, qui peuvent être prévenus par l'usage interne des acides (Unna), sont précédés de modifications dans la coloration des urines : celles-ci deviennent foncées, brunâtres avec un reflet verdâtre; d'où le précepte, posé par M. Besnier, de surveiller la sécrétion urinaire chez tous les sujets qui font usage de préparations pyrogalliques. Les inhalations répétées d'oxygène, les injections d'éther et de caféine et la révulsion cutanée énergique peuvent servir à combattre l'intoxication par l'acide pyrogallique, lorsqu'elle s'est produite.

L'acide pyrogallique colore le tégument en noir, surtout dans les points où l'épiderme est épais; cette coloration s'accuse encore sous l'influence des alcalins, d'où la nécessité d'interdire l'usage du savon sur les parties découvertes soumises aux applications pyrogalliques.

Les énergiques propriétés réductrices de l'acide pyrogallique l'ont fait employer dans le traitement du psoriasis, où il prend place, au point de vue de l'efficacité, immédiatement après l'acide chrysophanique, mais où, en raison de l'étendue des surfaces malades, il exige une surveillance assidue. On l'emploie encore dans le pityriasis rubra pilaire, dans les eczémas secs rebelles, dans le lupus érythémateux.

Il peut être prescrit sous forme de solution alcoolique, de pommades, d'emplâtre, de collodion.

Solution.

Acide pyrogallique......................	5 gr.
Alcool rectifié........................	50 —

(En badigeonnages sur les placards de lupus érythémateux; après évaporation de l'alcool, recouvrir de traumaticine ou de colle la couche d'acide pyrogallique. Ces applications sont très douloureuses.)

Pommades.

Acide pyrogallique.................	5 à 10 gr.
Vaseline..........................	100 gr.

ou mieux :

Acide pyrogallique.................	5 à 10 gr.
Acide salicylique..................	1 à 2 —
Vaseline..........................	100 gr.

(BROCQ)

(Dans le psoriasis.)

18

Avoir soin de ne pas appliquer simultanément cette pommade sur toute l'étendue du tégument, et surveiller de très près les urines. S'il survient une irritation vive de la peau, recourir aux onctions grasses simples.

> Acide pyrogallique.................. 1 à 3 gr.
> Oxyde de zinc...................... 15 gr.
> Vaseline........................... 50 —

(Dans les eczémas secs persistants.)

Emplâtre à l'acide pyrogallique.

Il ne peut être préparé à l'aide de l'emplâtre simple, excipient le plus ordinaire des emplâtres composés : car l'acide pyrogallique décompose le savon plombique de cet emplâtre, et la masse devient immédiatement noir foncé.

On prend pour excipient la lanoline caoutchoutée suivant la formule suivante :

> Gomme ammoniaque................... 20 gr.
> Cire jaune......................... ⎱ ãa 50 gr.
> Lanoline caoutchoutée.............. ⎰
> Colophane.......................... 20 gr.
> Térébenthine de Venise............. 50 —
> Acide pyrogallique .... 120 —

(Dans le lupus érythémateux, le lupus vulgaire, le lichen corné.)

Les emplâtres à l'acide pyrogallique sont très irritants et ne doivent, à notre avis, jamais être appliqués à la face, où ils laissent des cicatrices très difformes.

Collodion.

> Acide pyrogallique..................... 15 gr.
> Collodion élastique .... 50 —

(Dans le lupus érythémateux, le lichen corné. Préparation très irritante, dont l'emploi demande une grande prudence, et que nous conseillons de n'employer que dans des cas tout à fait exceptionnels.)

Pyrozone.

On a donné le nom de pyrozone à un mélange à parties égales d'eau oxygénée (bioxyde d'hydrogène) et d'éther sulfurique, qui est employé pour décolorer les taches pigmentaires d'origine congénitale ou acquise (chloasma, vitiligo, etc.). Cette préparation est très infidèle. Elle a, du moins, l'avantage de ne pas exagérer des lésions pour lesquelles le médecin est souvent consulté et contre lesquelles les divers traitements internes ou externes ont peu de prise.

Raclage.

Le raclage peut servir à enlever les croûtes qui recouvrent les diverses ulcérations. Le plus souvent, il est destiné à extirper des lésions que les moyens médicaux sont incapables de guérir.

L'exérèse par les curettes est d'un emploi courant en dermatologie, dans le traitement des tuberculoses et des divers néoplasmes cutanés.

Instruments. — Le type des instruments servant à cette opération est la curette à bords tranchants de Volkmann (fig. 8), dont la cuiller peut être située sur le prolongement du manche ou coudée à angle droit sur celui-ci. Les modèles de petite dimension, portant des cuillers ne dépassant pas 1 centimètre à 1 centimètre et demi de longueur, sont seuls usités dans les opérations dermatologiques. Pour la plupart des opérations, il est préférable de se servir de

curettes mesurant 5 à 8 millimètres de longueur;
pour quelques-unes même, lorsqu'il s'agit d'extirper
des néoplasmes très petits, enchâssés dans la peau,
tels que des tumeurs de molluscum contagiosum ou
des nodules lupiques, on emploie des curettes de 2 à
3 millimètres de diamètre, de forme ronde, qui
peuvent coiffer complètement le néoplasme.

On peut encore se servir des curettes ovales
allongées et ouvertes vers leur talon de Balmanno
Squire (fig. 9); l'absence de rebord à l'extrémité
inférieure facilite le nettoyage de ces instruments;
mais leur forme même, qui ne permet pas de se servir de leurs bords pour attaquer les lésions, les
rend beaucoup moins pratiques que les curettes
rondes ou ovales.

M. Besnier a fait construire des curettes perforées
à leur partie centrale (fig. 10), ce qui en facilite le
nettoyage.

M. Dubreuilh (1) a imaginé, pour l'extirpation
des nodules lupiques de petites dimensions profondément enchâssés dans la peau, une petite curette
oblongue de 2 millimètres de long sur 1 millimètre
de large, montée sur un manche mince taillé à huit
pans égaux, à laquelle on peut imprimer un mouvement de rotation qui fait agir la curette à la façon
d'un drille; cette curette peut encore être montée
sur un manche métallique mince, à cannelures peu
profondes, ce qui rend son maniement plus facile.

Vidal avait fait construire une curette en forme
d'arc de cercle (fig. 11), tranchante sur ses deux
bords, qui sert plutôt à détacher les croûtes superficielles qu'à extirper des lésions profondes.

(1) *Journal de médecine de Bordeaux*, 13 septembre 1891, p. 66.

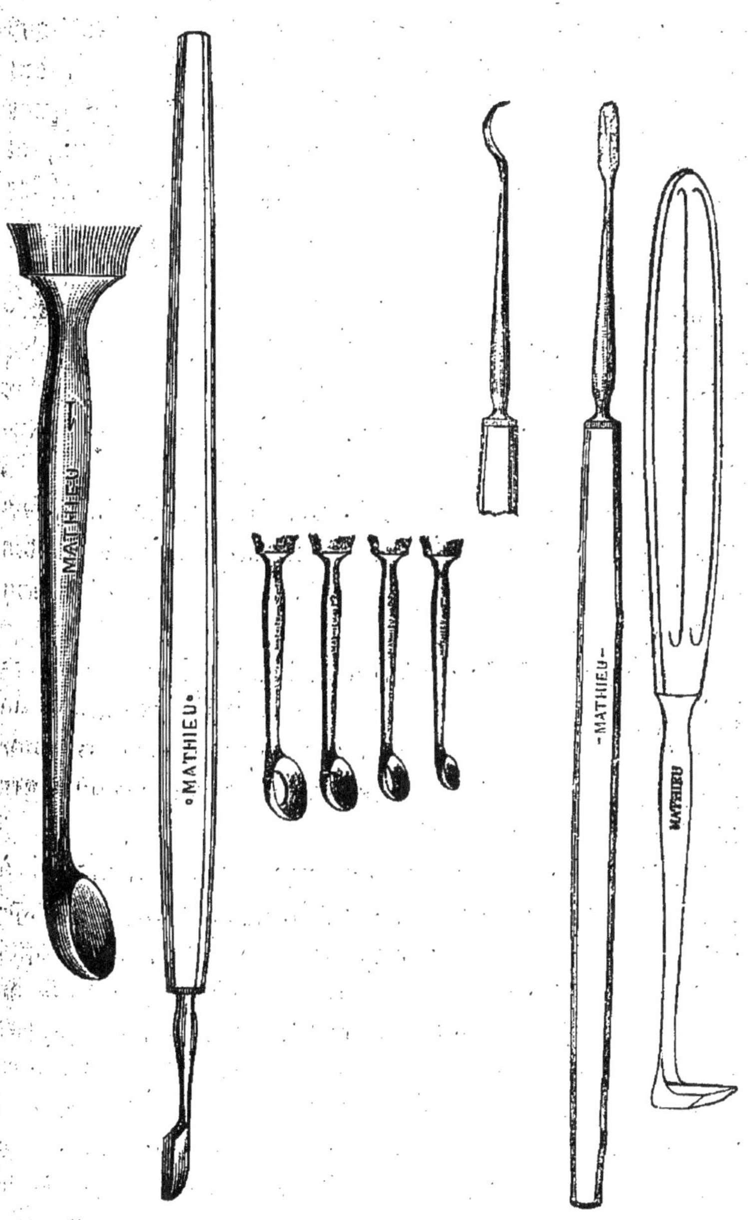

Fig. 8. Fig. 9. Fig. 10. Fig. 11. Fig. 12.

À côté de la curette de Vidal, il faut citer le grattoir de Quinquaud (fig. 12), dont la lame, légèrement concave et peu tranchante, est courbée à angle droit sur le manche ; Quinquaud se servait de cet instrument pour enlever les squames qui recouvrent les plaques de trichophytie ; nous le croyons peu pratique, et son emploi nous a paru faire saigner facilement les lésions et favoriser les inoculations multiples sur le cuir chevelu.

Manuel opératoire. — L'opération du raclage nécessite des précautions antiseptiques minutieuses, quelle que soit l'étendue des lésions sur lesquelles elle doit porter : lavage au savon, puis avec une solution de sublimé, etc.

On doit se munir, pour la pratiquer, de tampons d'ouate aseptique, sèche, ou mieux mouillée puis exprimée, ou encore passée à l'autoclave et non séchée.

La partie malade doit être entourée de compresses aseptiques humides, pour empêcher l'écoulement de sang sur les parties voisines et surtout pour empêcher la contamination des mains de l'opérateur par leurs téguments non asepsiés.

M. Besnier distingue, comme nous l'avons dit à propos du lupus (Voir T. I, p. 156), deux modes d'application du raclage : la rugination et le curettage.

La *rugination* a pour but d'enlever rapidement de grandes portions de tissus malades. Elle se pratique avec des curettes de un centimètre à un centimètre et demi de diamètre : la curette maniée vigoureusement doit arracher toute l'épaisseur des lésions, en respectant les tissus sains. Après le passage de la curette, on applique des tampons d'ouate hydrophile, sur lesquels on exerce une certaine compression, afin d'arrêter l'hémorrhagie. S'il est nécessaire, on pratique un nouveau grattage des lésions avec une curette de moindres dimensions, qui permet d'atteindre tous les tissus malades : ce grattage de perfectionnement doit toujours, quelle que soit la nature de la maladie, être fait avec beaucoup de soins, pour empêcher les récidives.

Après la rugination, on cautérise les surfaces cruentées avec une solution de nitrate d'argent ou une solution de chlorure de zinc dans le lupus, avec le fer rouge de préférence dans les épithéliomas, puis on panse aseptiquement (Voir pour plus de détails et pour certains détails du manuel opératoire et des soins consécutifs, le traitement du lupus, T. I, p. 156).

Le *curettage* se fait avec des curettes de petites dimensions, avec lesquelles on attaque successivement tous les éléments des lésions : lorsqu'il s'agit de tissus mous comme le lupus, on pénètre dans leur intérieur, on les dilacère au moyen de mouvements de rotation et on les extirpe en enlevant la curette ; s'ils sont situés profondément et poussent des prolongements irréguliers, on peut dilacérer ceux-ci en faisant mouvoir la curette dans différents sens ; lorsqu'ils sont recouverts d'une couche résistante d'épiderme, on peut pénétrer celle-ci en se servant d'une curette fine, maniée à la façon d'un drille, comme la curette de M. Dubreuilh. Lorsqu'il s'agit de tissus plus résistants, il est préférable de les contourner avec la curette, de façon à les extraire autant que possible en une fois.

Le curettage peut être pratiqué sans anesthésie, en raison de la faible étendue sur laquelle il porte. Il n'en est pas de même de la rugination, pour peu que les lésions présentent une surface un peu large. L'anesthésie locale par congélation (pulvérisations d'éther, stypage avec le chlorure de méthyle) peut être employée dans les tuberculoses verruqueuses et les végétations. Dans le lupus elle est inapplicable, les tissus malades ne se distinguant pas des tissus sains par leur relief comme dans les tuberculoses verruqueuses et la congélation faisant disparaître les différences de coloration et de consistance qui permettraient de les différencier; l'anesthésie générale est donc seule praticable et son emploi se justifie par les caractères de l'intervention et par la douleur qu'elle provoque. Dans les épithéliomas, les hémorrhagies consécutives au rétablissement de la circulation contre-indiquent l'anesthésie par congélation; les lésions épithéliomateuses auxquelles convient la rugination sont d'autre part assez limitées pour que la douleur provoquée par elle soit supportable et pour que l'opération ne nécessite que tout à fait exceptionnellement l'anesthésie générale.

Indications. — La rugination est le traitement de choix dans les lupus étendus des membres; elle est peu applicable aux lupus de la face, à cause des cicatrices consécutives. Elle est encore applicable aux tuberculoses verruqueuses, à quelques ulcérations tuberculeuses, aux épithéliomas cutanés et aux végétations, quoique dans ce dernier cas elle nous paraisse de beaucoup inférieure à l'ablation par le bistouri et aux cautérisations.

Le curettage s'applique aux lupus à tubercules disséminés et peu volumineux, dans le traitement desquels il présente rarement des avantages sur la cautérisation ponctuée.

Son indication principale est dans le traitement du molluscum contagiosum.

Résorcine.

La résorcine est un diphénol obtenu en traitant la benzine par l'acide sulfurique. Elle a l'aspect d'une poudre blanche cristalline, devenant légèrement rosée à l'air, et exhalant une très faible odeur de phénol; elle est très soluble dans l'eau, l'alcool, la glycérine et l'éther, insoluble dans le chloroforme.

La résorcine jouit de propriétés antiseptiques et réductrices puissantes; elle est également antiprurigineuse à doses faibles, très irritante à doses élevées.

Elle est, par suite, utile dans un grand nombre de dermatoses, en particulier dans les eczémas chroniques, dans les acnés, dans les séborrhées sèches, etc.

Dans ces diverses affections, elle s'associe très avantageusement à d'autres agents réducteurs ou à des agents résolutifs qui modèrent son action irritante pour les téguments.

Dans les affections chroniques non irritatives, elle a été utilisée à hautes doses pour déterminer une irritation substitutive, voire même une action caustique.

La résorcine s'emploie en pommades, en emplâtres, en solutions aqueuses.

Pommades :

Résorcine......................	2 à 4 gr.
Vaseline ou axonge..................	40 gr.

(Dans les acnés non irritables, les eczémas lichénoïdes rebelles.)

Résorcine......................	2 à 4 gr.
Soufre......................	3 à 6 —
Vaseline ou axonge..................	50 gr.

(Dans les acnés non irritables)

Résorcine............................. 1 à 2 gr.
Oxyde de zinc........................ 15 gr.
Vaseline ou axonge.................. 45 —

(Dans les eczémas aigus, à la période de terminaison de la maladie, lorsque les effets des pommades à l'oxyde de zinc sont insuffisants; dans les acnés irritables, dans les engelures en voie de résolution;)

Résorcine............................
Acide salicylique.................... $\tilde{a}\tilde{a}$ 1 gr.
Baume du Pérou......................
Soufre précipité .... 5 à 10 gr.
Vaseline.............................
Lanoline............................ $\tilde{a}\tilde{a}$ 50 gr.

(Besnier).

(Dans les séborrhées sèches du cuir chevelu).

Emplâtres contenant 10 0/0 de résorcine additionnée ou non de 10 0/0 créosote.

(Dans les lupus vulgaires torpides, dans le lupus érythémateux, dans les chéloïdes, etc.)

Ces préparations, très employées par quelques dermatologistes, ne nous ont jamais donné, dans les lupus, de résultats favorables qu'au prix de cicatrices très difformes (voir à ce sujet T. I, p. 151), elles provoquent une vive irritation tégumentaire et donnent souvent lieu à des ulcérations profondes.

Solutions de résorcine à 1/2, 1 ou 2 0/0, pour enveloppements humides dans les dermatoses prurigineuses, dans les eczémas aigus ou au début du traitement. Ces applications doivent être surveillées de près, car elles sont souvent irritantes, la résorcine étant moins bien supportée par le tégument en solution aqueuse que mélangée aux graisses.

Rugination.

Voir *Raclage*, p. 318.

Salicylique (Acide).

L'acide salicylique est une poudre blanche, cristalline et légère, peu soluble dans l'eau, plus soluble dans l'alcool et l'éther.

Il jouit de propriétés antiseptiques, mais est surtout employé en dermatologie comme agent de desquamation épidermique, propriété qu'il possède à un plus haut degré que la plupart des autres substances.

Aussi est-il utilisé dans les diverses affections squameuses, et dans les cas où il est nécessaire de faire tomber la couche épidermique pour faciliter l'action d'autres substances médicamenteuses. Il est également employé dans les hyperhidroses.

L'acide salicylique se prescrit sous forme de poudres, de pommades, de collodions et d'emplâtres.

Poudres.

Acide salicylique......................	1 gr.
Amidon............................	$\tilde{a}\tilde{a}$ 25 gr.
Talc..............................	

(Dans les hyperhidroses généralisées; comme poudre inerte, pour protéger les plis cutanés adossés, etc.)

Acide salicylique.......	2 à 5 gr.
Talc..............................	50 gr.

(Dans les hyperhidroses palmaires et plantaires, avec ou sans fétidité, dans les kératodermies des extrémités.)

Pommades et pâtes.

Acide salicylique..................	2 à 5 gr.
Vaseline.........................	$\tilde{a}\tilde{a}$ 10 gr.
Lanoline.........................	

(Dans les verrues multiples de petites dimensions,

dans les kératodermies des extrémités, dans les eczémas squameux avec infiltration des téguments.)

Acide salicylique ....   1 gr.
Oxyde de zinc........................   } ãa 50 gr.
Vaseline ....   }

(BESNIER.)

ou

Acide salicylique. ....   2 gr.
Amidon........................   } ãa 25 gr.
Oxyde de zinc.....................   }
Vaseline ....   50 gr.

ou

Acide salicylique ....   1 gr.
Amidon........................   } ãa 15 gr.
Oxyde de zinc.....................   }
Vaseline ....   } ãa 25 gr.
Lanoline.........................   }

(LASSAR) (1).

(Dans les eczémas avec desquamation modérée et
dans les dermatoses inflammatoires à leur période de
déclin).

Acide salicylique.......................   )
Résorcine ....   } ãa 1 gr.
Baume du Pérou. ....   )
Soufre précipité......................   5 à 10 gr.
Vaseline et axonge.....................   ãa 50 gr.

(BESNIER)

(Dans les séborrhées sèches).

L'addition de 1 à 3 grammes 0/0 d'acide salicylique facilite l'action des diverses préparations employées contre le psoriasis (Brocq).

Collodion.

Acide salicylique....................   1 à 2 gr.
Collodion élastique à l'acétone........   10 gr.

(Dans les verrues et les diverses productions épi-

(1) *Monatsh. f. prakt. Dermat.*, 1883, nº 4.

dermiques de petites dimensi ons; son emploi est souvent douloureux.)

Emplâtres renfermant 8 à 10 0/0 d'acide salicylique. (Dans les verrues, les cors, les durillons. On les découpe en petites rondelles qui doivent recouvrir actuellement la partie malade sans déborder sur les surfaces voisines.)

Emplâtre renfermant de 0, 50 à 1 0/0 d'acide salicylique pour décaper les placards d'eczéma sec et de lichen corné.

Emplâtre renfermant 10 0/0 d'acide salicylique, 10 0/0 de résorcine, dans les néoplasies fibreuses, chéloïdes, etc., dans les lupus vulgaires torpides, dans le lupus érythémateux, — préparations très irritantes qui ne doivent être employées qu'avec grandes précautions, surtout dans le lupus. (Voir T. I, p. 151.)

Salol.

Le salol est une combinaison d'acide salicylique et de phénol, se présentant sous la forme d'une poudre blanche, cristalline, d'odeur aromatique rappelant celle de la rose, insoluble dans l'eau, soluble dans l'alcool, l'éther et les huiles.

Les propriétés antiseptiques du salol en font un topique très utile contre diverses ulcérations cutanées; il forme une croûte sous laquelle la cicatrisation se fait aseptiquement, mais avec une certaine lenteur.

Le salol est surtout employé à l'état pur pour saupoudrer les ulcérations, ou mélangé aux poudres inertes destinées à protéger les surfaces d'adossement des téguments, principalement chez les enfants.

Sa solution alcoolique peut servir à l'antisepsie du tégument non dénudé.

Le salol ne doit jamais être employé en pommades, en raison de sa décomposition sous l'influence des corps gras : le phénol mis en liberté provoque alors des éruptions érythémato-vésiculeuses qui peuvent se généraliser. Ces accidents se produisent parfois à la suite de son emploi en poudre et doivent en faire suspendre immédiatement l'usage.

Savons.

Les savons jouent un grand rôle dans le traitement des maladies de la peau et dans l'hygiène du tégument.

Ils peuvent être à base de potasse (savons mous) ou à base de soude (savons durs).

Les SAVONS MOUS sont surtout utilisés en raison de leurs propriétés irritantes, pour obtenir la desquamation épidermique, dans le psoriasis, dans le lupus érythémateux, dans les verrues, les nævi verruqueux, dans les kératodermies ; pour mettre à nu les parasites dans la gale ; pour produire une irritation substitutive dans les acnés, les séborrhées.

Ils s'emploient en nature sous forme de frictions, ou d'emplâtres, ou mélangés à d'autres substances irritantes, ou en solution alcoolique.

Le savon mou de potasse (savon noir du commerce, contenant un excès d'alcali, la plus grande partie à l'état de carbonate) est le plus employé en France ; plus rarement on se sert du savon vert.

Le savon vert français est un savon mou de potasse contenant, comme le savon noir français, un excès d'alcali libre, mais coloré en vert par du sulfate d'indigo. Le savon vert allemand est un savon de potasse gélatiné qui a une odeur se rapprochant de celle de l'huile de poisson.

Les *frictions* au savon noir sont faites comme préliminaire du traitement de la gale.

Elles sont très utiles dans le traitement des acnés pustuleuses : la friction est faite au moyen d'eau chaude et de savon, la mousse de savon ainsi produite est laissée en place pendant un temps variable de 1/2 heure à 5 ou 6 heures suivant l'irritabilité du tégument, puis enlevée au moyen d'eau chaude, et la peau est poudrée à l'amidon. Ce procédé de traitement, véritablement héroïque dans des cas rebelles, est très irritant et doit être surveillé de très près sous peine de voir survenir une inflammation intense. Les frictions ne doivent pas être répétées plus de trois ou quatre jours de suite, et doivent être suivies d'applications émollientes ou résolutives.

Les frictions de savon noir sont encore applicables aux lupus érythémateux non irritables, aux placards de lichen corné, d'eczéma corné, aux kératodermies.

Les *emplâtres* de savon noir se préparent en étendant sur des pièces de linge ou de flanelle de la dimension exacte des parties à recouvrir une couche de savon de 1 millimètre d'environ d'épaisseur ; ils sont appliqués et maintenus en place au moyen d'un bandage approprié, enlevés au bout de quatre à six heures suivant l'irritation produite, puis la partie malade est lavée à l'eau chaude et poudrée à l'amidon. Ce traitement, également très irritant, est applicable aux lupus érythémateux non irritables, aux placards de lichen corné, aux kératodermies, aux verrues.

Les *savons mous médicinaux* sont préparés par addition de soufre, d'huile de cade, au savon noir du commerce.

> Savon noir........................)
> Soufre précipité .... } $\tilde{a}\tilde{a}$ 50 gr.
>
> (BESNIER.)

> Savon noir........................)
> Soufre précipité.................. } $\tilde{a}\tilde{a}$ 30 gr.
> Huile de cade.....................)
>
> (LAILLER.)

(Dans les acnés pustuleuses et dans le psoriasis, à appliquer comme le savon noir pur.)

Ces préparations très irritantes ne doivent être employées qu'avec les plus grandes précautions, et il est préférable de leur ajouter un tiers de vaseline ou de lanoline.

> Savon noir.......................... 50 gr.
> Pierre ponce finement pulvérisée...... 30 à 50 gr.

(Excellente préparation pour décaper rapidement des surfaces recouvertes de squames épaisses telles que les placards épais de psoriasis, les formes graves d'ichthyose, etc.).

Alcoolés de savon.

> Savon vert............................ 100 gr.
> Alcool rectifié .... 50 —

F. digérer et filtrez.

Cette préparation, désignée sous le nom d'*esprit de savon de potasse de Hebra*, est très employée à Vienne dans le traitement d'un grand nombre de dermatoses (eczémas rebelles, acnés, lupus érythémateux); elle est à peu près inusitée en France.

Savon noir............................	15 à 30 gr.
Alcool rectifié	25 gr.
Eau distillée	45 —
Alcoolat de romarin.................	15 —

(Dans les acnés pustuleuses.)

Les SAVONS DURS (à base de soude) sont plus employés que les savons mous. Ce sont ceux qui servent presque exclusivement à la toilette. En thérapeutique, ils sont également utilisés, soit pour les soins de propreté des parties malades, soit additionnés de différentes substances comme agents principaux du traitement.

Les savons durs doivent être neutres et doux à la peau; la plupart des savons de toilette vendus dans le commerce ne répondent pas exactement à ces qualités, et, surtout pour la toilette du visage, sont très loin d'être inoffensifs; ils produisent, surtout chez les sujets qui en font un usage très répété, un état rugueux du tégument et des excoriations plus ou moins tenaces, qui disparaissent lorsqu'on emploie des préparations de meilleure qualité.

Le grand défaut de la plupart des savons est d'être trop riches en alcali, trop pauvres en matière grasse; chez tous les sujets à peau irritable et dans tous les usages thérapeutiques, il y a avantage à employer les savons avec excès de graisse (savons surgras) qui se préparent actuellement d'une façon courante.

Unna, qui a surtout contribué à généraliser ces idées, recommande spécialement la formule suivante de savon, à laquelle il donne le nom de savon fondamental avec excès de graisse (1):

(1) *Sammlung klinischer Vortraege*, 1885.

Graisse de bœuf très pure.............. 59,35 gr.
Huile d'olives......................... 7,4 —
Lessive de soude à 38° Beaumé........ 22,2 —
Lessive de potasse.................... 11,1 —

La *molline* (1) n'est autre qu'un savon de potasse et de soude pâteux, surgras; elle se compose de 100 parties de graisse (graisse péri-rénale très pure fraîchement fondue et huile de coco très pure), 40 parties de lessive de potasse mélangée à une petite quantité de lessive de soude et 30 parties de glycérine.

Les savons types précédents se prêtent à l'addition de substances jouissant de propriétés thérapeutiques :

Ichthyol dans les acnés, les eczémas secs;

Soufre dans les dermatophyties, l'eczéma séborrhéique;

Borax dans les mêmes affections;

Pierre ponce pulvérisée dans le psoriasis, le pityriasis versicolore;

Acide salicylique dans les dermatophyties, les séborrhées;

Ecorce de Panama dans les affections du cuir chevelu;

Naphthol dans les affections du cuir chevelu.

Scarifications.

On donne le nom de scarifications à des incisions du tégument répétées en grand nombre au voisinage les unes des autres.

Volkmann, qui a introduit leur emploi dans la thérapeutique cutanée, se servait d'aiguilles à cataracte, avec lesquelles il ponctionnait en différents sens les

(1) Kirsten. *Monatsh f. prakt. Dermat.* 1886, p. 338.

tissus morbides : c'est là la scarification ponctuée, encore employée quelquefois pour la discision des tubercules lupiques.

Le procédé à peu près seul en usage à l'heure actuelle est le procédé de Balmanno Squire, ou scarifications linéaires, consistant en incisions étendues et parallèles.

Indications. — Ce procédé, introduit en France et perfectionné par E. Vidal et par M. Besnier, est employé dans le traitement d'un certain nombre d'affections cutanées.

- Il a pour but de sectionner les vaisseaux des régions malades : le processus cicatriciel, produit leur rétrécissement, diminue l'afflux du sang, ce qui influence favorablement certaines affections à caractère congestif ou inflammatoire chronique et surtout les lésions primitivement et uniquement vasculaires ; de plus, et c'est là l'effet qu'on lui demande dans certaines affections chroniques comme le lupus, il modifie la nutrition des tissus morbides par l'anémie consécutive. Le dégorgement des vaisseaux, la saignée locale, jouent aussi un rôle utile dans certaines lésions congestives, tandis qu'ils doivent être réduits au minimum dans la plupart des autres affections qu'on traite par ce moyen.

Les cicatrices vicieuses peuvent être améliorées par les scarifications dans des proportions véritablement étonnantes ; elles semblent agir dans ces cas en libérant des adhérences et en permettant le déplacement des couches épidermiques, tout en modifiant, par la section des vaisseaux, la nutrition du tissu inodulaire sous-jacent.

Les scarifications linéaires, ont d'abord été appliquées au traitement du lupus vulgaire ; nous avons exposé assez longuement, à propos de cette affection, leurs avantages et leurs inconvénients, leurs indications et leurs contre-indications pour n'avoir pas à y revenir ici. (Voir T. I, p. 164.)

Elles sont encore utilisées dans le lupus érythémateux, dans les acnés inflammatoires, dans les télangiectasies acquises, dans quelques variétés de nævi vasculaires.

Vidal, qui les avait expérimentées dans un grand nombre de dermatoses, en a obtenu de bons résultats dans quelques eczémas rebelles, dans la chéloïde.

Nous renvoyons à l'étude de ces diverses affections pour l'exposé de leurs indications précises et de quelques détails de technique opératoire applicables plus spécialement à certains cas.

Nous n'exposerons ici que les règles générales de la pratique des scarifications, règles minutieuses, dont le médecin ne doit jamais se départir lorsqu'il veut les mettre en usage.

Instrumentation. — B. Squire employait pour les scarifications un appareil (fig. 13) composé de 16 lames

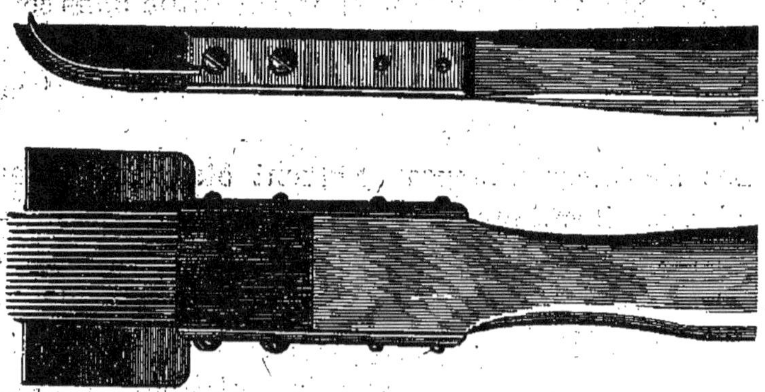

Fig. 13.

parallèles qui n'a pas tardé à être abandonné et qui doit être rejeté en raison de la difficulté que pré-

sentent son entretien et le maintien de sa propreté
et de son asepsie. On a proposé pour le remplacer
toute la série des scarificateurs employés en oculis-
tique. Le plus pratique de tous les instruments préconisés est l'aiguille à scarifier de Vidal (fig. 14.),
constituée par une lame de 25 millimètres de long sur
2 de large, terminée par une pointe triangulaire de
2 millimètres de longueur; la lame, tranchante sur
les deux côtés jusqu'à l'extrémité de la pointe, est
fixée sur un manche métallique aussi léger que possible.

L'instrument doit être maintenu en parfait état

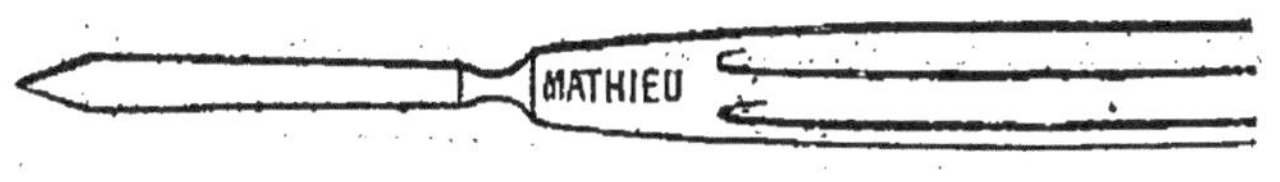

Fig. 14.

de propreté, ses bords doivent être absolument ré-
guliers et leur tranchant parfaitement coupant. Il
sera rendu aseptique, soit par le passage à l'étuve,
soit par immersion dans une solution phéniquée forte
ou dans une solution d'oxycyanure de mercure à
1/200. On devra avoir à portée de la main une quantité suffisante de tampons d'ouate hydrophile sèche.
Il sera bon d'avoir, en outre, d'autres tampons d'ouate
hydrophile trempés dans un liquide antiseptique et
essorés pour enlever l'excès de liquide, ou mieux
encore des tampons passés à l'autoclave : l'ouate
légèrement humide laisse sur les surfaces couvertes
de sang beaucoup moins de filaments que l'ouate
sèche.

Position du malade. — Le malade doit, autant que
possible, être couché sur un lit ou sur un canapé ré
sistant, placé bien en face du jour. Quelques derma-

tologistes opèrent le malade assis : cette pratique nous paraît à la fois gênante pour le médecin, qui est beaucoup moins à l'aise, et auquel le patient risque d'échapper s'il n'est pas maintenu par un aide, et pour le malade qui, en outre, pour peu qu'il soit pusillanime, est plus exposé à la syncope ou aux vomissements.

Anesthésie. — Il est très rarement nécessaire de recourir à l'anesthésie : avec un peu d'habileté manuelle, la scarification se fait assez rapidement pour être peu douloureuse. L'anesthésie générale est, comme le professe M. Besnier, inapplicable à une opération qui doit toujours être répétée un plus ou moins grand nombre de fois et exposerait à plusieurs reprises aux accidents de la chloroformisation.

L'anesthésie locale par congélation modifie trop profondément la coloration et la résistance des tissus dans les lupus, où l'opérateur doit diriger son instrument en se guidant à la fois sur la vue et sur les sensations tactiles. Elle n'est guère applicable que dans les chéloïdes et seulement pour les premières opérations, les malades préférant encore subir la douleur provoquée par les scarifications que s'exposer aux sensations autrement pénibles et persistantes qui accompagnent le retour de la sensibilité.

L'anesthésie par la cocaïne, qui nécessite l'introduction du médicament par la voie hypodermique, provoque encore trop souvent des accidents, légers ou graves, pour qu'on doive y avoir recours dans la pratique des scarifications.

Manuel opératoire. — L'opérateur, après avoir procédé à la désinfection de ses mains par les moyens appropriés, désinfecte également le champ opératoire au moyen d'un lavage avec de l'eau savonneuse, puis

avec l'alcool boriqué ou salolé, et finalement avec
la liqueur de Van Swieten, en laissant en place un
tampon d'ouate imbibé de cette solution jusqu'au
moment où il va procéder à la scarification. Ces précautions, trop souvent négligées, sont pour nous de
rigueur absolue; la scarification est une opération
chirurgicale, et elle doit être exécutée avec toutes
les précautions dont s'entourent les chirurgiens, —
cela sous peine de voir survenir des accidents, des
complications inflammatoires locales d'ordre micro-
bien, plus fréquentes qu'on ne le pense généralement et qui, pour être souvent légères au point de
passer inaperçues ou d'être mises sur le compte de
la seule incision des téguments, n'en doivent pas
moins être évitées.

· La présence d'un aide n'est pas indispensable
pour les scarifications; elle est cependant souvent
utile : pendant que l'opérateur scarifie une région,
l'aide, qui préalablement aura eu soin de désinfecter ses mains, tend les téguments avec ses doigts,
ce qui, en diminuant la congestion vasculaire, permet
à l'opérateur, surtout dans le lupus, de discerner plus
exactement les lésions souvent noyées dans une surface érythémateuse; en outre, la tension du tégument diminue dans des proportions très notables
l'hémorragie consécutive aux sections de la peau, et,
dans certaines régions où la peau est mobile, donne
une résistance qui facilite l'acte opératoire.

· La région à scarifier étant entourée de morceaux
d'ouate hydrophile sèche, destinés à absorber le
sang qui s'écoule des incisions et à l'empêcher de
souiller la peau et les vêtements du patient, l'opérateur tient l'instrument entre les doigts à la manière
d'une plume à écrire, et, par des mouvements qui

se passent exclusivement dans le poignet, le coude et l'avant-bras restant immobiles, exécute sur la surface malade des incisions parallèles les unes aux autres, disposées comme les hachures d'un dessin (E. Besnier). Lorsqu'il a fait une série d'incisions parallèles les unes aux autres, il complète l'opération par une nouvelle série de scarifications croisant les premières à angle aigu, de façon à couvrir la surface malade d'une sorte de quadrillage analogue à celui qui représente les ombres dans un dessin.

En règle générale, on doit commencer les scarifications par les parties les plus déclives, de façon à ne pas être gêné par le sang qui s'écoule des incisions précédentes. Lorsque la surface à scarifier offre une certaine étendue, on procédera par fractions mesurant quelques centimètres carrés de superficie, sur lesquelles on exécutera successivement les deux séries de scarifications quadrillées, puis on recouvrira la partie scarifiée d'un tampon d'ouate hydrophile pendant qu'on scarifiera une nouvelle fraction de cette surface. Si les lésions sont très étendues, il y a avantage à scarifier d'abord leur bordure tout entière, en procédant par fractions de 4 ou 5 centimètres sur lesquelles on exécute des scarifications quadrillées et serrées, puis on attaque la partie centrale où les hachures peuvent être plus espacées que sur la bordure.

Il faut toujours avoir soin de manier le scarificateur perpendiculairement à la surface de la peau, ainsi que l'enseigne M. Besnier; de la sorte, on respecte l'épiderme qui recouvre le sommet des papilles et les vallons interpapillaires, et la cicatrisation des incisions, aidée par l'intégrité de cet épiderme, se fait sans laisser aucune trace de l'opération.

La profondeur à laquelle les incisions doivent pénétrer varie suivant la nature de la maladie à traiter. Elle doit être suffisante pour atteindre la lésion dans toute son étendue, souvent pour la dépasser. Dans le lupus vulgaire, elle est indiquée par la différence de résistance entre les tissus sains et les tissus morbides. Dans les autres affections, elle est souvent plus difficile à apprécier.

Les scarifications doivent être espacées en moyenne de 1 à 2 millimètres.

Pansement consécutif. — Une fois les scarifications terminées, on enlèvera les tampons d'ouate qui ont été appliqués successivement pendant le cours de l'opération et qui sont imprégnés de sang, on les remplacera par un ou plusieurs tampons d'ouate hydrophile fraîche qui seront maintenus avec la main exerçant une légère compression; au bout de quelques minutes, l'hémostase étant assurée par ce moyen, on lavera avec précaution toute la surface opérée au moyen de tampons d'ouate imprégnés de liqueur de Van Swieten. Il ne restera plus qu'à faire un pansement.

Toutes les fois qu'il sera possible, le meilleur pansement sera le pansement antiseptique humide, fait avec des compresses ou de l'ouate trempées dans l'eau boriquée, dans une solution de phéno-salyl à 1/500, ou mieux encore, si elle est supportée, dans la liqueur de Van Swieten étendue de moitié ou 2/3 d'eau bouillie; le pansement sera complété par un morceau de taffetas gommé, plus large que les pièces sous-jacentes, puis par de l'ouate, et maintenu en place par un bandage approprié. En trois ou quatre jours, moins encore dans les affections n'ayant pas de tendance à l'ulcération (acnés, lupus érythémateux, etc.), la cicatrisation est complète, et on évite tout phénomène inflammatoire et toute complication septique.

Mais, pour des malades non hospitalisés, ce pansement est gênant; ne fût-ce que pour rentrer à leur domicile, ils demandent un appareil moins compliqué, et on est bien obligé de se départir quelque peu des prescriptions précédentes, d'autant que les séances de scarifications doivent être souvent répétées. Les emplâtres rendent alors de grands services : l'emplâtre de Vigo, mince, souple et récemment préparé, lorsqu'il est supporté, et, en cas contraire, l'emplâtre rouge de Vidal, ou mieux l'emplâtre adhésif boriqué, peuvent être appliqués sur les surfaces scarifiées après lavage à la liqueur de Van Swieten et assèchement à l'ouate. Mais, lorsque le sujet est de retour chez lui, il doit appliquer un pansement humide et le conserver pendant la journée de l'opération; les jours suivants, on peut l'autoriser à appliquer de nouveau l'emplâtre pendant le jour; mais, pendant les deux nuits suivantes, il doit revenir au pansement humide antiseptique. Ces règles, un peu différentes de la pratique de la plupart des dermatologistes, sont pour nous absolues et peuvent seules mettre à l'abri, à la condition que les pansements soient bien exécutés, contre les complications inflammatoires et septiques.

La durée et la nature des pansements consécutifs peuvent d'ailleurs être modifiées suivant la nature de l'affection contre laquelle on emploie les scarifications; mais toujours l'antisepsie est de rigueur tant que les incisions ne sont pas cicatrisées.

Intervalle des séances opératoires. — Au début du traitement, les scarifications peuvent être répétées lorsque les incisions sont cicatrisées ; en général, et quelle que soit la maladie à traiter, il y a avantage à les répéter tous les six à huit jours ; en les espaçant davantage avant que les vaisseaux n'aient subi des modifications accusées, on laisse ceux-ci reprendre leurs dimensions primitives, et le bénéfice du traitement est moins considérable. Ultérieurement, on peut les espacer davantage.

Soufre.

Le soufre est très employé en thérapeutique dermatologique sous forme de soufre précipité, de soufre sublimé, de polysulfures ; l'ichthyol (voir ce mot, p. 279) semble agir surtout par le soufre qu'il renferme.

Le soufre précipité et le soufre sublimé (fleur de soufre) sont prescrits à peu près indifféremment ; mais on doit donner la préférence au soufre précipité, qui est moins irritant pour le tégument. Ces deux substances jouissent de propriétés parasiticides qui sont utilisées dans le traitement des affections parasitaires et surtout de la gale. L'irritation substitutive qu'elles provoquent les font également employer dans les dermatoses rebelles et en particulier dans les eczémas chroniques, où elles ne doivent jamais être prescrites qu'après la disparition des phénomènes inflammatoires.

Le soufre précipité et le soufre sublimé entrent dans la composition de pommades, de lotions et de savons.

Pommades à base de soufre.

        Soufre précipité et lavé............ 5 à 15 gr.
        Vaseline......................... 100 gr.

ou

        Soufre précipité et lavé............ 5 à 15 gr.
        Vaseline......................... ⌉
        Lanoline......................... ⌋ ãã 50 gr.

(Dans les eczémas rebelles, dans les acnés, dans la phthiriase des vêtements, dans la trichophytie circinée de la peau glabre, etc.)

        Soufre précipité et lavé............ 10 gr.
        Oxyde de zinc................... 15 —
        Acide salicylique............... 1 —
        Vaseline....................... 100 —

(Dans les eczémas chroniques, au début du traitement actif.)

        Soufre sublimé et lavé............ 10 gr.
        Carbonate de potasse pur............ ⌉
        Eau distillée................... ⌡ ãã 5 gr.
        Huile d'amandes douces............ ⌋
        Axonge....................... 35 gr.

                (Pommade d'HELMERICH.)

        Soufre sublimé................... 10 gr.
        Sous-carbonate de potasse............ 5 —
        Axonge....................... 60 —

                (Pommade d'HELMERICH)
                modifiée par HARDY.)

        Fleurs de soufre............ ⌉
        Huile de hêtre ou huile de cade...... ⌋ ãã 180 gr.
        Savon vert................... ⌉
        Axonge....................... ⌋ ãã 500 —
        Craie....................... 120 —

                (Pommade de WILKINSON)
                modifiée par HEBRA.)

Essence de lavande......................
—   menthe......................
—   girofle......................
—   cannelle...................... } ãa 2 gr.

Gomme adragante..... .... 4 —
Carbonate de potasse .... 30 —
Fleur de soufre...................... 90 —
Glycérine........................... 180 —

(Pommade de BOURGUIGNON.)

Soufre précipité.................... 40 gr.
Carbonate de potasse............... 10 —
Menthol........................... 0,25 à 1 —
Lanoline...........................
Vaseline ou axonge .... } ãa 100 —

(BESNIER.)

Ces diverses pommades sont employées dans le traitement de la gale.

Soufre précipité.................... 5 à 10 gr.
Baume du Pérou...................
Résorcine......................... } ãa 0,50 à 1 gr.
Acide salicylique..................
Vaseline..........................
Lanoline.......................... } ãa 50 gr.

(BESNIER.)

(Dans les séborrhées du cuir chevelu.)

Lotions soufrées.

Soufre précipité.................... 15 à 25 gr.
Alcool camphré.................... 40 gr.
Eau de roses......................
Glycérine......................... } ãa 60 gr.

(Dans les acnés pustuleuse et rosée.)

Chaux vive........................ 500 gr.
Fleur de soufre.................... 250 —
Eau simple........................ 2500 —

(VLEMINCKX.)

(Dans le traitement de la gale.)

Le polysulfure de potassium est employé en lotions dans les acnés :

Polysulfure de potassium liquide.... X à LX gouttes

(Dans un demi-verre d'eau tiède.)

Sparadraps

Sous le nom de sparadraps, on désigne des bandes de tissu de fil, de coton calandré ou non, de soie, ou même des feuilles de papier, dont on enduit une face, et quelquefois les deux, avec une couche de masse emplastique. (Voir *Emplâtres*, p. 248.)

Un sparadrap bien préparé doit être recouvert d'une couche égale de matière qui y adhère convenablement, assez consistante pour que les surfaces mises en contact ne puissent pas s'attacher l'une à l'autre, assez souple cependant pour que le sparadrap puisse être plié en différents sens, sans que la couche emplastique se froisse ou se détache.

Stérésol.

M. Berlioz, de Grenoble (1) a donné ce nom à une préparation assez complexe, qui se formule de la façon suivante :

Gomme laque purifiée entièrement soluble dans l'alcool..................................	270 gr.
Benjoin purifié entièrement soluble dans l'alcool......................................	
Baume de tolu.....................................	ãã 10 gr.
Acide phénique cristallisé......................	
Essence de cannelle de Chine.................	ãã 6 gr.
Saccharine..	
Alcool...	Q. S. pour un litre

Mêlez.

Le stérésol s'emploie en badigeonnages; il laisse à la surface de la peau un vernis souple et adhérent.

(1) *Académie de médecine*, 6 juin 1893.

Il nous semble très douteux qu'il agisse comme antiseptique, et nous ne le considérons que comme un succédané des collodions : il a, comme eux, l'inconvénient de s'enlever assez difficilement.

Le stérésol a été préconisé contre la trichophytie, les eczémas circonscrits, l'impétigo et diverses autres affections cutanées.

Nous conseillons de ne pas l'employer ni dans les dermatoses irritables, où nous l'avons vu provoquer des poussées inflammatoires ou éterniser la durée de la maladie, ni dans les dermatoses suintantes dans lesquelles l'emploi des vernis est, selon nous, toujours contre-indiqué.

Tartrique (Acide).

Est employé comme antiprurigineux.

    Glycérolé d'amidon à la glycérine neutre..   30 à 40 gr.
    Acide tartrique.........................   1 gr.
                                    (E. Vidal.)

(Dans les lichens, les eczémas avec infiltration cutanée, l'urticaire, les divers prurits.)

Teintures pour les cheveux.

Bien que la teinture des cheveux ne rentre pas à proprement parler dans la thérapeutique, le médecin est assez souvent consulté à ce sujet pour que nous croyions devoir signaler ici les préparations qu'on peut employer dans ce but.

Pour teindre les cheveux en noir, le nitrate d'argent est sans contredit la meilleure préparation à employer.

On l'emploie sous forme de solution. Quand on l'emploie seul, la réduction du sel d'argent est produite par la matière organique du cheveu. Ordinairement, pour rendre la coloration plus rapide, on se sert de deux solutions : l'une contenant un mordant constitué en général par du sulfure de potassium; l'autre contenant le nitrate d'argent en solution plus ou moins concentrée. La substance colorante n'est plus alors de l'argent réduit, mais du sulfure d'argent.

Voici deux des formules les plus usitées :

I. — *Teinture minérale (sans mordant).*

Nitrate d'argent......................... 28 gr.
Eau de roses............................ 550 —

Avant de l'employer, il faut débarrasser les cheveux de toute matière grasse ou pommade qui empêcherait l'adhérence de la teinture. Pour cela, on savonne avec soin les cheveux avec du savon ordinaire ou mieux une solution de soude ou de potasse très étendue. On laisse ensuite sécher les cheveux pendant une heure au moins. On applique alors la teinture avec une petite brosse à soies très courtes. On lave la peau immédiatement après l'application de la teinture avec une solution de sel marin, pour l'empêcher de se colorer en noir. On ne doit pas employer les solutions de cyanure de potassium, qui peuvent produire de graves accidents.

Cette teinture ne prend qu'au bout de plusieurs heures. Il est à peine besoin de dire que l'effet se produit plus rapidement si l'on a soin d'exposer les cheveux à l'air et à la lumière.

II. — *Teinture pour les cheveux avec un mordant.*

1° *Noire.*

Solution argentique { Nitrate d'argent...... 28 gr.
(en flacons bleus). { Eau distillée de roses. 170 —

Mordant.......... | Sulfure de potassium 28 gr.
| Eau distillée......... 170 —

(en flacons blancs).

2° *Brune*.

Solution argentique | Nitrate d'argent...... 28 gr.
| Eau de roses........ 225 —

(en flacons bleus).

Mordant.......... | Sulfure de potassium 28 gr.
| Eau distillée........ 170 —

(en flacons blancs).

Mode d'emploi. — Étendre d'abord le mordant sur les cheveux, et, quand ils sont secs, la solution argentique.

Il faut avoir bien soin que le sulfure soit nouvellement préparé ou au moins bien conservé dans des bouteilles très bien bouchées; autrement, au lieu de noircir les cheveux, il leur donnerait une teinte jaune. Mais, d'autre part, lorsque le sulfure est bon, l'odeur en est très désagréable. Aussi, quoique ce soit la teinture qui prenne le plus vite et le mieux, on a songé à remplacer la solution de sulfure par une solution de noix de galle, mais cette teinture ne vaut pas la précédente.

On peut encore se servir de l'*acide pyrogallique* comme mordant.

On prend :

N° 2 | Nitrate d'argent.................. 36 gr.
| Sulfate de cuivre................. 2,5 —
| Eau distillée..................... 250 —

On ajoute assez d'ammoniaque pour dissoudre le précipité formé, et on complète le volume d'un litre.

Emploi. — On commence par passer sur les cheveux un mordant composé ainsi qu'il suit :

$$N^o\ 1 \begin{cases} \text{Acide pyrogallique} \dots\dots\dots\dots & 3\ \text{gr.} \\ \text{Acide acétique} \dots\dots\ \dots\dots\dots & 3\ \text{—} \\ \text{Alcool rectifié} \dots\dots\dots\dots\dots & 50\ \text{—} \end{cases}$$

Quand les cheveux sont presque secs, on passe la solution n° 2.

Toutes les nuances du brun au noir peuvent être obtenues en faisant varier de 1 à 50 grammes par litre la quantité d'acide pyrogallique.

Condy (de Battersa) a proposé d'employer une solution saturée de *permanganate de potasse*. Comme le nitrate d'argent, ce sel se décompose quand il se trouve en contact avec des substances organiques. Il donne aux cheveux une belle couleur châtain.

On doit absolument rejeter l'emploi des teintures à base de plomb. La plupart des teintures que l'on trouve dans le commerce ont pour base l'acétate de plomb.

Teinture blonde.

La préparation la plus usitée est l'eau oxygénée au 1/4, au 1/8, au 1/20, selon la nuance que l'on désire obtenir.

Son grand inconvénient est de rendre le cheveu cassant.

Pour avoir des *tons* rouges, on emploie exclusivement la poudre de henné mélangée en proportions diverses avec une petite quantité d'indigo.

Térébenthines.

On a parfois préconisé les frictions avec la térébenthine comme moyen de traitement de diverses affections rebelles de la peau et en particulier du psoriasis. L'action très irritante de cette substance doit la faire rejeter de la pratique courante.

R. Crocker (1) s'est bien trouvé de son emploi à l'intérieur dans le psoriasis et dans quelques cas d'eczéma.

La térébenthine n'est guère employée aujourd'hui que dans le traitement de la pelade, en lotions excitantes (voir ce mot, p. 289), dans la composition desquelles elle entre, soit en nature, soit sous forme d'alcoolat de Fioravanti.

Thilanine.

Saalfed (2) a désigné sous ce nom une combinaison de soufre (3 0/0) et de lanoline, formant une masse onctueuse de couleur brun jaunâtre.

Il en a obtenu de bons résultats dans les dermatoses superficielles pour remplacer une pommade indifférente, dans les cas où il est nécessaire d'obtenir une action un peu plus énergique : eczémas aigus ou subaigus, généralisés ou circonscrits, et dans le sycosis vulgaire. Cette substance diminuerait le prurit dans un grand nombre de dermatoses. Elle ne serait pas irritante.

D'après Fox (3) elle n'a d'utilité que dans le lupus érythémateux.

Thiol.

Le thiol est une substance analogue à l'ichthyol, obtenue en traitant l'huile de goudron de lignite

(1) *The practitionner*, 1885. T. XXXIV, p. 176.
(2) *Therapeutische Monatshefte*, 1891, p. 575 et 1893, n° 1.
(3) *Journal of Cutaneous and Génito Urinary Diseases*, 1893, p. 80.

par le soufre et l'acide sulfurique. Il se trouve dans le commerce sous deux formes, le thiol sec, masse noire, amorphe, très soluble dans l'eau, et le thiol liquide, solution concentrée de thiol à 40 0/0, rouge brun foncé, sirupeuse.

Le thiol possède les propriétés de l'ichthyol et n'est pas irritant; il a l'avantage d'être inodore.

Cette substance (1), expérimentée par Buzzi, Schwimmer, sous forme de poudre mélangée à l'amidon, en solution aqueuse, en pommade au dixième, leur a donné de bons résultats dans les affections bulleuses, dans les acnés, dans diverses formes d'eczéma, dans la séborrhée, dans les brûlures. Elle n'a pas, à notre connaissance, été l'objet d'études suivies en France et nous ne saurions formuler de conclusions sur sa valeur thérapeutique.

Traumaticines.

Auspitz a donné le nom de traumaticine à une dissolution d'une partie de gutta-percha purifiée dans neuf parties de chloroforme; la traumaticine est employée en badigeonnages pour remplacer les collodions sur lesquels elle a l'avantage de ne pas être irritante.

Le chloroforme, en s'évaporant, laisse sur la peau une couche continue de gutta-percha à laquelle on peut donner l'épaisseur nécessaire en appliquant plusieurs couches successives de traumaticine. Cet enduit est facile à entretenir intact, si on a soin de le

---

(1) Buzzi. *Monatshefte für praktische Dermatologie*, 1889. T. VIII p. 300.

Schwimmer. *Wiener medicinische Wochenschrift*, 26 juillet 1890.

Heinz. *Berliner klinische Wochenschrift*, 1891, p. 801.

recouvrir d'une nouvelle couche lorsqu'il commence à s'écailler. Il s'enlève facilement au moyen du chloroforme.

On a préconisé, pour le traitement de diverses affections, en particulier du psoriasis et des trichophyties cutanées, du lupus érythémateux, des traumaticines médicamenteuses, renfermant par exemple 10 0/0 d'acide chrysophanique ou d'acide pyrogallique, et s'employant de la même façon que la traumaticine simple.

Cette manière de procéder a l'inconvénient de mélanger, à la surface de la peau, la gutta-percha et la substance active dans des proportions assez variables, et de plus, de faire affleurer à la surface de l'enduit une partie de cette substance qui peut se détacher, causer une irritation vive et salir les linges, ce que précisément l'emploi de la traumaticine est destiné à éviter.

Nous préférons de beaucoup, suivant le procédé de M. Besnier, faire d'abord un badigeonnage avec une solution de la substance active dans le chloroforme (acide pyrogallique ou chrysophanique à 10 0/0) et, après évaporation du chloroforme, recouvrir d'une couche de traumaticine.

La traumaticine peut d'ailleurs être presque toujours remplacée par l'emploi des colles et des gélatines, qui ont l'avantage d'être plus souples et d'aspect moins désagréable.

Tuménol.

Cette substance est un mélange d'hydrocarbures avec une trace de soufre, et renfermant deux corps, le tuménol sulfonique (huile de tuménol) et l'acide tuménol sulfonique (poudre de tuménol), ce dernier soluble dans l'eau.

D'après Neisser (1), le tuménol agit comme siccatif, favorise la cicatrisation des eczémas humides, des érosions, des excoriations superficielles, et calme les divers prurits. Il n'irrite pas la peau et n'est pas toxique.

Cet auteur l'a employé en solution dans l'éther, l'alcool et la glycérine (15 grammes de chaque pour 5 grammes d'huile de tuménol) dans l'eczéma sec (10 à 20 pour 100 d'excipient); en pâte à base de zinc dans les eczémas humides et dans l'impétigo.

Le tuménol n'a pas été employé en France et nous ne saurions dire quels avantages il offre sur les agents similaires.

Turbith minéral.

Voir *Mercure*, p. 294.

Vaseline.

La vaseline ou pétroléine est un mélange d'huiles lourdes et de paraffines de pétrole plus ou moins complètement purifiées; elle est demi-solide, insipide, inodore quand elle est pure, insoluble dans l'eau et la glycérine; peu soluble dans l'alcool, soluble dans l'éther, surtout à chaud. On en trouve dans le commerce de trois couleurs : blanche, blonde et brune. La vaseline blanche doit seule être employée pour les usages dermatologiques.

La vaseline n'est pas absorbée par la peau. Elle doit donc être employée pour la préparation des pom-

---

(1) *Deutsche medicinische Wochenschrift*, 1891, p. 1238.

mades destinées à agir seulement localement sur les couches épidermiques.

Elle présente sur l'axonge l'avantage de ne pas s'altérer. Généralement bien tolérée par le tégument, elle provoque cependant, même lorsqu'elle est très pure, un certain degré d'irritation chez quelques sujets à peau très susceptible.

La vaseline, seule ou associée à l'axonge et à la lanoline, est l'excipient le plus habituellement employé aujourd'hui pour les pommades (voir ce mot, p. 305).

La vaseline boriquée est d'un usage courant comme topique dans les lésions réclamant un antiseptique non irritant et en particulier dans l'impétigo.

Acide borique......................	5 à 6 gr.
Vaseline..........................	50 gr.

La vaseline iodée est un très bon topique dans la trichophytie du cuir chevelu.

Iode métallique.....................	2 gr.
Vaseline..........................	100 —

Conserver à l'abri de la lumière et dans des vases bien clos.

Huile de vaseline.

L'huile de vaseline, ou pétrobaseline, ou paraffine liquide, est de la vaseline dépouillée de la paraffine qu'elle renferme. C'est un liquide incolore, volatil, insoluble dans l'eau, l'alcool, la glycérine, soluble dans l'éther et le chloroforme. Elle a une réaction neutre.

Elle est surtout utilisée pour les injections hypodermiques : les injections d'iodoforme, d'eucalyptol et aussi les injections mercurielles d'huile grise.

Elle est peu employée en dermatologie, mais pourrait servir d'excipient pour des lotions et même des pâtes. Elle est inoxydable et indifférente même aux produits d'oxydation.

Vernis.

On désigne sous le nom de vernis des préparations à bases très variables, qui en se desséchant forment à la surface de la peau une pellicule mince et adhérente.

Les collodions, les pellicules adhésives, les traumaticines, les liniments siccatifs de Pick, l'épidermine, la pâte de bassorine, le stérésol (voir ces mots), ne sont en réalité que des vernis.

On peut les employer purs ou additionnés de substances médicamenteuses diverses.

Les vernis ne doivent jamais, à notre avis, être employés sur des surfaces suintantes, dont ils provoquent toujours l'inflammation par suite de la rétention des produits de sécrétion et des pullulations microbiennes qui en résultent.

Unna (1) a donné, entre autres formules de vernis, les suivantes :

Vernis à la chriparobine et au succin.

Vernis au succin du commerce............	20 gr.
Chrysarobine.............................	1 —

Vernis à l'acide pyrogallique.

Gomme laque..............................	5 gr.
Huile de ricin...........................	
Acide pyrogallique.......................	ãã 1 gr.
Alcool absolu............................	15 gr

(1) *Monatsh. f. prakt. Dermatol.* 1891, XIII, p. 423.

Vernis à l'acide salicylique.

Acide salicylique...........................	3 gr.
Baume du Pérou...........................	1 —
Collodion...................................	16 —

Vernis à l'oxyde de zinc.

Oxyde de zinc.................	
Huile de ricin...........................	āā 2 gr.
Collodion...................................	16 —

Vernis à l'ichthyol.

Sulfo-ichthyolate de soude.................	10 gr.
Caséine...................................	5 —
Borax.....................................	0,6 —
Eau..:....................................	25 —

Vésicatoires.

Les vésicatoires ont été parfois employés pour déterminer, au niveau des lésions cutanées chroniques, lupus et eczémas rebelles par exemple, une inflammation substitutive.

Ils ne sont plus utilisés qu'à titre d'excitants, dans le traitement de la pelade.

E. Vidal a préconisé dans cette affection les applications de petits vésicatoires bien camphrés et surtout les badigeonnages avec la teinture éthérée de cantharides (vésicatoire liquide), en une ou plusieurs couches, de façon à obtenir une légère vésication. Ces procédés, qui exposent aux accidents du cantharidisme, ne doivent être employés qu'avec beaucoup de précaution ; ils ne doivent être mis en usage que par le médecin lui-même et ne nous paraissent présenter, au point de vue de la rapidité de la guérison, aucun avantage sur les autres méthodes de traitement de la pelade.

La teinture de cantharides peut entrer dans la composition des lotions et des liniments excitants pour le traitement des alopécies, surtout de la pelade, et des séborrhées sans phénomènes irritatifs accusés; on trouvera à l'article *Lotions* (T. II., p. 200) des formules de ces préparations, qui ne doivent jamais arriver à produire la vésication.

Zinc.

En dehors du chlorure de zinc (Voir *Caustiques*, p. 214 et 216), l'oxyde est le seul composé de zinc qui soit couramment employé en dermatologie; on pourrait cependant se servir, à peu près pour les mêmes usages, du carbonate et du sulfure de zinc qui, comme la plupart des sels de ce métal, est blanc.

L'oxyde de zinc est un des corps les plus usités dans la thérapeutique des affections cutanées. Il jouit de propriétés absorbantes et résolutives qui le font entrer dans la composition des poudres absorbantes et de pommades d'un usage courant dans toutes les dermatoses à caractère inflammatoire. Il peut également ment servir à préparer les emplâtres (Voir p. 255) que l'on emploie dans les dermatoses inflammatoires localisées, en particulier dans les eczémas.

Pommades à l'oxyde de zinc.

Oxyde de zinc............................	5 à 15 gr.
Vaseline.................................	50 —

Dans les dermatoses inflammatoires aiguës, en particulier dans l'eczéma, lorsqu'on commence à faire usage des pommades après avoir cessé le traitement par les émollients, il convient de prescrire des pommades peu chargées d'oxyde de zinc, qui s'étendent

plus facilement; mais on peut arriver rapidement à
en élever la dose et, dans la plupart des cas, il y a
avantage à se servir de pommades épaisses et mieux
encore de pâtes de zinc, que l'on étend sur les téguments en exerçant une pression un peu forte et
qui adhèrent mieux au tégument.

Oxyde de zinc........................... ⎱ ãã 50 gr.
Vaseline .... ⎰

(BESNIER.)

ou

Oxyde de zinc........................... ⎱ ãã 25 gr.
Amidon.......... .... ⎰
Vaseline............................   50 —

Ces pâtes peuvent servir d'excipient à des substances antiprurigineuses, acide phénique, menthol,
etc., à l'acide salicylique comme dans la pâte de
Lassar, dont elles assurent le contact prolongé avec
la peau.

FIN DU TOME SECOND

TABLE DES MATIÈRES

DU TOME DEUXIÈME

CHAPITRE VI (SUITE)

CHAPITRE VII

Affections des organes différenciés de l'épiderme 102

AFFECTIONS DES GLANDES SUDORIPARES 102

AFFECTIONS DES GLANDES SÉBACÉES 116

DEUXIÈME PARTIE

AGENTS THÉRAPEUTIQUES USITÉS EN DERMATOLOGIE ET LEUR MODE D'EMPLOI

TABLE ALPHABÉTIQUE DES MATIÈRES